心理学大师经典系列

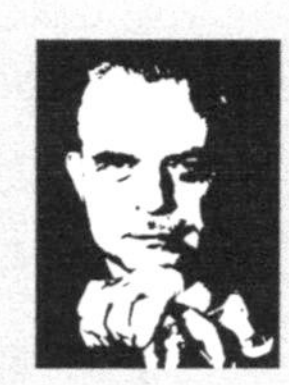

催眠大师艾瑞克森治疗实录

A Teaching Seminar with Milton H.Erickson

【美】杰弗瑞·萨德（Jeffrey K·Zeig）著
朱春林　朱恩伶　陈建铭　秘鲁　等译

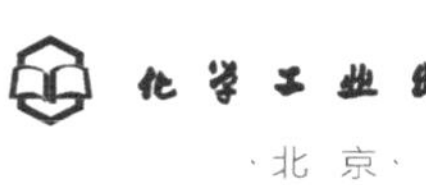

化学工业出版社
·北京·

图书在版编目（CIP）数据

催眠大师艾瑞克森治疗实录 / [美] 萨德（Zeig,J.K.）著；朱春林等译.—北京：化学工业出版社，2016.1 （2024.3重印）

（心理学大师经典系列）

书名原文：A Teaching Seminar with Milton H. Erickson

ISBN 978-7-122-25533-4

Ⅰ.①催… Ⅱ.①萨… ②朱… Ⅲ.①催眠治疗 Ⅳ.① R749.057

中国版本图书馆 CIP 数据核字（2015）第 258235 号

A Teaching Seminar with Milton H. Erickson, 1st edition/by Jeffrey K. Zeig

ISBN 978-1-934442-17-8

北京市版权局著作权合同登记号：01-2009-4988

责任编辑：赵玉欣　　　　装帧设计：尹琳琳

责任校对：边　涛

出版发行：化学工业出版社（北京市东城区青年湖南街13号　邮政编码100011）

印　　装：涿州市般润文化传播有限公司

710 mm × 1000 mm 1/16　印张 22½　字数 287千字　2024年3月北京第1版第7次印刷

购书咨询：010-64518888　　　　售后服务：010-64518899

网　　址：http://www.cip.com.cn

凡购买本书，如有缺损质量问题，本社销售中心负责调换。

定　　价：68.00元

序

虽然已有相当多的文章介绍已故的艾瑞克森博士的工作，本书仍值得大力推荐，它不但提供读者一个了解艾瑞克森博士的机会，还可通过其教学研讨会的逐字记录，尽可能地亲近他，直接向他学习。

有些人有机会实际参与艾瑞克森的研讨会，但在展读这本书时又会发现，艾瑞克森教学的某些层面仍是前所未觉的。我会这么说当然有几分把握，因为在学生心目中，艾瑞克森的教学法带来的困惑多于启发，偏偏困惑又不必然适时伴随着启发。尽管本书作者杰弗瑞·萨德（Jeffery Zeig）会在“前言”中有所澄清，“附录一”（261页）也会介绍艾瑞克森如何处理研讨会中有价值的交互信息，读者仍会发现自己处在一个令人困惑与启发的因果循环中。

依赖“无意识学习”（unconscious learning）（就如艾瑞克森在研讨会中所做的）是非常有力又直击要害的方法。然而，我们必须承认，理性层面的理解就算抽象而难以言喻，仍有其魅力与价值。读者可以参考杰·海利（Jay Haley）、艾瑞克森和罗西（Rossi）、班德勒（Bandler）与葛林德（Grinder），以及其他评注者的著作，以获得更清楚的参考架构，便于更进一步分析艾瑞克森方法的重要精髓。如果读者已熟悉这些著作，势必更能欣赏艾瑞克森的研讨会。

且不论书本身的价值，受邀为本书作序即是莫大殊荣。我是通过一个类似研讨会遇见艾瑞克森的。在遇见他之前的许多年，我和我的同事在荷兰推展“指导式疗法”（directive therapy）的短期治疗方法；仅是通过他及杰·海利的著作，我们的疗法便深受艾瑞克森的强烈影响。这份因缘起于凯·汤普森（Kay Thompson）在荷兰教授催眠课程，他是艾瑞克森的旧识，我也因为他才知道艾瑞克森在健康状况允许时仍接见访客。汤普森教授为我写了封引介信。出于极大好奇，并带着崇高的敬意，我飞到了凤凰城（Phoenix）。

除了略有所闻他的紫色世界（译者注：艾瑞克森本身因视力缘故，偏爱紫色），我不知抵达时能期待什么。第一次与他会面时最打动我的，是他简单、友善的好奇，以及全然不知自己的重要性。艾瑞克森热诚地欢迎我这位远从荷兰来的访客，以一个故事开始了我们的讨论（事后我才知道，他有意通过这个故事来串联我们之间兴趣的共同点）。这段趣闻轶事是有关弗利然人（Frisian）世代在亚利桑那沙漠饲养母牛，以及随之而来必备的灌溉系统。他解释多年前印第安人在开挖灌溉渠道时得出个结论："你会纳闷他们如何预知挖掘渠道的必要。"我不仅纳闷，还困惑于该如何把他所言连接到我的造访目的。

参加研讨会后又给了我更多的纳闷，学员期待的显然是一位不平凡的治疗师，一种不寻常的教学法。艾瑞克森朝学生丢石头，快要打到时，才发现原来是外形像石头的橡皮。他强调："事情不总是如它所现。"紧接着他讲述一个治疗个案来阐述这个观点。在初步检视示范个案的病史时，这些相关内容似乎只是纯粹的余兴节目；有些人想要更深入，以获得"真正的教诲"，于是问个究竟，但是艾瑞克森又用另一个故事回应。更多进一步的问题带来更多的故事，而不是让我们消化一个故事，反刍它的意义。艾瑞克森总是开始另一个传说，有时用笑话抓住我们的注意力，有时连过场都不着痕迹地带过。

除了在教学时用故事开始，或结语时来个简短、一句话的说明，艾瑞克森很少解释要我们学的东西，这样的方法迫使我们得自己得出结论，而且经常是令人丧气的。这种随之而来的困惑及些许不舒服感，是促成注意力维持在持续转换状态的方法之一，形成了艾瑞克森所称的"自然催眠状态"（natural trances），而这种自然催眠状态正可促进无意识学习。

我带着满腹疑问参加研讨会，但从没发问，有些问题尚未出口就得到了答案，有些信息甚至已超出自己的处理能力。回到欧洲，我开始理解在那趟行程中抓取到的信息，这才渐渐厘清研讨会的结构。

立即浮现的一个感想是，人们阅读艾瑞克森相关文献时，总是理所当然地期待他的伟大，而他本人却甚少强调自己是个成功的治疗师。他强调进步有时反而来自受限的生命本质，有时仅仅源于病患诚心接纳，甚至肯定自己及自身症状所带来的改变。症状的明显改善并非永远可能。听到他说“对某些个案而言，治疗师可能无能为力”这句话，真是一种解脱，也很安慰——即使是艾瑞克森，也会有认为自己并不适合某位病患的时候（例如他与一位请求治疗的口吃患者通信所示，186页）。

艾瑞克森一点也不想变成神话人物，他反而更像是满腔热忱的手工艺者，想将多年心血得来的炉火纯青的技巧传授给大家。他不急着给观众留下深刻的印象（这也许是他希望避免的，可还是发生了），他更努力的，是让我们跟上脚步，得到他认为对我们重要的东西，并且渐渐熟悉他。

他对手工艺技巧的爱好不仅见于艺术品与纪念品的收集，也可见诸于他告诉我们有关治疗或催眠诱导（induction）的故事中。

艾瑞克森的行事风格让我想到受训时认识的一位资深神经学学者，他也是同业中出色的手工艺师，难下诊断的个案通常都转介给他。他从病患们一进诊疗室，就开始细心观察。很明显的，或许基于我们的权益，他一开始心不在焉地进行标准程序的神经检查，忽然整个人就投入某个特定病理的问题所在，完全不必依赖实验室检查或庞杂的检查仪器。广博的临床经验让他得以辨识出一般人前所未闻、在教科书中找不到，甚至是连他自己都不见得说得出所以然来的一些隐微征象。他的手法如同艾瑞克森典型的那种令人迷惑的简单；教人不禁崇拜的是，他可以不费吹灰之力就下诊断，如同艾瑞克森示范如何从病患呈现自己的方式中就能找到关键因素一样。

学生千万不要误解了这种方法的简单，那可是很危险的。若不重视一步步搜集数据的谨慎规则，可能会误以为只要跟着直觉走就好。在艾瑞克森的教学故事中可以看见，他很少搜集数据，做的是无关诊断的工作；然而他很有技巧地发展出“问得很少、得到很多”的手法，总是不引人注意地获得所需的信息。因此，更进一步说明艾瑞克森的诊断过程，以便让他的方法可以被更多的人使用，这一点很重要。

艾瑞克森非常重视运用普通精神医学或动力心理治疗所得到的不同知识。他十分仰赖有关生存的一切知识，视其为直接体验，也是日常经验的核心，而这些偏偏是传统心理学或精神病理学踌躇未前的。艾瑞克森的诊断手法包括了解个别习性、个人价值及特殊情境，这一切经常被认为对科学（所谓在每一角落都可以普遍验证的知识体）没有太大贡献，可是对一个人及潜能的改变，却是关键所在。艾瑞克森诊断方法的另一成分是他并非一位中立的事实搜集者，而是困境解答的搜索者。他发展了一种特殊才能，从过去事件中可以指向未来的正向意义；从各式各样的症状里，他看见了一个更美好生命如何可以有建设性地重新出发。

艾瑞克森是永远活在我们心中的，因为他发展的方法改变了心理治疗走向。当其他人集中心力分析原来系统的缺点，并找出补偿之道时，艾瑞克森展现了如何发现潜能及如何将负面转为助力的技巧。以传统的心理治疗思路而言，典型的方法是先建立一套功能为何产生障碍的理论，再将之运用到特殊个案。然而这取向的方向总是不断出现新的问题，因为不能控制且无法预期的个别差异总是不断出现。

艾瑞克森对于古典传统理论并没有太多贡献，但他给予这一专业十分尊贵的财富——如何适应特殊情境、达到有效改变的许多珍贵案例。他将这一切案例留给别人，让别人从他的无数经验中建构出新的理论。艾瑞克森不像弗洛伊德与他的弟子，他并没有将追随者紧密联结形成学派，以保留自己的贡献。许多不同取向的治疗师都深受艾瑞克森启发，其中一些人因此成为他的朋友或同事，例如本书作者杰弗瑞·萨德就花了大量时间、投入很多心力跟着艾瑞克森研究。这些同仁持续收集、分析与澄清艾瑞克森的工作，好让它能更被其他治疗师所用。他不但不要有所谓的“正统艾瑞克森学派”，甚至刻意刺激不同方向的发展，这是一个有力的实例，再度证明他尊重学生和病患的自由与个性。

前述有些例子可在本书的“艾瑞克森运用的趣闻轶事”（1页）中看到。我最喜欢的是那位有自杀意图的护士贝蒂的故事（137页）。这则故事已经超越了心理治疗而臻艺术境界，自有其多重的意义。对观者而言，它是各种催眠现象的示范；对当事人而言，它是治疗，更是一个间接却有力的重返人生追求之邀请。在引导护士贝蒂访视死亡与再生的自然循环过程中，改变慢慢浮现。这过程本身是十分迷人的。请读者注意其中唯大师风范才有的关键：艾瑞克森不只点出生命的价值；他先谈到死亡，在贝蒂当下的思考架构中，两人相会。这则故事不仅是艾瑞克森典型的治疗手法，更重要的意义在于他以独特而真实的态度做这一切，反对一般专业对本能退缩的反应。其他治疗师在和个案有如此深刻又公开的涉入后，会有勇气像艾瑞克森这样允许贝蒂自行决定吗？即使艾瑞克森曾为贝蒂似乎是自杀身亡而遭受指责，但在事情多年以后才终于明朗化的现今来看，他的做法从一开始就是正确且明智的。

理查德・凡戴克（Richard Van Dyck, M. D.）

荷兰 Oegstgeest 催眠临床中心荷兰学会会长

（President of the Dutch Society of Clinical Hypnosis, Oegstgeest, The Netherlands）

1980年6月24日

致谢

我深感荣幸，更要谢谢许多朋友的协助与支持，帮我完成这部手稿：迪克·海曼（Dick Heiman）、戴尔·佛格尔斯壮（Dale Fogelstarom）和玛芝·凯提（Marge Cattey）为艾瑞克森录像提供无价的技术支持；特鲁德·古柏（Trude Gruber）和伯尔尼德·斯密德（Bernd Schmid）提供设备，使逐字记录更容易完成；伊丽莎白·艾瑞克森夫人（Elizabeth Erickson）、艾德华·汉考克（Edward Hancock）和洛伊·科汉（Roy Cohen）的校对与排版修正；芭芭拉·贝拉米（Barbara Bellamy）、雪伦·彼得斯（Sherron Peters）和芭芭拉·柯蒂斯（Barbara Curtis）的打字；还有贝拉米夫人（Mrs. Bellamy）的坚持完美。我也要谢谢参与艾瑞克森为期一周研讨会的学员愿意让我们录像。

要致谢的人多到难以一一尽数，包括许多曾参与我在美国与欧洲训练工作坊的学员们，谢谢你们提供令人深思的看法，它们最后都以某种形式融入本书。

感谢撰写本书期间，沙伦·彼得斯（Sherron Peters）的爱与支持。

感念我的导师——艾瑞克森，他传授我许多知识，让我可以传递给他人；他也教会我享受困惑与启发，帮我提高对那些令我眼睛一亮的疑惑的评鉴能力。

杰弗瑞·萨德

关于艾瑞克森医生

艾瑞克森是世界知名且公认的催眠治疗与短期策略心理治疗（brief strategic psychotherapy）权威，他是这时代最具开创性、洞察力及巧思的心理治疗人物。被誉为世界上最伟大的沟通者，也曾被尊为本世纪首席心理治疗师。若说未来的历史将证实艾瑞克森对心理治疗实务的贡献，与弗洛伊德对心理治疗理论的贡献可相提并论，并非夸张之言。

艾瑞克森在威斯康星大学（University of Wisconsin）就学，从心理学学士学位、硕士学位到医学博士学位。他是美国临床催眠学会（American Society of Clinical Hypnosis，ASCH），以及该学会教育及研究基金会的创会会长，也是《美国临床催眠期刊》（*American Journal of Clinical Hypnosis*）的首任编辑。他曾担任怀恩州立大学医学院（Wayne State University, College of Medicine）精神病学副教授，也是美国心理学会（American Psychological Association）与美国精神医学会（American Psychiatric Association）的终生研究员。艾瑞克森撰写超过140篇有关催眠的学术论文，也与人共同合作出过好几本书，包括《催眠体验：意识转换的治疗》（*Hypnotic Experience: Therapeutic approaches to altered states*）、《催眠治疗：一本探索性的个案书》（*Hypnotherapy：An exploratory casebook*）、《催眠现象》（*Hypnotic Realities*）、《心智催眠及牙医催眠的实务应用》（*The Practical Applications of Mental and Dental Hypnosis*）与《催眠中的时间感扭曲》（*Time, Distortion in Hypnosis*）。

提及艾瑞克森的专业成就，特别要提到的是，虽然艾瑞克森为治疗性催眠创造了许多充满宽容的新技巧，但他不抱持任何理论定见的态度，始终是坚定不移的。艾瑞克森从不曾提出任何明确的人格理论，因为他坚信明确的人格理论反而会让治疗师受限、变得僵化。他这一生拥护弹性、独特与个别性，这一点充分体现于他的文字与生活方式中。

1948年，艾瑞克森搬到亚利桑那州的凤凰城，他活跃地从事私人执业，经常游历各地教授催眠。晚年时，他不再旅行，学生由世界各地涌来听课，并学习他的技巧。即使忙于工作，他始终非常居家，永远以家人为荣，也为家人全心奉献。

艾瑞克森终其一生必须克服许多生理问题，1967年，他因小儿麻痹后遗症不得不以轮椅代步，他曾说小儿麻痹症是他了解人类行为及潜能的最好老师。此外他还有色盲，却特别偏爱紫色，喜欢被紫色环绕及接受紫色的特殊礼物。

艾瑞克森是心理治疗实务界的天才，然而他在生存方面的“天才”较之更胜一筹。在其晚年，包括本书的录像带录制期间，他遭逢许多生理问题，小儿麻痹后遗症和其他生理疾病带来巨大的疼痛。他是四肢几乎皆麻痹的患者：没有功能的右手臂、运用极为有限的左手臂和从不曾真正运用的双腿。他的横膈膜只用了一半，唇是半麻痹的、舌头是脱位的，也无法装假牙。我们虽然看到这么一个将声音发展成工具并自豪于言语操纵的人，实际上他的口语混浊难懂。或许也因为这样，他必须以缓慢计算过的声音来说话。我们可以感觉到，艾瑞克森说话时几乎也在评估每个字带来的冲击。

艾瑞克森必须用许多方式再训练自己，虽然身受许多疾病之苦，他始终是我们所见过最乐意活下去的人。见过他的人都对他的个人特质留下深刻印象：艾瑞克森永远神采奕奕又精力充沛，只要坐在他旁边，一定会感觉到他真的是完全活在此时此刻。艾瑞克森享受生命，是活出美好生命的绝佳典范。他仁慈、体贴、热情，经常带着笑容，有着明亮愉悦的笑声，当有人惹他发笑时，他总是以呵呵的笑声感染了大家。艾瑞克森对惊奇与敬佩也始终抱持愉悦的态度。他是十分正面思考的人，更以此鼓励他的病患。他非常容易因为人们的正向改变而感到喜悦，即使病患只是手臂上提（虽然他已经见过这种情况3万次以上了），他仍由衷地高兴且惊叹，很骄傲他们可以完成任务；而所有的敬佩和喜悦都是非言语的表达，完全不打折扣。

艾瑞克森从不会将病患或学生的正向改变视为个人的功劳，相反，他明显地为他们可以发觉自身的新潜能和新力量而感到快乐。

艾瑞克森生于1901年12月5日，成长于内华达州与威斯康星州乡村。乡村生命是艾瑞克森终生重要的一部分，他永远面向未来，永远不装模作样。

1980年3月25日，艾瑞克森死于急性感染。在死亡降临前，他始终是活跃的，处于相当健康的状态。在他许多的教学故事里，有些是关于慢性疼痛的病人。这些病人自从用了他的技巧后，都可以继续积极地生活，直到突然陷入昏迷而平静死去。同样，艾瑞克森在1980年3月23日突然陷入无意识，他维持2天的半意识状态，直到3月25日星期二晚上过世，享年79岁。当他平静辞世时，家人环绕身边。直到最后一刻，艾瑞克森都尽可能不中断教学行程。

在凤凰城的执业生涯时，他常要学生及病患攀爬凤凰城最高的山——女人峰（Squaw Peak）。女人峰大约高三四百公尺，登顶步道约两千米长。游客不少，大多为健身及登高远眺凤凰城山谷而来。山径虽费劲，一般健康的人在45～60分钟内就可以登顶。上山的途中，强劲的风势和忽上忽下的地势，让登顶的人常有持续许久的成就感，并对所居的世界有更宽广的观点。传说艾瑞克森博士的骨灰就撒在女人峰。希望果真如此，因为艾瑞克森视登山活动为治疗的一部分。为了向他致意，人们将会继续攀爬女人峰。

[艾瑞克森博士的著作]

- Cooper, L. F. & Erickson, M. H. (1959). Time Distortion in Hypnosis. Baltimore: The Williams &Wilkins Company.
- Erickson, M. H., Hershman, S., & Secter, I. I. (1961). The Practical Applications of Medical and Dental Hypnosis; NewYork: The Julian Press, Inc.
- Erickson, M. H., Rossi, E. L., & Rossi, S. I. (1976). Hypnotic. Realities New York: Irvington.
- Erickson, M. H. & Rossi, E. L. (1979). Hypnotherapy: An exploratory casebook. New York: Irvington.
- Erickson, M. H. & Rossi, E. L. (in press). Hypnotic Experience: Therapeutic approaches to altered states. New York: Irvington.
- Haley, J. (Ed.)(1967). Advanced Techniques of Hypnosis in Therapy: Selected papers of Milton H. Erickson. M. D. New York: Grune & Stratton.
- Rossi, E. L. (in press). The Collected Papers of Milton H. Erickson, M. D. (4 volumes). New York: Irvington.

前言

来自瑞士的物理学者朋友曾经告诉我一个有关丹麦知名物理学者波尔（Niels Bohr，量子物理学之父）的故事。在一次授课中，波尔博士讨论“海森堡测不准定理”（Heisenberg's Uncertainty Principle）。这个“互补性”（complementarity）的定理指出，当观察者发现粒子所在位置的讯息时，他同时失去了此粒子动量的讯息；相反地，当观察者发现粒子动量的讯息时，也会失去粒子所在位置的讯息。一位学生问波尔：“‘互补性’要澄清的是什么？”波尔想了一会儿，回答：“精确。”

也许这故事不可信，但这则趣闻轶事表达了一个重要的见解：论及真理时，为求清晰表达，我们必须简单，却因此不够精确；为求精确则必须冗长、详尽，但又会让人困惑，因而牺牲了清晰。

本书是依循艾瑞克森博士在亚利桑那州凤凰城的自宅，为健康专业人员举办为期 1 周的教学研讨会之逐字誊写稿。艾瑞克森的沟通是复杂难懂的，读者会注意到他完美的精确，然而，为了了解艾瑞克森的治疗过程，读者会有无可避免的困惑和缺乏清晰。

先介绍一下艾瑞克森教学研讨会是必要的。艾瑞克森自从私人执业退休后，仍活跃于教学。一群群来自世界各地的学生要求参与教学研讨会，包含了内科医生、心理师、精神科医生与硕士级心理治疗师等。每个上班日，艾瑞克森在大约中午到下午 4 点授课。当知名度渐增，则很难排到时间向他学习，譬如1979年底便知他1980年的行程已全部排满。

1979年夏天（7月30日到8月4日），我安排在艾瑞克森家录制 1 周的教学研讨会，这就是本书的雏形。对这 1 周的研讨会，我未加任何评论，希望将此机会保留给读者，自行融入此逐字稿中，得出你自己的结论和对艾瑞克森方法与技术的理解。

其他作者曾详细描述艾瑞克森的技术：海利（Haley, 1973）以互动角度描绘艾瑞克森的方法；班德勒与葛林德（Bandler & Grinder，1975）以基于转换措辞的语言学取向分析艾瑞克森的沟通形态；罗西（Erickson, Rossi, & Rossi, 1976; Erickson & Rossi, 1979）这位荣格取向的分析师，则用内在精神观点来了解艾瑞克森。也许可以这么说，艾瑞克森透过如此殊异的三位理论者好好交代了他的工作。相信借由阅读这些作者的分析，人们对艾瑞克森的技术会得到一个平衡的观点。

艾瑞克森以间接手法见长，终其一生都是间接地教学，早期课程更是以运用间接技巧闻名。有趣的是，他的名望也是间接传播的，靠人们描述甚于他的自我推销。

本书无意提供了解艾瑞克森的另一种方式，也不是要呈现艾瑞克森还有啥新玩意，而是要以新的角度呈现这个人。通过此书，人们可感觉到艾瑞克森教学故事串成的流动，也可以从他的历程（process）中看到更多。对从没见过艾瑞克森的人而言，本书就像将艾瑞克森的活动化为视觉影像的机会；对那些有幸见过他的人，本书更提供观看他这个人与其工作的不同角度。

常听人说，听艾瑞克森说话总是让人一头雾水，想来如果阅读他的趣闻轶事及观赏他的录像带应该是很不同的经验，从这样的角度来理解艾瑞克森所为也会容易得多。与艾瑞克森共处，可能因为他运用的口语与非口语不同层次更感困惑。举例来说，离开艾瑞克森教学研讨会时，如果每个人都说：“他今天跟我说了话。”相信我，一点也不稀奇。

乍读艾瑞克森教学故事似乎很容易，其实不然。我曾在全美专业人员学会会议上播放艾瑞克森的影片与录像带，然后挑战这群专业人员说：“如果你能因此知道艾瑞克森所为的50％，你一定是个非常敏锐的观者与听者。”就算阅读逐字稿会比较容易进入艾瑞克森的世界，我还是要以此挑战读者。

为证明此挑战性之大，本书的“附录一”（261页）提供了艾瑞克森和我针对这周研讨会中，他所做的一两个催眠诱导的评论。原本预计50分钟催眠诱导的讨论，因此拉长到将近 5 小时。阅读那些诱导（发生在星期二与莎莉的那一段），并与“附录一”比较所得的理解，对读者而言应该是很有趣的。

有一些事请谨记于心，艾瑞克森是位始终如一的人，说故事既是他的工作，也是生活，如果谈到家人、同事、学生或病患，那都是真实的。当有人前来请教，艾瑞克森总是以一个趣闻轶事响应，因此在本书中，人们一定可以深深体会到艾瑞克森的治疗与教学手法。

艾瑞克森非常投入于讲述自己的教学故事，人们会感觉好像真正再次体验他陈述的那些故事。他总是带着戏剧感，以生动的手法交织故事。很可惜的是，这些非言语行为、声调、笑声与活泼，想当然会在文字稿中消失无踪。

艾瑞克森把这些趣闻轶事说了又说，因为他太熟悉它们了。他会在沟通中加入很多动作与表情，借由使用新增的口语和非口语技术，使讯息更有力。除去故事的内容，艾瑞克森也在同一时刻把趣闻轶事用在另一治疗层次上进行沟通。事实上，他从不满足于只在一个层次上沟通，或许就像他不喜欢一次只专注在一件事情上。

多数的治疗师被训练只注意病患一个层次的沟通，却发现病患沟通的意义位于另外的层次，包括历史的、症状的及其他“心理的”层次。艾瑞克森证明，如果病患能在不同的层次上沟通，治疗师也能，这是他的功绩之一。治疗的沟通不一定需要明晰、简洁及直接，聚焦于多层次的治疗沟通会是有力的技术；艾瑞克森向来都是运用多层次沟通。当人们阅读此逐字稿时就能理解，他多次在同一时间描述一个原则、用一个趣闻轶事说明它，并向学生展示如何运用此原则。

在逐字稿中，我尽可能保留沟通的原本面貌，偶尔才为了易于阅读而稍稍更动。更何况艾瑞克森多半用正确的文法把句子说得很完整，这使得他教学故事的编辑工作并不困难。

艾瑞克森运用故事完全视团体的组成而定，若此团体对小孩有兴趣，他就多讲些与小孩有关的；若对疼痛控制有兴趣，他就多集中在疼痛控制上。本书中的团体是个混合的基础团体，因此艾瑞克森的取向是一般性的。此外，他的确会花一整天谈论一个或两个主题。而随着趣闻轶事的运用，艾瑞克森对团体中每一成员的灵活性，不知不觉地做了治疗性的扩大。

在教学研讨会中，艾瑞克森的非口语行为是十分有趣的，他讲故事时常盯着地板看，用边缘视线端详学生及病患的反应，又因为只能有限地控制身体，他常借改变声音的落点，传递一个治疗性讯息给某一名特定的学生。

艾瑞克森不必用正式的诱导来聚拢学生的注意力，人们倾听着他，闭上眼便可自发地进出催眠状态。他本人似乎也是如此进出催眠状态中，就像他用此次机会教学，获得更多外在的东西，减少了因小儿麻痹后遗症带来的慢性疼痛。

[参考书目]

· Haley, J. (1973). Uncommon Therapy, New York: Norton.

· Bandler, R. & Grinder, J. (1975). Patterns of Hypnostic Techniques of Milton H. Erickson, M. D. Volumn 1. CA: Meta Publications.

· Erickson, M. H., Rossi, E. L., & Rossi, S. I. (1976). Hypnotic. Realities New York: Irvington.

· Erickson, M. H. & Rossi, E. L. (1979). Hypnotherapy: An exploratory casebook. New York: Irvington.

目录

第一章　艾瑞克森运用的趣闻轶事 …………………………… 1

“若要一个人谈谈他的兄弟，只需告诉他你自己手足的故事。”艾瑞克森提醒我们。改变的力量就藏在病患的内在，治疗师所要做的只是如何去唤醒——这是趣闻轶事最佳的运用，诱导病患在自己的力量与成就下，努力地为自己改变。

第二章　研讨会 …………………………………………………… 23

本书无意提供了解艾瑞克森的另一种方式，也不是要呈现艾瑞克森还有啥新玩意，而是要以新的角度呈现这个人。对从没见过艾瑞克森的人而言，本书就像将艾瑞克森的活动化为视觉影像的机会。对那些有幸见过他的人，本书则提供不同的视角来认识艾瑞克森其人和他的工作

星期一 ………………………………………………………………24

当病患用他的语言跟你说话时，别转译成你的语言。倾听病患时，别以为你了解他，因为你是用你的耳朵听，以你的语言想。但病患的言词是全然不同的。你要企图像病人一样理解他的话。

案例1：用催眠帮助心理师玛莉获取压抑很深的童年记忆
案例2：帮助屡考不过的年轻律师通过执业资格考试、解除他的背疼
案例3：用催眠做无痛分娩

案例4：博士资格考试再三不及格的女士

星期二 ……………………………………………………………………65

我曾治疗过许多状况，总是根据不同的人发展新的疗法。我认为心理治疗是个体形成的过程（individual process）。你的治疗需要个别化，以符合个别病患的需要。

案例1：一位11岁还尿床的漂亮女孩
案例2：艾瑞克森现场演示催眠教学
案例3：不喜欢漂亮女人的前海军陆战队队员
案例4：12岁，身高183厘米，尿床的男孩
案例5：不停地挤青春痘的男孩
案例6：10岁，每晚都尿床的杰瑞
案例7：不停地吸吮大拇指的男孩

星期三 ……………………………………………………………………105

把自己当做一座花园，让来访者的想法可以在里面滋长、成熟。治疗师真的一点都不重要。让来访者自行思考、自行理解是他的潜能。

案例1：一位17岁的口吃男孩瑞克
案例2：两位医学博士的女儿得了精神性厌食症
案例3：爬过“女人峰”后，执业心理师和他的妻子离婚
案例4：一位有自杀倾向的女护士在接受催眠治疗后失踪了
案例5：我要嫁给他吗
案例6：一位非常非常尽职，非常害羞的女秘书
案例7：他竟然喜欢胖得像正方体的女人
案例8：一个自愿放弃休假来帮助别人带孩子的女医生

星期四 ……………………………………………………………158

无论你的来访者是谁，都请善用他（她）的特质。假如他（她）会吟诵，你也可以吟诵。假如他（她）是个摩门教徒，你也应该对摩门教略有所知，才能够善加利用这个宗教信仰。

案例1：用催眠缓解脊髓损伤导致的疼痛
案例2：癌症晚期患者自我催眠缓解疼痛
案例3：一位扬言“全世界没有人可以催眠我”的“斗牛犬”成功完成了自我催眠
案例4：一个最不喜欢给地板打蜡的老人，通过给底板打蜡治好了失眠
案例5：一位想戒烟也想减肥的妇人
案例6：暴脾气男子不再攻击别人
案例7：一位哭个不停的有钱女人
案例8：一个职业病人的来信（只为证明没有谁能帮助他）
案例9：从一个不良少年到学校董事会会长的涅槃
案例10：专门打警察的大个子女子路易斯

星期五 ……………………………………………………………213

你的病人是活在今日的状况，所以你的治疗要定位在病人的今日与明日，并且希望能延伸到下周与明年，你可以让他们用实际的方式为自己着想。

案例1：新婚小两口必须回父母家才能上厕所
案例2：通往男人的心，要先经过他的胃
案例3：伯特娶到了自己心仪的女人，找到了喜欢的工作
案例4：墨西哥裔通过免费为餐厅打杂，一步步成了全城薪资最高的厨师之一
案例5：一对夫妇连续25年只去同一家餐厅吃饭

案例6：以初级职称退休的精神科医生
案例7：海军军官罗伯有一个“害羞的膀胱”
案例8：一位经常尿裤子的医生
案例9：她的丈夫一心想制造“未来超级车”
案例10：她摆脱孤独，成为“非洲紫罗兰之后”
案例11：牧场工人的妻子摆脱自杀倾向，有了自己的孩子
案例12：他实现了梦想——有一栋屋子，由白色篱笆环绕
案例13：一位外科医生在给病人缝合伤口时，嘴巴讲个不停

附录一　针对莎莉和罗莎的催眠诱导的评论 ……………………261

附录二　催眠诱导 ……………………………………329

第一章

艾瑞克森运用的趣闻轶事

“若要一个人谈谈他的兄弟，只需告诉他你自己手足的故事。”艾瑞克森提醒我们。改变的力量就藏在病患的内在，治疗师所要做的只是如何去唤醒——这是趣闻轶事最佳的运用，诱导病患在自己的力量与成就下，努力地为自己改变。

艾瑞克森的注册商标，可说是他用趣闻轶事（anecdote）作为教学手法与治疗工具。艾瑞克森从不失焦的精准沟通，紧紧扣住每一个案，原来就广为人知。他对趣闻轶事的运用，更是证明了他将口语沟通做到最高度和最有效的运用。为了使读者更容易了解接下来的研讨会记录，我要先详细说明趣闻轶事的运用。我在1973年对艾瑞克森的最早介绍，就是讨论他趣闻轶事的运用如何成为有力的多层次沟通。

在心理治疗中运用趣闻轶事

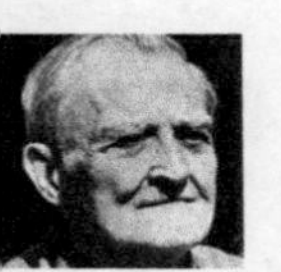

字典对趣闻轶事的定义是：对有趣或惊异事件的一小段说明。趣闻轶事可以是虚构，例如童话、民间寓言、圣经寓言或讽喻故事；也可以是真实生命事件及冒险故事的述说。艾瑞克森所说的趣闻轶事，绝大部分来自他自己、家人与病患生命事件的非小说式描述。

趣闻轶事可用在各种形式的心理治疗与治疗过程中的任何阶段，至今尚无任何禁忌。

某些步骤已经是所有心理治疗都通用的，像诊断、建立同理关系与治疗计划完成时，趣闻轶事也都可用在这些治疗活动中。

诊断

敏锐的观察者可运用趣闻轶事帮助诊断。一个趣闻轶事可以投射式地运用，有点像用罗夏克墨渍测验（Rorschach）。就形式而言，趣闻轶事所提供的刺激可导出确定诊断的重要征兆。这好比是治疗者告诉病患一个含有多种成分的故事，同时留意病患会对故事的哪一成分有所反应。例如，一则牵涉到配偶关系的故事，可以引出一个人小时候与父母处不来的问题；更甚于此，这些问题可以再分支到个案现在的性功能失调，再引到酗酒问题上。

这个浓缩的故事含有许多成分，观察力敏锐的治疗师会留意病患对趣闻轶事某些部分的非口语反应，甚至会注意到哪一特定部分让病患有口语反应。

如此一来，诊断信息将随之浮现，治疗师可以再追踪下去。

这里引用一个笔者自己执业的临床例子，说明趣闻轶事如何为诊断增添信息。有位病患前来要求催眠治疗，希望诊治他已有13年历史的恐惧症（phobia）。第一次会谈时，笔者先告诉她一些趣闻轶事，是关于一些病患为了克服自身问题各自花费不同时间的故事：有些人出乎意料地迅速康复，不需要什么领悟；有的人复原得慢，感觉费力的同时，却很享受对问题的顿悟。这位病患有个自己不察的习惯：不断肯定地点头。当我说的故事中有关复原得慢的部分，她一直点头，而在立即复原的部分却没点头。如果我讲另一个类似但顺序不同的故事，她的反应也跟听到第一个故事一样。

她的点头证实她会复原得慢，所以第一次会谈没做什么治疗，我只问了许多有关病因和症状的问题。在接下来的那个月多做两次治疗，为的是纾解她的恐惧。后来我知道没有必要进行更密集的治疗了，因为她已表明自己会慢慢复原。

艾瑞克森说故事时，总是持续观察病患的行为反应。他通常不直接看着病患，而是以高度发达的边缘视线密切观察病患的行为反应。艾瑞克森的感知力说来很传奇，他勤奋地训练自己留意和了解人类行动中寻非常隐微的差别。从他当下诊断的精确性就可看出他的治疗反应力。他所发展出的能力，能够为个别病患迅速感知核心问题，关于这一点的重要性再怎么强调都不为过。只是关于他诊断取向的探讨超出本书范畴，在此不多赘述。

建立关系

一般认为建立联系感和同理关系是心理治疗的基石之一。有些理论者（如Carkhuff & Berenson, 1967）认为同理反应是心理治疗最主要工具之一。但同理技巧的缺点是，病患会因此学到一种自我诊断式的同理心，不断地观察自己的感觉状态。这样的自我觉察，干扰了对自我感觉流动的享受和运用。对有些个案，直接同理的处理可能是禁忌或多余的。例如，有些人就是不喜欢调整到可以感受自己感觉的状态，有些并不希望自己的感觉被直接点出来，有些甚至觉得尴尬万分。

艾瑞克森的治疗取向认为，能自动地（automatically）或无意识地发挥，就是功能运作最好的时候，这也是指没有意识干扰或阻碍。艾瑞克森用了好多间接手法，就是要尽快达成在不觉察的状况下就改变了。

趣闻轶事与运用间接手法相同，也能用来同理病患，同理他当下意识所觉察或所无法觉察的历程。在这种情况下，病患并不需要意识到治疗师所做的同理反应。趣闻轶事也可以用来与无意识建立同理关系。虽然同理反应可以不为病患意识觉察是个事实，病患仍旧能承认治疗师在口语或非口语层次做了个“无意识”的同理反应。

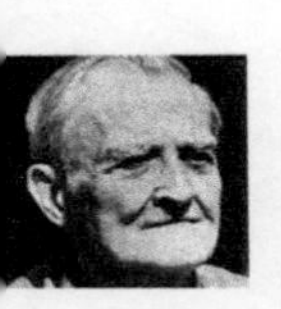

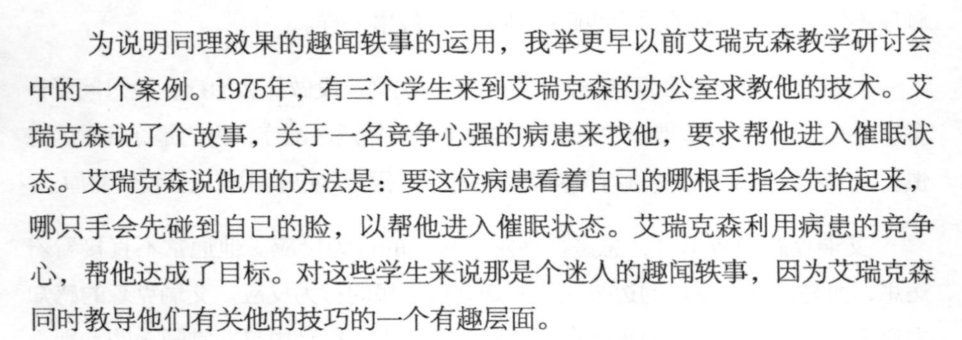

为说明同理效果的趣闻轶事的运用，我举更早以前艾瑞克森教学研讨会中的一个案例。1975年，有三个学生来到艾瑞克森的办公室求教他的技术。艾瑞克森说了个故事，关于一名竞争心强的病患来找他，要求帮他进入催眠状态。艾瑞克森说他用的方法是：要这位病患看着自己的哪根手指会先抬起来，哪只手会先碰到自己的脸，以帮他进入催眠状态。艾瑞克森利用病患的竞争心，帮他达成了目标。对这些学生来说那是个迷人的趣闻轶事，因为艾瑞克森同时教导他们有关他的技巧的一个有趣层面。

这故事显然有另一目的，在整个过程中，有的学生争逐艾瑞克森的时间和注意。当这个趣闻轶事的多重目的被点出时，艾瑞克森讨论了他技巧的其他方面，向学生指出他看到他们之间不断的竞争。

学生那时可以有意识地承认（他们做了），也可以非口语地表达他们虽承认，但还没准备好将这信息搬到意识层面。最后，当这故事被用到当下情境时，学生可能没识别到隐含的意义。对艾瑞克森而言，前述三种反应的任一种都是令人满意的，因为它们紧扣着学生自己的需求和人格。艾瑞克森早已准备好随时跟着任何一个被指出的反应继续追踪下去。关于这件事，他自己的评论是，他愿意有意识地讨论该趣闻轶事，因为那是个教学情境。

除此之外，这则趣闻轶事还有第三个信息：将学生导向接受暗示或逼到墙角般地出现这一切特定行为反应。讨论此趣闻轶事后，艾瑞克森补充说，他其实不知道那些学生中有多少竞争，但他明白绝对不要他们争相将矛头对着自已来。

治疗过程

趣闻轶事可运用在治疗历程中的任一阶段以达成治疗目标。且看看下列八种不互相排斥的类别。

一、提出重点或彰显重点

趣闻轶事能提出或彰显重点。透过趣闻轶事的运用，重点可能变得难忘又有力。想想人类的记忆结构，相较于用简单句子记住一件事情这个方法，有主题的趣闻轶事显然更容易留在记忆中。趣闻轶事能“标示”人的记忆，简单的事霎时变得生动，看看以下例子。

1980年早期，我被卷入生平第一桩催眠法律案件，我请艾瑞克森给我一些忠告。他以一句话开始：“了解对手的律师。”接着说起他曾受聘到儿童法庭为一个丈夫作证，他太太罹患严重的精神疾病，先生显然是孩子的最佳监护人。

艾瑞克森说他很熟悉对方律师，这位律师是一位十分仔细的人。轮到他作证那天，对方有备而来地准备了十四页打好字的问题要问他。一等他步上证人席，律师就问：“艾瑞克森医生，你自称是精神医学专家，有哪些权威来佐证你的说法？”艾瑞克森回答：“我就是自己的权威。”艾瑞克森知道如果说个人名，律师一定会引用对立的另一权威来打击他的专家威信。

律师接着又问：“艾瑞克森医生，你自称是精神医学专家，究竟什么是精神医学？”艾瑞克森这么回答：“举个例子吧！如果我是美国史专家，我一定会知道赛门歌弟（Simon Girty）也叫做‘下流歌弟’（Dirty Girty）。任何一个非美国历史专家，就不会知道‘赛门歌弟’也叫‘下流歌弟’。”艾瑞克森望着对方律师，只见他把头埋在双手之间，法庭书记则在书桌下寻找铅笔，和他同方的律师则尽力压抑无法控制的笑声。

艾瑞克森给了这个类比后，对方律师把数据推向一旁，长叹一声：“艾瑞克森医生，我没进一步的问题了。”

然后艾瑞克森看着我说：“那律师的名字是……歌蒂（Genie）。”艾瑞克森说后来他的律师不论何时看到对方律师，总会不自觉地联想到他所说的“下流歌弟”。

艾瑞克森的趣闻轶事非常幽默又迷人，因为他总是用一种令人愉快的方式点出重点。如果他只是告诉我：“别被情境要挟。”其影响微乎其微；相反地，当他用举例的方式，此信息的影响力就大大增加了。

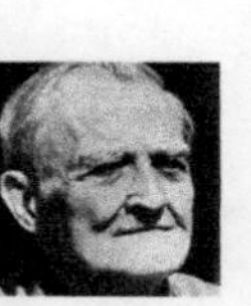

二、建议解决方法

艾瑞克森常用趣闻轶事向病患直接或间接提供建议，也就是讲一个和他的病情**可相比拟的趣闻轶事**且／（或）一个**有相同主题的多层次趣闻轶事**。这些趣闻轶事的结论当然是可以提出新想法或先前被忽略的解决方法。例如，病患描述生命中遭逢多重失败，艾瑞克森会说另一个也面临许多挫折的人的故事，然后小心地建构出一个成功的结果。因此，治疗故事中的每一个失败都渐渐变成堆砌出成功的一块块砖头。

在被整理成本书的那场研讨会中，有个带着新想法、**可相比拟**的趣闻轶事。<星期二>时，艾瑞克森诱导莎莉经历了一些困顿、尴尬的情境，接着又对莎莉说了个有位病患经历尴尬情境，最后因此更成功、变得更有弹性的生命故事。

艾瑞克森也可能在对病患说故事的同时，建议一个被忽略的解决方法，说别人有着类似问题时如何成功地运用解决方法，让病患自己决定如何连接及运用到生活中。这时，趣闻轶事的特殊运用会比直接建议带来更大的治疗效果，因为病患比较容易抗拒所谓的建议。

趣闻轶事也可用在解决方法的间接暗示上。当一个解决方法是以间接方式呈现，结果会是病患觉得是自己想出了解决方法，改变的功劳归到病患身上。

艾瑞克森经常以同一主题的多面向趣闻轶事来示范他的间接教学法。例如有一次他讨论一个重要的概念，是关于“如何在病患内在的参考架构中与他相会”，他借由同一主题的多面向趣闻轶事，把所有重点串在一起（与此同时，艾瑞克森会不断示范如何与这些学生的内在参考架构相会，以强调此原则）。艾瑞克森在说趣闻轶事之前或结束时，会提到其中要谈的主旨。但如果明白学生或病患已无意识（或意识）地抓到重点，他也可能只字不提主旨为何。

三、让人们自我了解

治疗师常用的方法之一是面质（confront）病患，让他以现实眼光来看自己，了解真正的自己。趣闻轶事的运用，多少可以间接地提供病患更多的了解。

研讨会的记录中，<星期三>快结束时，艾瑞克森说了个象征性心理治疗的故事，个案是一对夫妻。艾瑞克森只是要这位精神科医生和他太太从事户外活动，包括爬女人峰及到植物园走走。艾瑞克森用活动为媒介，让这对配偶象征性地了解自己并采取适当行动。同时，也为那些听课的治疗师提供一个实例，透过这个也是治疗师的案例，帮助他们了解自我。

说完精神科医生的趣闻轶事之后，艾瑞克森接着引出另一个精神分析师与他太太的趣闻轶事。阅读这两则趣闻轶事，你会知道它带给读者（与听众）的是：你很难不联想到自己。艾瑞克森就是能用趣闻轶事引导联想，让人有更多的自我理解，因而采取适当行动。

这是艾瑞克森非常重要的手法。他很喜欢这么说：“若要一个人谈谈他的兄弟，只需告诉他你自己手足的故事。”艾瑞克森提醒我们，改变的力量就藏在病患的内在，你所要做的只是如何唤醒那力量。趣闻轶事可以用来引导人们联想，但实际上是病患自己做了改变，“治疗师只是提供了这种氛围”。

四、播下新想法的种子和增加动机

稍早提到那位恐惧症个案听到的都是成功的治疗故事，这也是趣闻轶事的目的之一：增加病患的正向期待。此外，趣闻轶事还可诊断改变的动机，从病患点头的风格，治疗师可以很清楚地看到，她被激励从以前的恐惧反应中做必要的改变；唯一的疑问就是要多少时间。

艾瑞克森非常擅长用故事刺激病患或学生的基本信念。他知道故事的序列，所以可以在同一天稍晚时再用个故事建立那个信念，或数天、数周后重续前言。

“播种”（seeding）概念在催眠治疗中是非常重要的，若催眠治疗师要暗示手臂上提，必须把各个小小步骤或种子“串”（chaining）在一起。例如，操作者先将当事人的注意力带到手，然后带到手部知觉的可能性，再来是动作的潜能，之后的动作是可以期待的，接下来再将注意力带到动作的事实，最后才暗示真正的动作。当治疗师知道了所期待的结果，在治疗早期时就能播下结果的种子。在艾瑞克森的手法中，“播种”是非常普遍的，为沟通增添了许多力量。

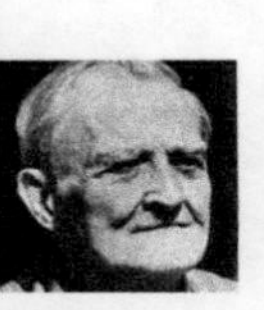

五、治疗性地控制关系

病患常常会学到一种不具适应性、富操纵性又自我挫败的关系形态，这时，趣闻轶事可以拿来作为有效控制关系的工具，使病患保持在“相对弱势”（one-down）的互补位置（参见Haley，1963）。治疗师的这种策略，对于一些置身弱势立场时会变得固执、无法自在也无法有效行动的病患而言，其实是有治疗效用的。虽然在关系中处于相对弱势，透过趣闻轶事的运用，病患还是可以学到一些让自己感觉安全的东西。例如，让病人维持“失去平衡”，以致不能继续使用习惯行为来控制关系；知道有人不受他的症状影响后，病患反而会变得较有安全感。

六、嵌入指令

趣闻轶事有嵌入指令（embed directives）的功能（参见Bandlei 和 Grinder，1975）。这个技巧是从故事脉络中截出一段重要的词句，然后直接或间接地传递给病患。嵌入指令可以间接呈现给病患或学生，如，借由不足的语气（underemphasis），或借由治疗师改变声音的落点。

举个例子，在<星期五>的记录中，艾瑞克森讨论了人类的性发展。他说了个当年在伍斯特州立医院（Wooster State Hospital）时担任他督导的A博士的故事。这故事看来是离题的，但想象一下最后一句话如何指向那位阻抗的学生而产生了效果。那句话提议一个人继续维持“不要有表情，闭上嘴巴，睁大眼睛与耳朵，然后等着，等到有一些真正的证据支持你的推论和见解，再来做出你的判断”。

七、降低阻抗

正因为趣闻轶事原本就是间接的形式，更可以降低对新想法的阻抗。趣闻轶事在病患内在引发联想，病患因此可以启用这个被引发的联想。人们很难抗拒自己拥有的联想。

趣闻轶事也可以间接地呈现想法。通常一个趣闻轶事就会包罗许多想法，在过程中，病患必须变得主动介入意义的赋予，并拣选与自己有关联的部分，如此就能激发病患内在的改变动能。

因为本身的结构，趣闻轶事的信息能很快转变成无意识，病患无法有意识地吸收和了解这个复杂的趣闻轶事所包含的全部启示。病患可以体验到在自身意识知觉之外的行为改变，是因为他可以响应趣闻轶事的某些部分，即使那部分并非有意识地被吸收。所以常会有人表示，病患见了艾瑞克森以后发现自己改变了，却没有察觉艾瑞克森治疗性沟通究竟产生什么效果。

一般说来，艾瑞克森会在需要增加间接手法时，开始运用趣闻轶事。病患愈是抗拒新的想法，艾瑞克森愈会频繁地运用间接技巧和趣闻轶事。这是依循一个原则而来：间接手法的总量是和治疗者察觉的阻抗总量成正比（参考Zeig，b）。

此外，趣闻轶事还能技巧地化解阻抗。例如通过一则趣闻轶事播种一个新想法，治疗师很快就转到不同主旨的第二则趣闻轶事。以这种治疗形态而言，让病患阻抗第一则趣闻轶事中的想法便困难许多。再者，运用这种手法，隐含在第一则趣闻轶事中的想法会有更多机会且更快变成无意识的存在。

趣闻轶事还有个功能，即分散病患的注意力。艾瑞克森曾说过自己有时会基于治疗的理由，用趣闻轶事来让病患觉得无聊。这个技巧可以让病患较不防备、较有反应，再趁机植入治疗性的想法。

八、问题的重新建构与重新定义

趣闻轶事可用来重新建构问题。曾有许多作者描述过重新建构的技术（如Watzlawick，Weakland 和 Fisch, 1974）。重新建构是为有症状的情境提供另类的和正向的态度，是在态度的层次上下工夫的技术。病患对自己的症状有一定的态度，重新建构的技巧可以改变病患对自己症状的原有态度。改变病患原本对症状的态度是十分具有治疗效果的。艾瑞克森向来是“所谓治疗就是任何能改变习惯性作为”此一理念的拥护者。改变可能发生在正面方向，也可能在负面方向上。改变一个人对自己症状的态度，常常也就改变了整个症状的情意结（参考Zeig，b）。

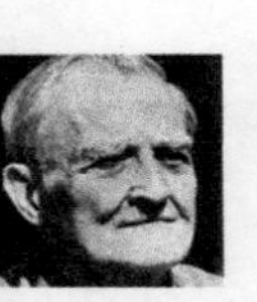

重新定义是以和病患稍稍不同的方式来界定问题的技术。经由不同方式来定义一个问题时，心理治疗可以用来修正这个问题的新定义，因此也修正了这个问题。艾瑞克森用趣闻轶事进行重新建构与重新定义的例子可见于<星期二>的研讨会。那天一开始，艾瑞克森和克里斯廷谈话，告诉她有关头疼的趣闻轶事。当你读到这些趣闻轶事时，请注意艾瑞克森如何重新建构与重新定义克里斯廷的头疼。

上述的分类绝对不足以陈述一切功能。许多未提到的运用明列如下。

1. 趣闻轶事可用为建构自我的技术，即建立一个人的情绪、行为和（或）思想，协助病患在生活中得到更多平衡。

2. 趣闻轶事本身是创造性的，也是不寻常的沟通方式，就此意义而言，它们可以是美好生活的典范。

3. 趣闻轶事可用来刺激、再次唤醒人们的情感、思想与行为，协助一个人看到先前因为不了解而错失自己生活中的资源。艾瑞克森提醒我们，病患求助于治疗师，但他们的问题其实可以从自己的生命史中找到解决的资源。趣闻轶事正可帮助提醒病患发现自己的资源。

4. 趣闻轶事可减少病患对害怕的敏感度。在治疗恐惧症患者时，可以运用一系列的趣闻轶事，选择性地增加或减少紧张，来减低对害怕的敏感。

趣闻轶事可以广泛地运用在各种不同取向的心理治疗中，也可以用在催眠治疗正式或自发的诱导中。

在催眠中的运用

趣闻轶事和正式的催眠有三个基本结构上的相似点：一是治疗师都是跟一位被动的来访者说话，企图引发其的内在力量，向其证明他有力量自行改变；二是当事人都被界定是相对弱势的互补角色；三是就技术面而言，治疗师都必须从来访者最细微的行为线索着手。

因为结构相似，趣闻轶事可以非常有效地运用在正式或自然的催眠。如同在心理治疗中的使用，趣闻轶事也能以相同方式用于催眠治疗的诱导阶段和使用阶段，用来诊断可催眠度（hyponotizability），建立治疗关系。

催眠诊断阶段的运用

趣闻轶事可以是诊断手法之一，用来评估当事人所呈现的可催眠度及催眠状态（trance）。虽然类似在心理治疗中的诊断运用，关于可催眠度的诊断，还要再加上四个特别相关的因素，即吸收（absorption）、响应（responsiveness）、专注（attentiveness）和控制（control）。

1. 述说趣闻轶事时，治疗师必须留意听者所表现出来的吸收程度。当事人愈是全神贯注，愈被故事所吸引，就愈是典型的最佳催眠当事人。

2. 运用趣闻轶事评鉴特定当事人的回应形态。有些人对直接暗示有较高的响应，有的人则对间接暗示较有反应。我们可用趣闻轶事来了解当事人反应最佳的暗示方式。例如，当治疗师提到故事中的主角突然抬起头看时间时，注意当事人对这特殊暗示的反应，就可以判断响应形态。

3. 用趣闻轶事诊断病患专注的形态——集中或分散，内在或外在。注意力集中的当事人动作比较少，一段长时间只集中在一件事情上；注意力较分散的人动作较多，注意力常常从这事转移到那事。至于内在倾向的人，整个人的注意力是被自己的内在生活所占满——他们自己的感觉、思想和运作。外在倾向的人，对四周发生的事较为专注（艾瑞克森自己像极了猫，他喜欢专注观看，是非常外在取向的）。

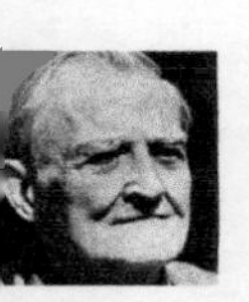

4. 借着趣闻轶事，治疗师能了解当事人在关系控制上的弹性。有些病患要成为强势者，有些是弱势者，有些则要求平等。这些不同需求会在对“前催眠”（prehypnotic）的趣闻轶事中，以言语和非言语的反应表现出来。

虽然许多其他因素也能被用来诊断催眠形态，只是当治疗师跟病患随意地说故事时，以上四个因素（吸收、响应、专注和控制）特别经得起诊断所需要的考验。考虑到这样的诊断取向（且不要离本书范围太远）时，建构治疗策略有关的提示也就非常清楚了。治疗师所说的趣闻轶事和指令愈是贴合当事人的经验，愈能发挥最有力的效用。例如，把催眠和心理治疗的技术用于相对弱势、注意力外在倾向、对直接暗示有高度响应的人，必须不同于应用在相对强势、注意力内在倾向、对间接暗示有高度响应的人。

除非能熟练地操作这一切，否则在一开始的阶段，治疗师要用趣闻轶事帮助诊断可能会是相当累人的，因为既要编整自己的故事，同时又要注意病患的反应。

催眠诱导阶段的运用

趣闻轶事能用在正式的催眠。塔特（Charles Tart，1975）曾巧妙地描述催眠诱导是包括基本意识状态的瓦解（disruption）和意识新催眠状态的形塑（patterning），而这两个阶段都可以运用趣闻轶事。

瓦解

正式催眠的诱导阶段中，困惑（confusion）技巧是用来瓦解来访者的意识常态（conscious set）。趣闻轶事本身容易让人困惑，使听者失去平衡；听者会想挑战趣闻轶事的内容，好了解其中的关联，并运用到自己的情境里。而且，趣闻轶事自身的多重寓意可以造成困惑，内容也是暧昧不明的。即使是个敏锐的听者，听艾瑞克森讲故事时，也不可能察觉所蕴涵的每一信息及其所有可能的指涉。趣闻轶事借由对意识常态的分心及去除潜能（depotentiate），甚至可以组成催眠诱导（参见Erickson，Rossi 和 Rossi，1976），让当事人对同时发生与紧接着发生的事变得更开放、更有反应。

艾瑞克森常常很自然地用趣闻轶事作为催眠诱导的开场白。我曾见过他以前的病患说，他们会听着艾瑞克森的故事，听着听着突然发现自己已在催眠状态中。有个病患描述，有一次在听艾瑞克森说故事时，很尴尬地发现竟然好想睡觉，后来知道那就是艾瑞克森所要的，于是闭上眼睛，进入催眠状态。

形塑

趣闻轶事能用来形塑（pattern）催眠状态（所谓形塑催眠状态，也就是为个人建立其催眠状态所拥有的经验特征）。治疗师可以用趣闻轶事向病患描述并建议催眠可能的样貌。例如，告诉一位没有催眠经验的当事人关于另一位有较多催眠经验的人所发生的事情；或者，在趣闻轶事中讨论的过来人，他们的行为和这位未曾经验过的人正发生的行为是一致与重叠的。这些方法通常都可以给无经验者一些间接的暗示。

另一个形塑催眠状态的方式，是让当事人证明自己身上能发生一些典型的催眠现象（意识可觉知或不可觉知的）。透过引导性趣闻轶事的运用，可以使人联想到任何典型的催眠现象。例如，艾瑞克森最喜欢的催眠诱导方法之一，是把早期在学校学习时所经历的一些趣闻轶事拿来当成讨论主题，包括如何习得字母，以及不经由意识的理解过程就可以习得字母的心理形象和视觉形象。这类趣闻轶事会暗示并引发许多典型的催眠现象，包含年龄退化（age regression）、非凡记忆（hyperamnesia）、解离（dissociation）及幻觉（hallucination），同时强化了注意力的内在吸收（internal absorption）和内在固着（internal fixation）。

催眠利用阶段的运用

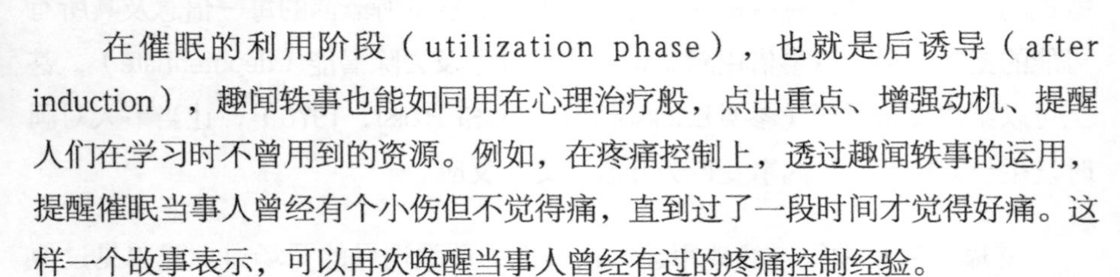

在催眠的利用阶段（utilization phase），也就是后诱导（after induction），趣闻轶事也能如同用在心理治疗般，点出重点、增强动机、提醒人们在学习时不曾用到的资源。例如，在疼痛控制上，透过趣闻轶事的运用，提醒催眠当事人曾经有个小伤但不觉得痛，直到过了一段时间才觉得好痛。这样一个故事表示，可以再次唤醒当事人曾经有过的疼痛控制经验。

当病患身陷故事中时，趣闻轶事可以变得迷人，而且促成解离的发生，因此可以把病患推上思想列车，驶出麻烦的症状。趣闻轶事的运用，对于疼痛控制也非常有效。

整合运用——多层次沟通

心理治疗师学会借一个外显沟通层次中的一个小部分，来诠释病患心理层次“真正”发生的额外意义。有趣的是，虽然治疗师觉察到沟通的多层面，而且运用在诊断方面，但多半没被训练将之运用为治疗工具。多层次沟通治疗性用途的证实，可说是艾瑞克森对心理学的重要贡献之一，他以实例说明了哪些有用的东西可用于治疗沟通，哪些无用的东西可以弃之不用。

为说明有力的多层次沟通，1973年12月，我初次被介绍认识艾瑞克森的过程可以作为引子。当时艾瑞克森所告诉我的趣闻轶事，等于是示范了前述趣闻轶事单纯运用的复杂结合。在详细描述这个趣闻轶事，并分出其中的阶段之

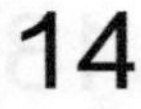

前，我要从与艾瑞克森的第一次见面细细说起。

我在1972年开始学习催眠，渐渐对艾瑞克森的工作印象十分深刻。结果一个意外的发现冒出来了。我写信给在土桑市（Tucson）念护理的表姐，说明自己正在学习催眠，建议她如果去凤凰城务必要拜访艾瑞克森，因为他是心理治疗的天才。表姐回信给我，说她认识艾瑞克森倒数第二的女儿萝西安娜，她们两人在旧金山时曾是多年室友。我写信给萝西安娜也写给艾瑞克森，询问我是否能跟他一起学习。他说他会把我当成学生。1973年12月，我开车到凤凰城，开始了第一次的学习。

最初的正式引见是颇不寻常的过程。我大约晚上十点半抵达艾瑞克森的家，萝西安娜在大门迎接我，用个手势将我介绍给她父亲。他坐在靠门左侧看着电视，当她说："这是家父，艾瑞克森医生。"艾瑞克森分解动作般地慢慢抬起头。当头终于抬平，他机械式地再一步一步地把脖子转向我。当他碰到我的视线、看进我的眼睛时，又用同样分解的慢动作往下看着我的身体。用"十分震惊"来形容这样的打招呼方式，还算是保守的了。萝西安娜领着我进到另一个房间，解释她父亲只是在玩把戏。

不管怎么说，艾瑞克森的行为正是绝佳的非语言催眠诱导，诱导催眠的所有必要成分全表现在他的非言语行为中了。他混淆也瓦解我的意识常态——我原先期待他会握手说"嗨"。他还进一步模仿催眠现象，仿效病患手臂上提时会有的僵硬分解式动作。不仅如此，他的行为吸引了我全部的注意力，当他顺着我的身体中线往下看时，他是在对我暗示："深入到你自己的内在吧。"总之，他用非言语技术瓦解了我的意识常态，然后形塑一个新的无意识常态。

艾瑞克森直接展现他如何将力量放进沟通里。

隔天早上，艾瑞克森被他太太推进客房，没说一句话，也没有视线接触。我看他痛苦地把自己从轮椅上移动到办公椅上。我问他能不能使用录音机，他仍然没有视线接触，只点头说好，然后开始对着地板，以缓慢而且字斟句酌的方式说话。

艾瑞克森：希望你没有被满屋子的紫色**吓到了**……

萨德：嗯。

艾瑞克森：我有部分色盲。

萨德：我知道。

艾瑞克森：这紫色电话……是四个研究生送的礼物。

萨德：嗯。

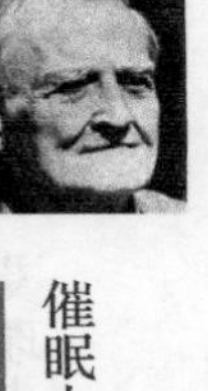

艾瑞克森：其中两位知道他们的主修会不及格……另两位知道会不及格……他们的辅修。但那两位知道主修会不及格的过关了……他们的其他辅修……也全过了。那两位知道主修会过但辅修会不及格的……他们的主修没过，辅修却及格了。换句话说，他们选择了我给的协助。（这时艾瑞克森第一次看着我并调整姿势）接着又说："有关心理治疗……（艾瑞克森继续介绍及讨论他的治疗取向，细节请参见Zeig，a）

这则简短的趣闻轶事是优雅的沟通片段，包含了信息的许多层次，是许多寓意压缩在一个相对简短的沟通里的绝佳例子。

下面是我整理出艾瑞克森在那简短趣闻轶事中指点我的一些寓意。

1. 这则趣闻轶事是催眠的困惑诱导。催眠始终没被点出，趣闻轶事中所提的主修与辅修令人困惑，同时又催眠性地调整了我的注意力。我已学过艾瑞克森的困惑诱导（confusion induction）（Erickson. 1964），并融合到我的技术中。但艾瑞克森的技巧如此不着痕迹又如此不寻常，以致我当时没能理解他其实正对我使用困惑技巧。

2. 艾瑞克森的第一句话包含了"震惊"这个词，用一种特别的形式强调。其实艾瑞克森非常了解，这么多紫色并没真的吓到我。看过他以紫色装饰的办公室和客房，见到他全身紫色的装扮，我早已从紫色的震惊中复原。他再度强调"震惊"这个词，不过是要集中我的注意

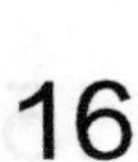

力，改变已发生和即将发生的无意识震惊。他办到了。

3. 艾瑞克森的非言语行为也教人迷惑。他不看我，说话时只看着地板。我曾有好一段学习时期被告诫：“说话时看着人家。”艾瑞克森的非言语行为瓦解了我的习性。当他真的看着我时，那视线带来更多的困惑和震惊，再次改变我的行为和注意力。

4. 这次沟通的效果之一是，我对整个趣闻轶事完全失忆，直到回家重新播放自己也出席过的一场催眠研讨会的录音带时，才知道自己说了什么。那时我才理解艾瑞克森提供了一个困惑催眠诱导。对我而言真是美妙的学习，一个充分体验失忆能力的杰出示范。

5. 这个故事中有许多事情是有意义的，故事的内容与研究生有关。艾瑞克森透过我当下的参考架构与我相会。借由谈论研究生—— 一个我能充分联系且了解的主题，他建立起与我的关联。

6. 这则趣闻轶事的最初级内容有个信息，向艾瑞克森学习的研究生，发生了一些意料外的事，我自然把此趣闻轶事连接到自己的情境，一些未预期的事也可能发生在我身上。其实，有些未曾预期的已经发生。至少以前从没人如此自我介绍，或以如此不寻常的方式和我说话。

7. 更进一步，这则趣闻轶事是有关学生选择艾瑞克森所给的帮助。透过这个相似的比拟，他暗示我是个学生，也会从他所给的协助和教导中做出选择（虽然也许是未预期的）。

8. 这则趣闻轶事还有个附加的信息，那些学生来向艾瑞克森求教，送他礼物以为回报。艾瑞克森从没跟我收过任何费用，因为我负担不起。艾瑞克森的态度是，如果你能付学费就付；如果你经济拮据，他是不为时间收费的。然而我可以送他礼物，作为对他付出时间的弥补。我送他的是一个木雕，就放在桌上（如同紫色电话）。我不确定的是，送礼物这行为的“种子”，是否包含在这则趣闻轶事中。送他礼物，或许只是基于响应。

9. 艾瑞克森的趣闻轶事足以影响我们之间将建立的是什么关系。他阻止我说话与自我介绍，很清楚地表明这将是一个互补关系，他是说话的一方，而我是相对的弱势，是听话的一方。

10. 我很确定艾瑞克森也在评估我的响应。他用边缘视线一直留意我对他所提概念的反应。例如，当他提及那具紫色电话时，我可以瞄也可以不瞄桌上的紫色电话，他因此知道了一些我对暗示的响应形态。

11. 还有另一个观点。1980年有位心理治疗师唐从凤凰城来看我，要求我当他研习艾瑞克森取向心理治疗的个别督导。他跟我解释1972年曾和一些研究生拜访艾瑞克森，为了回报他，他们送他一个紫色电话：“很难的任务，紫色电话，但最终还是找到了。”

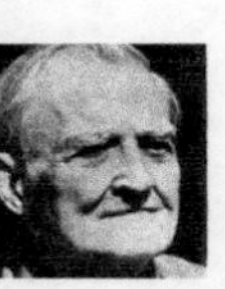

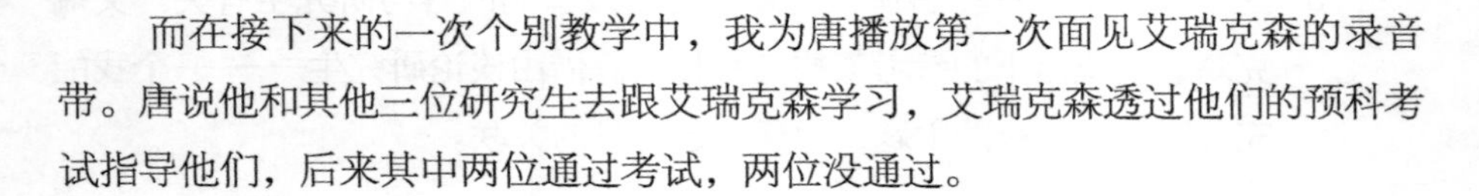

而在接下来的一次个别教学中，我为唐播放第一次面见艾瑞克森的录音带。唐说他和其他三位研究生去跟艾瑞克森学习，艾瑞克森透过他们的预科考试指导他们，后来其中两位通过考试，两位没通过。

艾瑞克森告诉我的这则趣闻轶事完全是真的！

在简单的介绍后，艾瑞克森与我讨论的下一个个案，是他早期对精神病患者进行治疗的一个例子（Zeig，a）。那次的经验对治疗关系的能力是非常有效的，因为对谈的是一位心理治疗的新手，讨论的是20世纪30年代他刚入行时所做的治疗。除此之外，他还讨论对精神病患者进行治疗的一个案例，加上我也有与精神病患者工作多年的经验。艾瑞克森用这些事实表明他对我知之甚详。

接下来，艾瑞克森与我讨论两个算是没有成效的心理治疗案例。事实上，艾瑞克森和两位精神病患者进行的治疗都不多。其中一个被用来说明对那个病患而言，任何假设都是错的；另一个案例则是举例说明快速而正确诊断的重要性。这里的弦外之音有个很重要的信息是，艾瑞克森说明了解有些病患是不肯顺从心理治疗的重要性，而这样的病患也就不必花费太多心理治疗的能量。想想这信息可是出自一位在心理治疗界享有盛名者之口呢！

这些第一次面见艾瑞克森的趣闻轶事，充分呈现复杂又有力的沟通手法，正是艾瑞克森风格的特色。艾瑞克森的教学方法，在他擅用多层次沟通的能力下，更加强而有力。

为什么要用趣闻轶事

先说个“北风与太阳”（读者也许都耳熟能详了）的小故事。

北风与太阳争论谁比较强，要以自己最有名的成就一较高低，一个人说完换另一个人说出更伟大的事迹。此时正好有个旅人走过，他们决定看谁能比较快让旅人脱下披风，一决胜负。

爱自夸的北风首先尝试，太阳则躲到一朵灰云后观察。北风吹起狂暴疾风，几乎要把旅人的披风给撕裂了。只见这旅人把披风抓得更紧，北风怎么使力都徒劳无功。这么简单的事都做不到，窘迫的北风失望地败下阵来，又不甘示弱地说：“我就不信你能办得到。”

和蔼的太阳露了脸，驱散所有聚拢的云，洒落最温暖的阳光。旅人感激地抬起头，但是突来的热度让他快昏倒了。他很快脱下披风，冲向最近的荫凉以求舒服些（Stickney, 1915）。

总而言之，趣闻轶事有以下用途与特色。

1. 趣闻轶事是不具威胁性的。

2. 趣闻轶事是引人入胜的。

3. 趣闻轶事促成独立。一个人从信息中找出意义，因此开始了自我引发的行动。所以说趣闻轶事可以促成自我决定的能力。病患因改变而有其成就与责任。改变来自病患自己内部深处，而非来自治疗师的指导。

4. 趣闻轶事能绕过对改变的自然阻抗。趣闻轶事以最容易被接受的最大可能性来呈现指令和暗示。当病患有了症状，他神经官能症的防卫因此建立，趣闻轶事可以间接突破他的防卫。若病患准备接受暗示，就用不着间接技术了。一般说来，间接技术所需的总量与所预期的阻抗成正比。艾瑞克森式的风格里，催眠诱导对有典型催眠反应的当事人运用较多的是直接技术，对阻抗较大的当事人则倾向使用趣闻轶事的间接技巧。

5. 趣闻轶事能控制关系。倾听需要运作，才能赋予趣闻轶事新的意义。因为倾听趣闻轶事，听者被迫失去平衡，不能再以习惯方式控制关系。

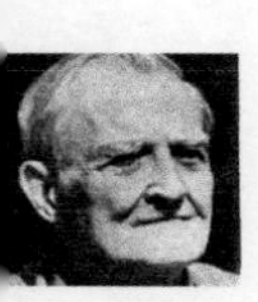

6. 趣闻轶事塑造所谓的“弹性”（flexibility）。艾瑞克森致力于创造力。他对趣闻轶事的运用，表达他对敏锐性和创造力的强烈兴趣。玛格丽特·米德（Margaret Mead, 1977。编者注：著名人类学家，擅长文化心理学）在写到关于艾瑞克森的特色时，特别提到他是一个有强烈创造欲望的人。

7. 艾瑞克森用趣闻轶事创造困惑，并促成催眠回应。

8. 趣闻轶事标示记忆，让所呈现的想法更容易牢记。

结论

趣闻轶事必须建构成可以与当事人的内在参考架构彼此相遇，也唯有在和个别的病患谨慎扣合，同时也适当地个别化时，才是最佳的运用。趣闻轶事必须符合病患自己的行为与理解，同时也在紧随其发展时，才能发挥最大效用。就此意义而言，先前潜伏的疗愈能力被引发了。趣闻轶事最佳的运用，不是哄骗病患摆脱症状，而是诱导他在自己的力量与成就下，努力为自己进行改变（参见Zeig，a）。

趣闻轶事对病患有更进一步的身教效果，它示范一种富创造力又有弹性的存在方式，病患因此从经验中学习面对自己的僵化与自我设限的习惯，因而变得更有弹性，更有能力。

把这想法放在心中，随时留意你的联想，实现艾瑞克森呈现给你教学的趣闻轶事所带来的效果。

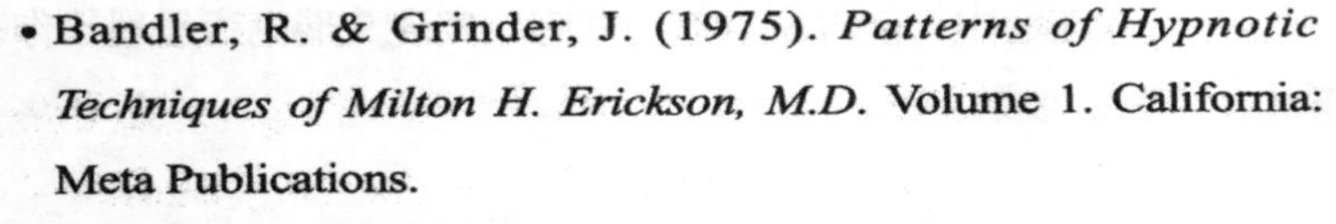

[参考书目]

- Bandler, R. & Grinder, J. (1975). *Patterns of Hypnotic Techniques of Milton H. Erickson, M.D.* Volume 1. California: Meta Publications.
- Carkhuff, R. R. & Berenson, B. G. (1967). *Beyond Counseling and Therapy*. New York: Holt, Rinehart and Winston.
- Erickson, E. H. (1964). The Confusion Technique in Hypnosis. *American Journal of Clinical Hypnosis*, 6, 183-207.
- Haley, J. (1963). *Strategies of Psychotherapy*. New York: Grune & Stratton, Inc.
- Mead, M. (1977). The Originality of Milton Erickson. *American Journal of Clinical Hypnosis*, 20, 4-5.
- Stickney, J. H. (1915). *Aesop's Fables*. Boston: Ginn & Co.
- Tart, Charles T. (1975). *States of Consciousness*. New York: E. P. Dutton.
- Watzlawick, P., Weakland, J., & Fisch, R. (1974). *Principles of Problem Formation and Problem Resolution*. New York: Norton.
- Zeig, J. K. (in press) (a). Symptom Prescription and Ericksonian Principles of Hypnosis and Psychotherapy. *American Journal of Clinical Hypnosis*.
- Zeig, J. K. (in press) (b). Symptom Prescription Techniques: Clinical Application Using Elements of Communication. *American Journal of Clinical Hypnosis*.

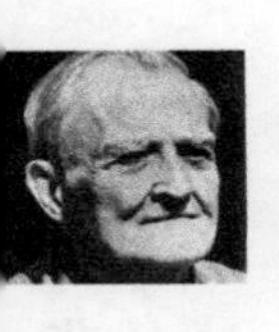

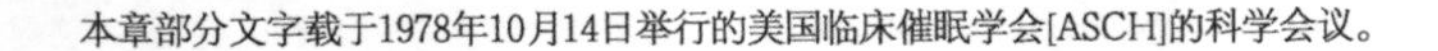

本章部分文字载于1978年10月14日举行的美国临床催眠学会[ASCH]的科学会议。

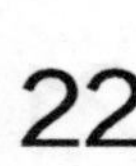

第二章

研讨会

本书无意提供了解艾瑞克森的另一种方式，也不是要呈现艾瑞克森还有啥新玩意，而是要以新的角度呈现这个人。对从没见过艾瑞克森的人而言，本书就像将艾瑞克森的活动化为视觉影像的机会。对那些有幸见过他的人，本书则提供不同的视角来认识艾瑞克森其人和他的工作。

星期一

当病患用他的语言跟你说话时，别转译成你的语言。倾听病患时，别以为你了解他，因为你是用你的耳朵听，以你的语言想。但病患的言词是全然不同的。你要企图像病人一样理解他的话。

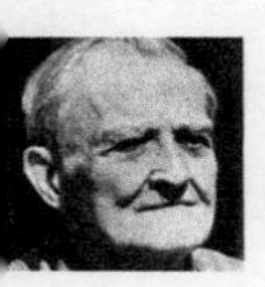

课程在艾瑞克森医生的客房举行，有三个小房间，即卧室、等候室（有一个茶水间）和办公室。我们在较大的等候室上课，因为办公室太小，无法容纳有时多到十五个人的团体。房间内有三个书架，此外还点缀了许多证书、相片和纪念品。

学生都坐在有靠垫的折叠椅上，围成一圈。艾瑞克森坐的轮椅左边有张绿色的充气椅，那通常是“当事人座”。

艾瑞克森被他太太推进来，一些学生得到允许，把麦克风别在艾瑞克森的西装领上。他手握一支末端缀有紫色毛发人头的铅笔，这些紫色须须整齐地竖立着，尾端全收拢在一起，“人们来到这里像这样。”他向团体展示铅笔时说。然后他兴致勃勃地在两只手掌间旋转铅笔，铅笔的满头须须因此散开来：“离开时像这样。”接着说明在座每位需填写的数据表。他要求大家将个人资料写在一张铜版纸上，包括当天日期、姓名、地址、邮政编码和电话号码；婚姻状况及子女数；教育程度和毕业学校；年龄和出生日；兄弟姐妹的人数、性别和年龄；成长于乡下或城市。

等学生填完，艾瑞克森仔细看每一份数据，说点看法，纠正一些没完整填写数据的学生。

课程开始于从纽约来的心理治疗师杨，她回答艾瑞克森医生的意见时说了些多年身为独女的经验。

艾瑞克森：一个十五岁的女孩会对一个七岁大的男孩有多少同情？

杨：在这之后，事情才开始有了转变。

艾瑞克森：可怜的弟弟。

杨：他还是过得很好。

艾瑞克森：你有兄弟姐妹吗？（艾瑞克森问从瑞士来的社工师安娜）

安娜：有。我没听清楚要填什么数据，你要我们写什么？

艾瑞克森：兄弟姐妹，他们的年纪和性别。

珊蒂：艾瑞克森医生，我是珊蒂。（正走进来的是从纽约来的治疗师珊蒂）

艾瑞克森：（跟珊蒂点头）卡罗，你的学历和日期没填。（卡罗是马萨诸塞州来的临床心理学博士生）

卡罗：毕业日期？

艾瑞克森：不，今天的日期。你的姓名、地址、电话号码、邮政编码、学历、毕业学校、兄弟姐妹的性别、婚姻状况、子女、成长于乡下或城市。

席佛德：我是从德国海德堡（Heidelberg）来的席佛德。（她是临床心理学博士）

艾瑞克森：幸会。

席佛德：可以多别一支麦克风在你身上吗？

艾瑞克森：多少小虫（译注：指麦克风）都可以。

席佛德：谢谢。

珊蒂：你能再多忍受一支吗？

艾瑞克森：我声音小，两次小儿麻痹症把我的舌头移位了，加上嘴唇半麻痹、只有一半横膈膜，我没办法太大声。你可以录音，但到时候恐怕会很难听懂我说了什么。如果你不懂的话，尽管问我。如果还是有困难，另一个办法是坐近一些。通常听力不好的人会干脆就不听了（艾瑞克森笑）。

在教心理治疗时，我强调意识觉察（conscious awareness）状态和无意识觉察状态（unconscious awareness）。为方便起见，我要谈一下意识心灵（conscious mind）和无意识心灵（unconscious mind）。意识心灵是你的当下觉察（immediate awareness），意识上你觉察到轮椅、地板上的地垫、现场其他人、灯光、书架、晚上开的仙人掌花、墙上的画、吸血鬼就在你背后（吸血鬼是一只挂在墙上风干了的红鱼）。换句话说，在我说的话和你身边的东西之间，你正将你的注意力区隔开来。无意识心灵是由你一生的所有学习所构成，有许多即使已经全然忘记，它们仍支持你的自动运作（automatic function）。你的一大堆行为是这些遗忘了的记忆的自动运作。例如……我现在要挑你。（艾瑞克森对着加利福尼亚来的内科医生克里斯廷笑着说，她有很重的德国口音）你知道怎么走路吗？怎么站起来？请你告诉我怎么站起来。

克里斯廷：或许可借着转移我身体重心的同时……

艾瑞克森：你要怎么转移你的身体重心？

克里斯廷：我确定要做许多无意识的调整。

艾瑞克森：喔？那是什么？

克里斯廷：我不确定。

艾瑞克森：你能以某种稳定的步伐走过没有人车的六个街区吗？你能不能以稳定的步伐走一直线？

克里斯廷：可能没那么精准地稳定，而且，我想我愈注意是不是稳定，就会愈不稳定。

艾瑞克森：那么你要怎么走？

克里斯廷：如果我注意？……会比我不注意还糟。

艾瑞克森：什么？

克里斯廷：会比我不注意还糟。

艾瑞克森：你要怎么自然地走下去？匆匆忙忙的吗？

克里斯廷：把每一步放在另一步之前，并且不要注意它。

艾瑞克森：怎么走成一直线？

克里斯廷：我不知道。大概只能适度地直吧。

艾瑞克森：那么你要在哪儿停下来？在哪儿暂停？

克里斯廷：时机恰当时。

艾瑞克森：呐，这就是我说的托词。（艾瑞克森笑）你要在哪儿暂停，在哪儿停止？

克里斯廷：有红灯我就会停。

艾瑞克森：哪儿？

克里斯廷：人行横道。

艾瑞克森：一直走到人行横道之前都不必停吗？

克里斯廷：或许在那之前。

艾瑞克森：在那之前多远？

克里斯廷：几步路，或许一步。

艾瑞克森：好吧，假设不是红绿灯而是停止标志；又或许没有标志的话呢？

克里斯廷：若有人或车我会停。

艾瑞克森：我说过没有人或车。

克里斯廷：那么我可能会继续走。

艾瑞克森：就说有个交叉路口吧，（艾瑞克森比了个姿势）还有个红灯，你走到这儿，你往上看，然后转头看看到人行横道有多远。如果有个停止标志，你减速看它。当你走到人行横道，接下来会做什么？

克里斯廷：我停下来之后吗？

艾瑞克森：走到人行横道后。

克里斯廷：我会停下来，然后四处看看。

艾瑞克森：看哪儿？

克里斯廷：我预期会有人或车过来的方向。

艾瑞克森：我说过没有人或车。

克里斯廷：那么我会继续走，看看对面的街道，估计我该用多大的步伐。

艾瑞克森：你必须停下来，看看要走多远，你很自发地左看看、右看看、上看看。当你走到人行横道对面会暂停，估量人行道与街道的高度差异，然后就不必再左看或右看。接下来有什么事会让你慢下来？

克里斯廷：迎面而来的人车？

艾瑞克森：这个嘛，如果你很饿，经过一家餐厅时会减速。我看到你的项链，你大概会转向珠宝店。（克里斯廷笑）若是一个喜欢打猎及钓鱼的男人可能会转向运动器材店的橱窗。

你会在哪儿停下来？在哪栋建筑……如果你走过一个看不见的障碍物呢？你们之中没有人想走过面包店吗——管他男人、女人或小孩？（对克里斯廷说）好啦，既然你是个医生，你是怎么学会站的？同样的

问题也问你们所有人。你知道怎么学着站起来的，你最早一步的学习是什么？

克里斯廷：努力尝试。

艾瑞克森：你甚至不知道“站起来”是什么意思，你怎么学会站的？

克里斯廷：或许是偶然。

艾瑞克森：不是每个人都有相同的偶然。（笑声）

罗莎：因为我想要得到某些东西。（罗莎是以色列来的治疗师）

艾瑞克森：喔？你想追求什么？

罗莎：我追求什么吗？

艾瑞克森：不要这样回答问题。

安娜：或许是借着等待，等着做别人都做的事。当时机到了，小婴儿就成长了。

艾瑞克森：对，但你是怎么办到的？

安娜：生理上，把我的脚放下，我想象……然后用手帮忙。

艾瑞克森：（对团体说话，但看着他前面地板上一个特定的点）我必须学着站起来两次，一次是婴儿时，一次是十八岁时。我在十七岁时全身麻痹，我有个和我年纪相差甚多的妹妹，她还是婴儿时，我看着她爬过我眼前，观察她如何站起来。我是跟比我小十七岁的妹妹学习怎么站起来的。

首先你得把自己向上拉直，然后，或早或晚偶然地，（你们全都有这样的偶然）你发现自己在脚上放上一些重量，之后发现膝盖弯曲就坐下去了。（艾瑞克森笑）接着你将自己拖拉起来，再试着用另一只脚，膝盖又弯曲了。花了好长时间，你学着把力量放在脚上，同时把膝盖打直。你必须学着分开脚，不让它们缠在一起，如果缠在一起就站不起来了。你必须学着把脚分得愈开愈好。然后让膝盖打直，之后你的身体又再一次背叛你——你的臀部弯了。

过好一会儿，经过许多努力，你让膝盖打直，双脚分开，臀部挺直，抓住游戏围栏边缘。你有了四个地基——两只脚和两只手。

然后当你举起手臂，发生了什么事？（艾瑞克森举起他的左手）你跌坐下来。学着抬起这只手可不容易，要把手伸出去更困难，因为身体会像这样。（艾瑞克森把身体摆向右又摆向左）然后那样，然后这样。接着你必须学习不管怎么动这只手，都可让身体保持平衡，然后学习怎么移动另一只手。再来学着协调加入头、肩膀、身体的动作。最后，你终于可以不用双手帮忙就能站起来了。

现在你要怎么把重心从两只脚移到一只脚？这可是个艰巨的工作，第一次尝试时忘了要把膝盖及臀部打直，因此你坐下去了。过一会儿你试着把重量放在一只脚上，然后挪动它向前。它改变了你的重心，因此你又跌坐下去。你花了好长一段时间学习如何把一只脚往前挪，终于跨出第一步，它看来是如此完美。然后你用同一只脚挪出第二步，看来却没那么完美了。当你挪出第三步时又跌倒了。你花好久时间才学会左一步，右一步，左一步，右一步。你们全都会走路，但不完全知道这动作或过程。（艾瑞克森对克里斯廷说）呐，你会说德语，不是吗？

克里斯廷：是的。

艾瑞克森：比起德语，学英语容易吗？

克里斯廷：一点都不，英文难多了。

艾瑞克森：为什么？

克里斯廷：德语是我的母语，它来得一点都不费力，因为我听到的一直都是德语。我学英语……

艾瑞克森：你必须学一整套新的发音，将之与耳朵协调。你能说“那鸟飞得好高”吗？

克里斯廷：那鸟飞得好高。

艾瑞克森：用德语说。

克里斯廷：Der Vogel fiegt hoch.

艾瑞克森：你能用德国北部低地的方言（Plattdeutsch）说吗？

克里斯廷：不能。

艾瑞克森：为什么？

克里斯廷：我没学过。我不认为我懂，那方言挺难的，

艾瑞克森：你知道这个吗？“当个普瑞士（Preiss）真好（发成‘价钱’[price]的音），但当个贝尔（Bayer）更好。”（发成“买主”[buyer]的音）

克里斯廷：我不懂你在说什么。

艾瑞克森：当个普瑞士真好，但当个贝尔更好。

克里斯廷：我从没听过这个。

艾瑞克森：我不会说德语，发音可能错了。当个普鲁士人（Prussian）真好，但做个巴伐利亚人（Bavarian）更好。（笑）

席格佛莱德：能请你说大声点吗？

艾瑞克森：啊！我要指控你们说话说得太小声了。我想事实是我听不清楚。（艾瑞克森笑）

（艾瑞克森看着地板说话）好啦。在心理治疗中，你教病患运用一堆他很久以前学过的事，是他不知道怎么学来的事。

接下来我要说的是，我们有成千上万的大脑细胞，成千上万的大

脑细胞，而大脑细胞是高度分工的。你用一组大脑细胞学德语，用另一组成千上万的大脑细胞学英语，再用另一组细胞学西班牙语。让我这么说吧：我用两位住院病患的事向一位医学院学生说明一些事。两位病患都有一些轻微的脑出血——非常轻微的脑出血。其中一位能指称事物，但你若问他东西的用途，他答不出来。他能识别钥匙、门、门把、钥匙孔，知道东西的名称，却不知道动词。

另一位病患说不出这些名称，但能说明用途，他说不出钥匙，也没办法说门、门把、钥匙孔。但你若给他一支钥匙要他打开门，他不知道你在说些什么；但若你把钥匙插入钥匙孔，他会把门打开。你说“转开门把”，他听不懂；如果这样示范，（艾瑞克森做了个转动门把的动作）他就懂了。你推开门，他能了解。

换句话说，你的大脑细胞是如此专精，以致你脑中储存了许多知识，它们全都是相互关联的。我要你们注意的另外一件事是催眠。催眠是停止运用一个人的意识觉察；在催眠中，你运用的是无意识觉察，因为你能无意识地了解和意识地了解一样多的事，甚至更多。（对珊蒂说话，她坐在绿色椅子上）我要请你换一下你的位子。（对克里斯廷说）你姓什么？

克里斯廷：克里斯廷。

艾瑞克森：克丝提？

克里斯廷：克里斯廷。（坐到绿色椅子上）

艾瑞克森：巴柏（Joe Barber）曾让你进入催眠状态吗？

克里斯廷：是的。

艾瑞克森：很多次吗？

克里斯廷：有几次。

艾瑞克森：好。靠着椅子，看着那匹马。（艾瑞克森要求她看着房间书架上的石膏马。克里斯廷调整姿势，把笔记本放到一边，腿分开些，手放在大腿上）你看到了吗?

克里斯廷：看到了。

艾瑞克森：就用平常的方式看。我要你们全都注意听我说。好，克里斯廷，看着那匹马。（克里斯廷重新调整姿势，把笔记本放到左边，介于她和椅子之间）你不必动、不用说，我要提醒你一些你很久以前学过的东西。当你第一次上学，老师要你学写字母，那似乎是很难的事。所有的字母，所有那些不同的形状和样式，更糟的是还有印刷体和小写。（克里斯廷慢慢地眯着眼）当我一直跟你说话时，你的呼吸已经改变，你的心跳已经改变，你的血压已经改变，你的肌肉张度已经改变，你的动作反射已经改变。现在，（克里斯廷闭上眼睛）我喜欢你闭上你的眼睛，我要你觉得非常舒服。你愈觉得舒服，就愈深入催眠状态。你会进到催眠状态，深入到你觉得自己的身体都不存在了。你会觉得只有一个心而没有身体，一个飘浮在空中的心灵，飘浮在时间之流中。许久许久以前的记忆将会回来，那些你已遗忘多年的记忆。

我的声音将追随你到各处，化成你的爸妈、你的老师。它可以变成德语发音。也会化成你的玩伴的声音，你的同学、你的老师的声音。

接着我要你学些非常重要的事。我要你的身体继续熟睡，酣然入眠，进到很深的催眠状态，但我要你的头部是清醒的，只有你的头。你的身体是睡着的。从脖子以上你会是全然清醒的。要这么做很难，但你能让脖子以上是清醒的。那很难，可是你办得到。同时让你的身体深深地睡着。你能做得更好，即使不想醒来，但脖子以上会醒过来。（克里斯廷睁开眼睛）你觉得如何?

克里斯廷：很好。（克里斯廷笑着。一开始，当她跟艾瑞克森说话时身体是僵硬的，视线单单集中在艾瑞克森身上）

艾瑞克森：有什么记忆想和大家分享吗?

克里斯廷：我唯一体验到的是你所说的。

艾瑞克森：喔？学校呢？

克里斯廷：我不相信对学校还有记忆。

艾瑞克森：你不相信你对学校时光还有记忆？

克里斯廷：我能在意识上谈论一些事，但我没体验到什么。

艾瑞克森：你确定吗？

克里斯廷：（往上看）我想是的。

艾瑞克森：你觉得你是清醒的。

克里斯廷：就像你说的，我从脖子以上是醒着的。（笑）我想我如果做一些努力，或许可以移动手，但我不想做。

艾瑞克森：当你出生时，你所学到一件重要的事（克里斯廷看着摄影机）就是，你并不知道你得到一个身体。你不知道“这是我的手，（艾瑞克森比画着他的左手）这是我的脚”。当你饿了哭，（克里斯廷看向团体）妈妈把你抱起来，拍拍你的肚子，再把你放回去。你的思考还没充分发展，情绪却不然。当下一阵饥饿又涌上时，（当她的右手慢慢抬起时，克里斯廷看着团体）你情绪上对自己说：“那顿晚餐没能让我撑很久。”你妈妈会把你抱起来拍拍，又放回去，你觉得这就像一顿美好的晚餐，直到下一次饥饿痛苦来袭，你情绪上又再一次体验到“那顿贫乏晚餐没能维持很久”的事实。

有时你碰巧注意到手，（克里斯廷的手停止动作，停在肩膀下的高度）你学着拿起拨浪鼓或一些玩具玩弄。它看来很有趣，你去抓它，却碰到问题：怎么玩具在你想碰它时就溜走了。有一天你碰巧抓住它，看来却好困惑，怎么玩具看起来是一回事，而实际上却不觉得……在你身体两侧。你有掌心和背部的自动反射动作，你学着用这些反射能力让自己比较容易完成想做的事。你的手怎么抬起来了？

克里斯廷：在我睁开眼睛前就注意到它想抬起来。我现在知道它在哪里了。

艾瑞克森：那很重要吗？或者说，重要的是你的手抬起来而你却不知道为什么？

克里斯廷：（笑）对！我总是合理化，因为以前发生过。

艾瑞克森：那是怎么一回事？

克里斯廷：我总是合理化而且看着它发生，因为以前发生过。总是这只手会这样。

艾瑞克森：什么导致它抬起来？

克里斯廷：（摇头）我不知道。

艾瑞克森：你不了解许多你的行为，你习惯用右手指示，并抬高到脸的位置。（克里斯廷的手开始移向脸，很快地手背碰到脸。她的手掌朝向团体，大拇指和小指是张开的）你知道不是你做的，你知道它会停在你的脸上，没办法挪开它。你愈是想挪开，它就愈黏着你的脸。因为你做不到，所以你努力试着想挪开。（克里斯廷笑）唯一能把手放下的方法……（艾瑞克森抬起他的左手）你是很有反应的人，我做一个手的动作，你开始照着做。

克里斯廷：你说什么？

艾瑞克森：我做一个手的动作，你开始照着做。现在唯一能让你的手回到腿上的方法，是让你的另一只手举起又放下。

克里斯廷：在这种时候我总是有很大的冲突，我认为我能做到，同时又觉得应该有礼貌。我不确定我是不是在表现有礼貌，或我真的做不到。

艾瑞克森：我了解，你让你的理智干扰了你的学习。

克里斯廷：总是这样耶。

艾瑞克森：现在，我要你们都注意我。你们看到有个人安静地坐在那里，动也不动，起先她不转头看我，只用眼睛看着我。通常当你要看一个人时，会把脸转向他。（跟克里斯廷说）你只用你的眼睛看我，你把你的眼睛、身体和脖子分开了。

克里斯廷：我的手累了。

艾瑞克森：什么？

克里斯廷：我的手累了。

艾瑞克森：真高兴听你这样说，当你想要你的右手放下时，你的左手会抬起来把右手压下去。你认为你是清醒的，不是吗？

克里斯廷：（软弱地）是呀。

艾瑞克森：你确实是清醒的，不是吗？你不知道你是睡着的。你想你需要多久时间才能把眼睛睁开？

克里斯廷：我不知道。

艾瑞克森：现在接近了吗？（克里斯廷眨眼）接近了吗？（克里斯廷的眼睛是闭着的）你现在想合理化吗？（克里斯廷睁开眼睛）

克里斯廷：真希望我能忽略这愚蠢的意识心灵，它总想合理化每件事。

艾瑞克森：你觉察到这个事实，可是又不能忍受它？

克里斯廷：是啊。

艾瑞克森：你开始怀疑自己以前怎么能忍受？

克里斯廷：嗯。

艾瑞克森：你表现得像有骶骨阻断（sacralblock）？

克里斯廷：像什么？

艾瑞克森：骶骨阻断。一种骶骨部位的麻醉……（译者注：骶骨是位于脊椎尾

端、介于骨盆两个骶髂关节之间的三角骨，麻醉此段可阻断下半身的痛觉）

克里斯廷：喔。我懂了。喔，是的。

艾瑞克森：你是那样吗？

克里斯廷：差不多。

艾瑞克森：她没看到自己在摆动，（艾瑞克森指着另一位女士）却看到除了自己之外的其他人的摆动。现在你们全都了解，当我说“看到除了自己之外的其他人的摆动”的意思了，你是清醒的，却全然动弹不得。（克里斯廷稍微移动右手肘）现在让你的手臂愈来愈累，直到你要……（克里斯廷闭上眼睛）用左手把右手压下去……（克里斯廷笑，打开眼睛，抬起左手慢慢把右手压下）。你觉得手臂比较清醒了，不是吗？

克里斯廷：我的手？是啊。

艾瑞克森：你的手能动吗？手指，不是你的手。

克里斯廷：要很用力。（笑）

艾瑞克森：你能合理化你的努力吗？这里有位麻醉医生对催眠很有兴趣，现在为怀孕妇人来一个骶骨阻断吧。我多次帮她进入像这样的催眠状态，没提其他的事。我告诉她：“进产房时，你只要想着婴儿的性别、长相、特征、有没有头发。过一会儿，负责你下半身的产科医生会把婴儿抱起来让你看。你将会有着彻底的骶骨阻断，全面性的麻醉。”

我女儿贝蒂·爱莉丝生第一个宝宝时，医生是我的学生，他很焦虑。我女儿跟他说：“别担心，医生，你是产科医生，知道分内该做的事。在产房，你只管负责我的下半身，我来管我的上半身。”她告诉护士及其他助手在澳洲教书的事。过了一会儿医生说：“贝蒂·爱莉丝，你要不要知道这是什么？”他举起一个男婴。她说：“啊，是个男孩。给我，我要像其他妈妈一样数数他的手指、脚趾。”除了说些在澳洲教书的事，她应该知道到底发生了什么事。

我注意到你们全都不断地变换姿势。（克里斯廷笑）（艾瑞克森看着地板）有个病患来找我做治疗。来了几个月后，有一天她说："我要进入催眠状态，艾瑞克森医生。"她在催眠状态时说："我觉得好舒服。我要留在这儿一整天。"我说："真不幸，还有其他病患要来，你不能待在这儿整天耶。"她说："我才不管其他人。"我跟她说可我是靠看病为生的。她说："好吧！我付你剩下每个钟点的费用，我要留在这里整天。"（艾瑞克森看着克里斯廷）我要怎么摆脱她才好？我跟她说："既然如此，你就好好享受你的催眠。我希望你不用上厕所。"（对克里斯廷说）你的肩膀醒了。

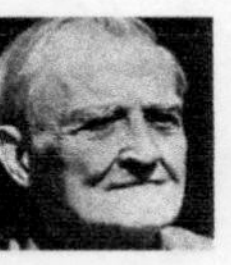

克里斯廷：你要我其他部分也醒来吗？

艾瑞克森：我想这样会让你不那么尴尬。（艾瑞克森哈哈大笑，克里斯廷则微笑着）

克里斯廷：我就是不知道该做些什么。

艾瑞克森：这个嘛，我希望你不必匆匆忙忙地去上厕所……（克里斯廷笑着并挪动手）你现在愈加熟悉你自己了。（克里斯廷调整身体和手）

克里斯廷：是的。

艾瑞克森：你不必去上厕所。（笑声）（对团体说）你们谁不曾进入过催眠状态？（对卡罗说）你没有过。（对席佛德说）你也没有。好吧！博士，在催眠状态中漂亮女孩比男人耐看，这是你的经验吗？

席佛德：你能再说一遍吗？我没听懂。

艾瑞克森：漂亮女孩比较耐看。

席格佛莱德：这下我懂了。（笑声）

艾瑞克森：（跟卡罗说）呐，你要换位置……（克里斯廷和卡罗交换座位）你们注意到了吗？我没问克里斯廷什么。

罗莎：你问我们以前有没有进入过催眠状态，她说没有，是吗？我从来没有过催眠状态，我以为你是问另一个问题，所以我没……

艾瑞克森：（对克里斯廷说）你的名字是克莉丝提，对吧？

克里斯廷：不对，是克里斯廷。

艾瑞克森：克里斯廷，我要你坐到那边吗？

克里斯廷：我以为你要我和她换位子。

艾瑞克森：不，我是问她。（指着卡罗）

克里斯廷：喔，你要我怎么做？

艾瑞克森：你已经做了。我没要你醒来。（笑声）我让你的意识心灵接管。我只问她是不是要坐这儿，而你包办了其他一切事。

（跟卡罗说）你不曾有过催眠状态？（卡罗坐着，把手臂搁在椅背上）

卡罗：我不确定，（卡罗摇着头）或许有过一次，或许没有。（卡罗稍稍调整她的手）

艾瑞克森：你叫什么名字？

卡罗：卡罗。

艾瑞克森：卡罗，（艾瑞克森从腕关节抬起卡罗的左手，任其僵硬地悬着。卡罗看着她的手，看着艾瑞克森。她的腕关节弯曲，手指打得很开）让一个陌生男人把你的手抬起悬在半空中，对你而言是很平常的经验吗？（卡罗看往别处又看回艾瑞克森）

卡罗：从来没发生过，（卡罗笑）但我要等着看会发生什么事。

艾瑞克森：你认为你在催眠状态中吗？

卡罗：不。

艾瑞克森：你真的不认为？

卡罗：不。

艾瑞克森：你确定？

卡罗：看到这之后我不确定了。（卡罗笑）

艾瑞克森：你不确定了。你认为你的眼睛会很快闭上吗？（这时卡罗正看着艾瑞克森。艾瑞克森继续看着她）

卡罗：我不知道。

艾瑞克森：你不知道。

卡罗：好像会。

艾瑞克森：你真的确定眼睛不会闭上，不会一直闭着吗？

卡罗：我不确定。我想眨眼。（笑着）

艾瑞克森：你是否觉得很快就会眨眼，然后一直闭着。

卡罗：这个想来会比较好。（团体中传来笑声，卡罗微笑）

艾瑞克森：你一点都不确定，不是吗，卡罗？

卡罗：对呀。

艾瑞克森：但是你开始确定眼睛会闭上，（卡罗眨眼）很快，现在……而且会一直闭着。（卡罗的眼睛闭上）

在心理治疗中，你应该知道，你的病患知道自己过去所学甚于你这个治疗师的了解。你不知道你自己是如何入睡。你不知道如何放松觉察，放松你的意识觉察。所以当一个病患来看我时，我有这么些许许多多的疑惑，我往正确的方向质疑，而病患往错的方向质疑。（艾瑞克森慢慢挪动卡罗的手臂到腿上时，对着卡罗说）更多更多的舒适，进到更深的睡眠状态，就好像你没有了身体，就好像你只剩下心灵，只剩理解力，你浮在空中，在时间的流动中。

或许你是个小女孩，正在家里面玩，或者在学校里。我要你重新拾回遗忘了的许多很久以前的记忆。我要你重拾小女孩的感觉，所有感觉。不管你有什么感觉，等一下挑一些告诉我们。

你可能在学校操场玩游戏，可能在吃午饭，可能对老师的衣服很感兴趣，一些在黑板上看见的东西或相簿中的相片……一些你早已忘记的事。

那年不是1979年——是好早以前，甚至不是1977年、不是1970年。我不知道那是1959年还是1960年。我不知道你正望着圣诞树或教堂，或正和一只狗或猫在玩。

等会儿你会醒来，告诉我们这个叫卡罗的小女孩。她真是个漂亮的小女孩，卡罗，在1959年或1960年。或许你会想知道长大成为大女孩时要做什么。我要你感觉脖子以上醒着、身体却深深睡着的经验。（艾瑞克森等了一会儿，之后卡罗把头转向他，看着他）

嗨！（艾瑞克森直直看着卡罗。在整个催眠诱导中，艾瑞克森都看着卡罗前面的地板）你要跟我说什么吗？

卡罗：你像个好人。（卡罗的声音听起来好小）

艾瑞克森：是吗？

卡罗：嗯。

艾瑞克森：谢谢。我们在哪儿？

卡罗：我想是在公园。（卡罗说话时，注意力集中在艾瑞克森）

艾瑞克森：在一个小公园。当你长成大女孩时想做什么？

卡罗：我不知道，还要好久呢！

艾瑞克森：是还要好久。你现在要做什么？

卡罗：玩游戏。

艾瑞克森：什么样的游戏。

卡罗：玩球。

艾瑞克森：球？

卡罗：跳房子游戏。

艾瑞克森：跳房子。你住在哪儿？离公园近吗？

卡罗：不。

艾瑞克森：在哪儿？

卡罗：我住很远。我只是到这儿来玩。

艾瑞克森：你住很远的哪里？

卡罗：瑞丁（Reading）。

艾瑞克森：那是哪儿？

卡罗：宾夕法尼亚州。

艾瑞克森：宾夕法尼亚州。（小小声地）你多大啦？

卡罗：五岁。

艾瑞克森：你五岁了。

卡罗：或许三岁，我想，也许四岁。

艾瑞克森：三岁或四岁。你最喜欢这公园的什么？

卡罗：我喜欢跟我爷爷来这儿看他的朋友。

艾瑞克森：你希望他们现在在这儿吗？

卡罗：不要。

艾瑞克森：这儿有很多树吗？

卡罗：有树，有长凳，还有个小商店。

艾瑞克森：附近有人吗？

卡罗：那时候吗？

艾瑞克森：现在。

卡罗：现在，有，嗯。

艾瑞克森：什么人？

卡罗：专业人士。

艾瑞克森：你才三或四或五岁，你从哪学来像“专业人士”这么有学问的字眼？（卡罗笑）

卡罗：嗯，我知道现在和那时的区别。

艾瑞克森：你怎么能知觉现在却站不起来？

卡罗：我在那个过去时刻感觉不到我站不起来。

艾瑞克森：现在你能觉察。

卡罗：很奇怪。

艾瑞克森：是的。要不要我跟你说个秘密？

卡罗：我好想听。

艾瑞克森：现在，所有在这儿的人都忘记去听交通的嘈杂声，（艾瑞克森笑）

我从没要他们当个聋子。突然，瞬间他们又听到交通噪声了。你们之中多少人是处于催眠状态？（有些人已闭上眼睛）环顾四周，你会看到很多静默不动的人。

（对卡罗说）闭上你的眼睛。（卡罗闭上眼睛）闭上吧，享受酣然的睡眠，在非常舒服的催眠状态中，你们也一样，（艾瑞克森对其他人说）你们也是。现在，闭上你们的眼睛，全都进入深沉的催眠状态，有上万的脑细胞能运作，你会学到你要学的。

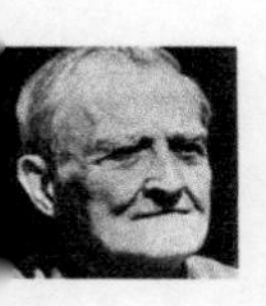

在教精神科住院医生时，我会给他们一本书，要他们回家去读。我跟他们说："今天算起三四个月后的某天，我要跟所有人开会。你们最好把书看完，提出心得报告。"他们知道我是当真的。有些住院医生是很好的被催眠者，大约四个月后，我找他们开会说："记得吗？我曾要你们念一些书，现在是讨论的时候了。"那些不是被催眠者一听我这么说好高兴，因为他们念了我指定的功课，提出心得报告当然不是问题。

那些很好的被催眠者的住院医生看起来既不开心又苦恼，当我一个一个点名时，他们很不高兴地说："对不起，艾瑞克森医生，我忘了念那些书了。"我会告诉他们："我不接受借口。我要求你看书，而且三四个月前就告诉你，好让你准备报告，现在你却告诉我还没念？你知道书名和作者吗？"他们会告诉我书名和作者，再次道歉。我会说："把纸和笔拿出来，每个人都总结一下，你认为作者在第三章的重点是什么，第七章还有第九章的重点又是什么。"他们失去控制地看着我说："我们怎么会知道？""咦！既然你们知道作者和书名，那就是一切了。你们都乖乖坐下，摘要说明这三章。"他们坐下来开始写："我认为作者在第三章讨论了a，b，c，d，e，f，g，还有一连串的……在第七章，我认为作者说明……"然后又列出一些主题。"在第九章，我认为作者阐述……"之后我拿出那本书，要他们看第三章，再看看他们的报告。他们会问："我怎么会知道的？"他们在催眠状态时其实已经念了书，只是想不起来。好玩的是，他们竟有一个比从大脑出来好得多的报告。这事发生几次以后，他们不再害怕要提出读书报告的讨论会，因

为知道自己一定可以做得很好。（艾瑞克森笑了，看着卡罗）

卡罗，我要你很快醒过来。温柔地、舒服地醒过来。

对于挂在那儿的吸血鬼，你有什么看法？（艾瑞克森指着）白天那是他住的地方，晚上他活过来，以血维生。（卡罗笑）现在你们全都看到吸血鬼。你看，如此一来他就不需要棺材，没人怀疑他是谁。（卡罗移动手臂）

（跟卡罗说）你要我为你算命吗？

卡罗：好啊！

艾瑞克森：（艾瑞克森看着卡罗伸过来的手掌）你看这条线——你看到“R, e, a, d, i, n, g”几个字了吗？那是公园的名字。

卡罗：什么的名字？

艾瑞克森：公园的名字。

卡罗：公园。

艾瑞克森：在宾夕法尼亚州。你到那儿去看你爷爷吗？你喜欢去在瑞丁的小公园吗？在宾夕法尼亚州吗？我怎么看起手相来了？

卡罗：什么？

艾瑞克森：我怎么看起手相来了？

卡罗：不赖呀！（卡罗笑，把手放下）

艾瑞克森：我干嘛谈到吸血鬼？我是怎么说到吸血鬼的？吸血鬼曾为童年请命。

席佛德：什么？

艾瑞克森：请命——童年利益。

安娜：为什么东西请命？

席佛德：对小孩的影响吗？

艾瑞克森：不是，是利益。

席佛德：利益。

艾瑞克森：（对团体说）我正在说的是小孩会思考的事，而看手相是另外一个有用的事。至于吸血鬼，和瑞丁公园完全不相干，我则用来引导她的失忆，并将其注意力从这张椅子转移到瑞丁公园，到她的童年，到她的过去的引线。我没有告诉她要遗忘。（跟卡罗说）我在说些什么？

卡罗：我没听懂。（笑）

艾瑞克森：她没听懂。（笑）你们全都被师长父母教过："当我跟你说话时看着我，当你跟我说话时也该看着我。"她来这里听我的课，而我唤起她早年的行为模式。

（对克里斯廷说）即使我在谈论她，她仍然没听懂。

（对卡罗说）你什么时候离开有个瑞丁公园的宾夕法尼亚州？

卡罗：高中以后。

艾瑞克森：我怎么知道你和你爷爷去过瑞丁公园？

卡罗：（耳语）我告诉你的。

艾瑞克森：（和卡罗的耳语同时发生）他去过，不是吗？你喜欢去看他的老朋友。还有其他你不想让我知道的黑箱秘密吗？（笑声）

在治疗中，实际在做治疗的是病患，你不过是提供一个适当的氛围，让他们提出因某种理由压抑许久并已遗忘的事。

所有的交通噪声又没了，这不是很有趣吗？（艾瑞克森笑）现在你们又听到了。

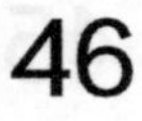

好啦，让我们移向三个不同的方向，可能是理性的，可能是情绪的，也可能是动作的。有些人就是动得比别人多。

好，从这个地方移到那个地方的能力……北极熊能住在北极而非南极，企鹅住在南极而非北极。动物是受限的，它们住在海岸线之上、之下，或沙漠中、热带雨林中，我们能住在任何地方，这是人类的特色。

我们有情感，或者说有情绪的生活，此外我们还有认知，或者说是理智的生活。我们从小就被教导要强调理智（intellectual），好像这真是件了不得的事，重要的是人类拥有这些不同的层面。

有一年，我在凤凰学院教医生和心理师们催眠。课从晚上七点到十点半，学员来自优马镇（Yuma）、旗杆镇（Flagstaff）、台地村（Mesa）和凤凰城，下了课他们都要回家。第一学期有位来自旗杆镇、名叫玛莉的心理师。从第一堂课，只要我开始上课，她马上进到很深的催眠状态。我叫醒她。她表示从没学过催眠，也不曾当过被催眠者，她自己也非常惊讶就这么进入催眠状态。她大约三十到四十岁，是心理学博士班的博士候选人。我叫醒她，要她保持清醒。可是一开始上课，她很快地又进入很深的催眠状态。我得再一次叫醒她，跟她说："保持清醒。"可是没用，只要我一讲课，她就进到很深的催眠状态。整个第一堂课，她都在深度的催眠状态中，一直都是，因此我放弃叫醒她了。

学期中时，我想用玛莉做催眠示范，因此将她从深度催眠状态中唤醒，并要她带来一些童年记忆。玛莉醒过来说童年唯一能记得的是蝴蝶袖和竹丛。我问那意味什么。她不知道。我试了又试，但那就是我所能得到的了——蝴蝶袖和竹丛。

下一个学期她又选这门课，老样子，每堂课都进入并停留在催眠状态中。第三次选修时，我心想：好吧！既然我不能从她那儿得到什么，那么就来创造一个让玛莉能教我们什么的情境。

我跟玛莉说："我要你进到很深很深的催眠状态。"首先我说明人们活着有理智、情绪、动作等不同层面。我跟她说："进到深度催眠状态，非常深的催眠状态，找一些情绪出来，一个你不敢知道意义的情绪。"我跟她说那会是个非常强烈的情绪，而她会将它带出来，"不带知识、没有理智的理解，只把情绪挑出来，就只有情绪。"

玛莉醒过来，抓着椅子把手非常僵硬地坐着，汗水从下巴和鼻子滴下。我问她："有什么麻烦吗？"她说："我好害怕！"她只动了动眼珠，没办法挪动身体其他部分，当然，除了动嘴说："我好害怕！好害怕！"她的脸色非常苍白。我问她能不能牵我的手，"能。"我问她要不要牵我的手，她却说不要。我问为什么，她说："我好害怕！"我请班上其他学生留意玛莉并跟她说话。有些学生受不了看到玛莉如此恐惧。全班都看到汗水流下她的脸，滴呀滴，她的脸色灰白，眼球只能有限度地移动。她从喉咙角落发出声音，僵直地抓住椅子扶手，呼吸好短、好小心，当然，全班也很高兴玛莉从催眠状态中醒来，并带来非常强烈的情绪，可是我又告诉玛莉："回到催眠状态中去吧，回到那个你带来这个情绪的催眠深度去，将理智层面的东西也带出来吧。"玛莉醒过来，抹了把脸后说："真高兴那是三十年前的事。"当然，我们都很想知道三十年前究竟发生了什么事。

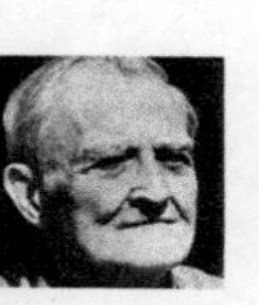

她说："我们住在山边，那儿有道深深的峡谷，一道裂缝，就在山边。我妈妈总是警告我别靠近它。有天早上我出去玩，忘了妈妈的警告，我在那深谷边徘徊，看到一根铁管横跨过它。那铁管直径将近四十厘米宽。我把妈妈的警告全丢在脑后，心想如果双手双脚并用地顺铁管而下，一定很好玩。

"感觉差不多要到了时，我往上看距另一端还有多远。这么做的同时，我也看到了峡谷有多深。那可真是可怕，可是我还在半路上，我顿时吓呆了。僵在那儿半个小时，思考如何脱困。最后我想到个法子，眼睛盯着铁管，非常小心地慢慢往后爬，脚一碰到地面，我转身就跑，躲到竹子丛中，在那儿待了好久好久。"

我说："玛莉，故事的其他部分呢？"她说："那就是全部了，没有其他了。"我说："还有一些呢。"玛莉说："我不记得了。""那就下次上课时提出续集。"下一堂课，玛莉来时涨红了脸。她说："告诉你这事可真丢脸。我下课回旗杆镇时已经过了凌晨一点。我回到家叫醒妈妈，告诉她我怎么爬上那铁管想跨越峡谷，心里想她一定会狠狠揍我屁股。结果她说：'我可不想为你三十年前做的事打你屁股。'可是当我试着入睡时，屁股痛了一整晚，到现在还是。你看，我这么想被打，我妈妈却不打我。我倒希望她打我一顿。我屁股好疼。"

我说："玛莉，还有什么吗？"玛莉说："没了。这刺痛的屁股就够多了。"我说："下堂课你会带来这故事的续集。"她说："就这些了，没别的了。"我说："好吧。"

下堂课玛莉来了，她说："我的屁股不疼了，这就是续集了。"我说："不，玛莉，你能告诉我们故事的另一个部分。"玛莉说："我不记得其他部分。"

我说："看来我要问你一个问题，你才会告诉我们另一部分。"玛莉说："你要问我什么？""很简单，你怎么跟你妈妈解释你没准时回家吃午饭？"玛莉说："喔！那个呀！我是错过了午饭时间。我跟妈妈说被一群土匪逮住，他们把我锁在一个有厚重木门的大洞穴里，我花了好几个小时才用双手把门撬开。接着我发现双手没有血迹，所以我得把手藏在桌子底下。我希望妈妈会相信这个故事，我死命地希望如此。她看来只为我被一群土匪关在洞穴中的故事稍微逗乐了一下。"

我说："还有什么吗？"玛莉说："没了，就这些了。"我说："好吧！下堂课再把续集带来。"玛莉说："再也没了。"我说："喔！有的！"

玛莉下堂课来时说："我想了又想，没有其他的了。"我说："看来我得再问你一个问题了。告诉我，玛莉，你回家时是从前门还是后门进去的？"玛莉刹那间红了脸，说："我带着很深的罪恶感，蹑手蹑脚地从后门进去。”然后她挺起身来说：“我现在知道其他一些事了。就在爬过峡谷的调皮行为不多久，我妈妈心脏病发作被送到医院，有面竹子图案的屏风围在病床四周。我坐在那儿看着妈妈躺在床上，我知道因为我想爬过峡谷而使得妈妈心脏病发作，我为自己置妈妈于死地而愧疚不已，感受到可怕的罪恶感，非常可怕的罪恶感。我怀疑那是否就是我选修心理学博士班的原因——想追索这被深深压抑的记忆。”我说：“还有别的吗，玛莉？”玛莉说：“没了。”

下节课时玛莉说：“艾瑞克森医生，这故事还另有一个部分。当我晚上回到旗杆镇时，我为妈妈心脏病发作觉得罪恶，我必须告诉她我对遗忘这一切的罪恶感——我忘了那道峡谷和铁管，还有她从医院回来时的情景。回到家时已经过了凌晨一点，我穿过市镇，叫醒妈妈，告诉她所有这一切。我妈妈说：‘玛莉，你知道的，当你还是小女孩时，我常帮你拍照。我们去阁楼把放相片的大纸箱找出来，我心里老惦记着该把它们按时序放进相簿的。’”她们上去阁楼，有张相片是小玛莉穿着蝴蝶袖的洋装站在竹丛边。（艾瑞克森向卡罗出示那张相片，她看过后传给下一个人）

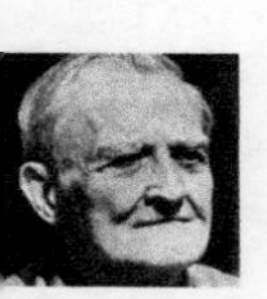

当病患有压抑很深的记忆时，并不表示他们不能重新取得。有时候挖掘这些压抑材料——那些可怕的记忆——最好的方法，是要他们带出情绪、理智或动作部分。因为单有情绪并不能说故事，只有理智却又像读故事书中的东西，而记忆的反应完全不能代表什么。

玛莉送我那张相片，她说：“我修心理学，花了好大力气想发掘那些记忆。我其实对心理学没有兴趣，我已婚，有个好先生，孩子很快乐，家庭幸福。我不需要博士学位。”就在要进入三十七岁时，她已经被那深深压抑的情绪支配了三十年。

在做心理治疗时，不要企图一次挖光所有的东西，当它被深深压抑时，先挖掘安全的部分。一位牙医的太太要我帮她进到催眠状态并回到童年早期，我问她：“给我个年份或事件。”她说：“何不回到我三岁生日时。”

我帮她回到她认为是三岁的时间点。有个聚会，我问她所有关于这聚会的事，或她的所作所为。她谈到生日蛋糕、朋友，说她穿了件有贴花片（applique）的洋装，在后院骑着“像马的”（horsey）。

当她从催眠状态醒过来、听到录音带录着三岁生日的事时，她笑着说：“那不是真的，没有一个三岁小孩会说‘贴花片’这个词，我知道我三岁时不认得这个词。至于在后院骑马，我家后院这么小，是不可能骑马的。那纯粹是幻想。”

大约一个月之后她去看她妈妈，她妈妈说：“你三岁时当然知道‘贴花片’这个词。你的衣服都是我做的，每件我为你做的衣服都有贴花片。我们去阁楼，你每年的生日我都为你照了相，还有一堆其他的相片。”

她们终于找出她三岁生日时、穿着一件贴花片洋装在后院骑着马的相片。她们找到这些相片，牙医太太有一组加洗的，所以给了我这些，（艾瑞克森出示相片）有贴花片洋装，也有她的“像马的”。

身为一位成年人，她和我都听到“像马的”这个词，也都知道她的意思是指“马”（horse）。（艾瑞克森笑）她在后院骑着她的“像马的”，（艾瑞克森笑）即使她以成人眼光判断一个三岁小孩不会懂得“贴花片”这个词，这里就是有个三岁小孩懂“贴花片”这个词的证据。

当病患用他的语言跟你说话时，别转译成你的语言。她的三岁心智回忆起“像马的”，我们像成人一样将它转译成“马”。因此我要先告诉你们，倾听病患时别以为你了解他，因为你是用你的耳朵听，以你的语言想。但病患的言词是全然不同的，对一位三岁小孩来说，“像马的”就是“像马的”；对六十岁的人来说“像马的”就是“马”，请问现在几点了？

史都：两点五分。（史都是从亚利桑那州来的心理分析师）

艾瑞克森：现在我要给你们一个个案记录，嗯，两个好了。从第一个个案记录，你们会看到治疗师可以一点都不重要。某天下午有位从亚利桑那州来的年轻律师进到我的办公室说："我在威斯康星州执业，我太太和我不喜欢那里的气候，决定搬到亚利桑那州开始新的生活，所以我参加了亚利桑那州的律师资格考试。可是我考了五次都没通过。我在威斯康星时有很好的成就，却在亚利桑那州遭滑铁卢五次。明天一早我又要去土桑市考试了。"

那天是星期三，他下午来找我，隔天早上要到土桑市参加律师资格考试。"你说你和你太太要搬到亚利桑那州？"他说："是呀！"我说："我对亚利桑那州的法律没什么概念，我只是个精神科医生，对法律一窍不通，不知道律师资格考试究竟是怎么进行的，我只知道律师是在土桑市的某栋建筑中取得执业执照。那是个申论题考试，试题是用油印机印的许多问题和蓝皮书。每位应考者拿一份试卷和蓝皮书，找一个舒服的位子坐下来，从早上九点写到下午五点。星期五也一样。星期六应试者会拿到新试题，一样得写到五点，然后就考完了。每天都是不一样的申论题题目。"

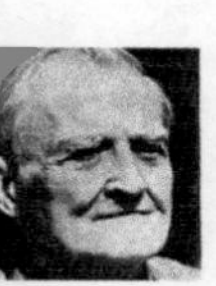

我引导他进入很深的催眠状态："你明天早上必须去土桑市，你说你和你太太要搬到亚利桑那州，因为你们喜爱亚利桑那州。所以当你开车往土桑时，将近两百五十公里，你明天一早动身，你会欣赏高速公路沿途左手边和右手边的风景。你一路享受亚利桑那州的风景直到土桑市（新路是两百公里）。你会在晨光中享受美景。

"到了土桑，你会不经意就找到停车位。你环顾四周，看到一栋建筑，疑惑那是什么，但还是走了进去。你会看到一大堆人，有老有少，有男有女，他们对你一点都不感兴趣。你会看到一叠油印试卷，你拿了一张试卷和蓝皮书，找一个舒服的椅子或位子。

"你把所有试题看过一遍，却看不出任何道理。你把第一题重看一遍，开始发现有些意义了。就因为如此，一点点的信息引导你的笔在蓝皮书上找到一些线索，这一点点的信息引发另一点点线索，接着又是另外一些。过一会儿这些线索都写完了，你进到下一题。它看来有点道理，一点点信息引导你的笔发现这里一些线索，那里一些。最后这些东西全写到试卷上，你就进到下一题，如此写完所有试题。

“那天晚上，你在土桑四处走走，欣赏远远近近的风景。你会有好胃口并享受一顿好食物。上床前你散步一会儿，享受亚利桑那的蓝天。然后你上床睡一个好觉。醒来时觉得焕然一新。吃过一顿美好早餐后，你信步走进那栋建筑物重复前一天的情况，重复星期四。

“星期五晚上，你在土桑四处逛逛，欣赏远远近近的风景，有好胃口、享受了一顿美好晚餐。之后你再出去散步，享受蓝天和土桑周边的山景，接着上床睡了个好觉。

“同样的事会在星期六发生。”

大约一年后，一位孕妇进到我的办公室，说出她的名字，我认出她的夫姓。她说：“我现在正要去医院生产，在你为我先生做了那些之后，我想要利用催眠分娩。”所以我就温柔地暗示多花一点时间可以增加的价值。我要她进入催眠状态。她进到一个非常好的催眠状态。我跟她说：“到医院去吧！除了解释你只是要进到产房生下宝宝，不要任何形式的药物也不要麻醉外，尽量配合他们。当你躺在分娩台时，想着这个宝宝会是男孩还是女孩？有多重呢？多高？头发会是什么颜色？还是他是个秃头？眼睛又是什么颜色？你想为他取什么名字？你先生挑的名字是什么？你挑的名字又是什么？当你躺在那儿等着宝宝时，就享受拥有宝宝的所有快乐想法。耐心愉悦地等宝宝的第一道哭声。想着有一个宝宝所带来的幸福，想着你先生会有多开心，想着住在亚利桑那有多美好。”

当她享受这些想法时，产科医生突然说：“太太，这是你的宝宝。”他把男婴举高让她端详。

两年后她进到我的办公室说：“我记得你说的多一点时间，我不想待在医院三天整，我要另一个催眠分娩。”

我说：“好，闭上眼睛。进到很深很深的催眠状态，然后做你第一次所做的。”我叫醒她。她离开了。

那次她告诉我，她先生在星期六晚上开车回家，好能从相对角度欣赏亚利桑那的风景。他去土桑时是一个角度，回程时他能从相对角度欣赏两边风景。（艾瑞克森笑）

席佛德：请重复最后一句话，我没听懂。

艾瑞克森：当她先生考完律师考试当晚回家，好能从相对角度欣赏亚利桑那的风景，他在夜光中欣赏沿途风景。

他全然没想到该告诉我他通过律师考试，因为我对病患的态度是，你将会完成你的目的、你的目标，我很有信心。我看起来很有信心，表现得很有信心，我用很有信心的方式说话，病患会相信我。然而太多治疗师跟病患说“希望我能帮得上忙”时，却流露出怀疑的眼神。当我要她进到催眠状态时，我可不怀疑，我对她一点都不怀疑。（艾瑞克森指着卡罗）我对那两位也不怀疑。（艾瑞克森指着长椅上的两位女士）我有十足的信心。

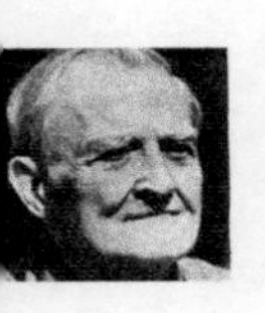

（艾瑞克森看着地板）现在，有了第一个宝宝，律师来看我，说：“你可真为我太太做了件好事，生第一个宝宝时我们好享受那个经验。但有件事困扰着我，我爷爷在我这个年纪时有背痛的毛病，对他造成很多生活上的困扰。他为慢性背痛所苦，他的兄弟终其一生也有背痛毛病。我爸爸在我这个年纪时也开始慢性背痛，干扰了他的工作，我哥哥在我这个年纪时也有了同样的毛病。现在轮到我了。”我说：“好吧！让我来处理。进到深度催眠状态去。”当他处于深度催眠状态时，我跟他说如果背痛是器质性或脊椎哪儿出了毛病，我说的就帮不了忙。如果是心理因素的，一种从爷爷、叔叔、爸爸、哥哥那儿学来的心身症，那么你会知道自己并不一定会背痛。那不过是一种心身症行为。

九年后他回来找我：“记得你为我治疗的背痛吗？之后就再也没犯过了，直到几个星期前开始有点感觉，碰了会痛。我害怕也会有像我爷爷、叔叔、爸爸、哥哥一样的背痛，现在我的背碰了会有点痛。”我说：“九年时间可是不短。我不能为你做X光或身体检查，我把你转介给一位朋友，他会给我一份检查报告及建议。”

我的朋友法兰可跟他说：“你是个公司法执业律师，成天坐办公室，没有足够的运动。这些是我要你每天做的一些运动，可以促进全身健康，不会再背痛。”

他来告诉我法兰可对他说的话，我带他进到催眠状态说：“现在起你会做那些运动，过着动静平衡的生活。”

一年后他打电话给我：“你知道吗？我觉得自己年轻好多，比一年前健康多了。那些运动让我觉得年轻多了，我的背没再痛过。”

有些事你们该知道。有位秘书是很好的被催眠者，她打电话给我说：“有时来月经时，腹部会严重地绞痛，现在正要开始月经周期，你能给我一些麻醉吗？”

我通过电话帮她进入催眠状态：“你刚刚在清醒状态时，告诉我你痛经，想摆脱它，所以听着，你的月经不会再带给你疼痛。你不用再忍受月经造成的腹痛了。”我强调月经来潮时的痛，腹部绞痛。“现在你醒来吧。”她醒了，然后说：“谢谢，不再痛了。”我说：“很好。”

二十分钟后她打电话给我：“麻醉效果没了，腹痛又回来了。”我说：“进到催眠状态，仔细听着。我要你发展治疗月经腹痛的催眠麻醉，治疗各种月经痛。现在无痛地醒来吧。”醒来后她说：“这次你给了很好的麻醉，非常感谢。”

半小时后她再次打电话来：“痛经来了。”我说：“你的身体比你更有智慧，你已经没有痛经，因为我给了你催眠麻醉。任何医生都知道急性盲肠炎会有痛经类似的痛苦。我麻醉了痛经，但没提到你的盲肠，打电话给你的外科医生吧。”她照办了，他将她送到医院，隔天早上开刀处理急性盲肠炎。

身体比你还了解你自己，所以当你为病患做治疗时，要知道自己在说什么。不要只给一般性的暗示。如果我治疗头疼，会暗示“给无害的头疼”；如果头疼是因为脑肿瘤，催眠麻醉就不会发生作用。给所谓的“盲肠炎”病患催眠麻醉而使其疼痛消失是不可能的，这些疼痛真正的诊断，是痛经或其他非器质性病变引起的疼痛。所以治疗器质性疾病时，要知道你自己在说什么。

至于这位律师，我为他做的，是让他觉得亚利桑那州是居住的好地方，律师考试是多么微不足道；因此他没有了焦虑，不再害怕，一次只需要写一点点东西，这谁都办得到。我用同样的方法治疗了好几位律师——医护人员也用这方法——给他们心灵的平静感，一种自信和自我确定。

有位女士的博士资格考试再三不及格，她的老师知道她其实是能通过考试的，但她每次考试时总是惊恐得脑中一片空白。因此我让她坐在教室中，跟她说了律师的故事，她进入了催眠状态听我说故事。我说完故事她就醒了。我让她离开，而她回到家乡。一个月后她写信给我：“我高分通过了博士资格考试，你对我做了什么？”（艾瑞克森笑）除了跟她说那位律师的故事外，我什么都没做。

现在你们都听我说，你们会糅合自己特别的理解后，应用我所说的。当我说到那律师如何欣赏亚利桑那州的美妙（wonderful）风景，（向着克里斯廷）你会想到德国wunderbar（编者注：wonderful之意）的风景，而那是两回事。

要如何从病患那儿得到信息呢？你社交性地和他们谈话，谈你上的大学，我上威斯康星大学，你们会开始想你们自己的学校。若你谈到密西西比河，我们的德国朋友会想到莱茵河。

我们总是把别人的语言翻译成自己的语言。

好了，1972年，一位三十五岁的女士，已婚，非常漂亮，她按了我的门铃。进来跟我说的话是：“艾瑞克森医生，我有搭机恐惧症，今天早上我老板告诉我：‘星期二你飞到德州的达拉斯，星期六飞回来。’

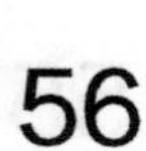

他还说：‘你要不就飞双程，要不就走人。’艾瑞克森医生，我是个程序设计师，曾为全美各地的客户设计程序。”

“1962年，也就是十年前，我搭的飞机坠落，飞机没受什么实质的损坏，也没人受伤。在那之后五年，我搭飞机从凤凰城到波士顿、纽约、新奥尔良、达拉斯，各个地方。接下来我在飞机上穿越高空时越来越害怕，最后会害怕到全身明显地发抖。（艾瑞克森示范）我得闭上眼睛，听不进我先生跟我说的话。我的恐惧强烈到抵达出差地点时，衣服全湿了，以致我必须上床睡八小时才能开始工作。我的搭机恐惧症很罕见，我能在飞机中行走，直到飞机滑行到跑道尽头都没问题，但当飞机离开地面的那一刻我开始战栗，充满了恐惧。当飞机在中转站着地，只要碰到地面我就非常舒服。”

“因此我开始改搭汽车、公交车和火车，最后我老板受不了我用休假、病假和正当的休息时间好利用汽车、公交车和火车出差。今天早上他说：‘你要不就飞到达拉斯，要不就丢了你的饭碗。’我不想失去工作，我喜欢这份工作。”

我说：“好吧，你要怎么治你的恐惧症？”她说：“用催眠。”我说：“我不知道你是不是位好的被催眠者。”她说：“我在大学的时候是。”我说：“那是好久以前了，你现在有多好？”她说：“了不得的好。”我说：“我要测试你。”

她确实是位好的被催眠者。我叫醒她说：“你是位好的被催眠者。我不确知你在飞机上是什么样子，所以我要把你带到催眠状态中，要你幻想你在三万五千英尺高的喷射机中。”因此她进到催眠状态，幻想身处三万五千英尺高的喷射机中。她上下快速摆动、表现出全身发抖的恐惧模样，然后我要她幻想飞机降落。

我说：“在帮你前，我要你了解一些事。你是位非常漂亮的三十几岁女士，我是个男人，还坐着轮椅，你不会知道我有多残障。现在我要你答应我，你会做一切我要你做的事，不管好的坏的。此外，在心中牢牢记住，你是位迷人的女士，我是个你不知道有残障的男人。我要你承诺绝对会做一切我暗示你做的事，不管好坏。”

她反复想了大约五分钟后说：“你要我做的事，不会比搭机恐惧症更糟。”我说：“现在你已给了我承诺，我要带你进到催眠状态，要求一个相似的承诺。”在催眠状态中，她马上承诺了我。我唤醒她，跟她说：“你在催眠状态和清醒状态都答应我了，你的绝对承诺。”我说：“现在我能治你的搭机恐惧症了。进到催眠状态并幻想身处三万五千英尺高空的喷射机中，时速一千公里。”她害怕地战栗，全身蜷缩，前额碰到膝盖。我说：“现在我要你的飞机下降，它着陆的一刹那，所有你的害怕、恐惧、焦虑和折磨都悄悄地从你的身体消失，进到你旁边的椅子中。”她幻想着地，从催眠状态中醒来，突然带着惊恐从椅子上弹跳起来，冲到房间的另一头说：“它们在那儿。它们在那儿！”（艾瑞克森指着绿色椅子）

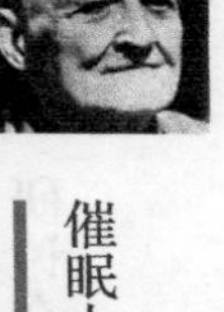

我请我太太进来：“贝蒂，请坐在那张椅子上。”（艾瑞克森指着）那病患说：“请艾瑞克森太太，别坐那椅子！”艾瑞克森太太继续走向那椅子，那病患冲向前，用身体挡住艾瑞克森太太不让她坐。所以我请贝蒂离开，转向病患说：“你的治疗已经做完了，祝你从凤凰城到达拉斯的来回行程旅途愉快。从机场打个电话给我，告诉我你有多享受这趟飞行。”

她离开后，我要我女儿照张那椅子过度曝光的相片，又照了张曝光不足和适度曝光的相片。我将它们放进三个信封，在过度曝光相片的信封上写着：“**你的恐惧、害怕、焦虑和折磨的永久栖息地，慢慢沉入被遗忘的暗处。**”在装曝光不足相片的信封上写：“**你恐惧的永久栖息地，完全消散在外层空间。**”在装适度曝光相片的信封上写：“**你的恐惧、害怕和焦虑的永久栖息地。**”

我把这些东西寄给她。她在星期三早上收到。星期六我接到一通从机场打来的兴奋电话：“这真是太动人了。十足地美妙，是我一生中最棒的经验。”我说：“你愿意把你的故事说给我的四位学生听吗？我正在指导他们的博士考试。”她说：“好。”我要她八点来。

八点时她与她先生走进来。她绕着那椅子走，尽可能远远地沿着椅子边走，坐到离那张椅子最远的一个位子。五分钟后学生进来，其中一位坐上那椅子。我的病患说："请，请，别坐那椅子！"

学生说："我以前就坐过。这是张舒服的椅子，我要坐在这儿。"病患说："请不要！"学生说："我以前都坐在地板上，如果那样能让你满意，我就坐地板好了。"病患说："真是太谢谢你了。"接着她跟学生说她的故事，包括我送她相片。她说："我随身带着那些相片，就像带个幸运符，如兔脚、圣克里斯多福徽章，它们是我旅行包裹的一部分。我的第一段旅程是到厄尔巴索（ElPaso），我觉得很舒适，一直怀疑什么时候会有乱流。在厄尔巴索有二十分钟的临时停留。我下机走到机场一个安静的地方。我进入催眠状态，跟自己说：'艾瑞克森医生要你享受它，现在做艾瑞克森医生要你做的事。'我回到机上，从厄尔巴索到达拉斯真是太美好了。从达拉斯的回程高高在上，只见底下一堆堆这边有个洞、那边有个洞的积云。我们能透过洞看到底下的地球。真是奇妙又美好的旅程。"

我说："现在我要你进入催眠状况，就在此时此刻。"她办到了。我说："现在，在这个催眠状态中，你到凤凰城机场，买张机票到旧金山，享受沿途的风景，特别是山景。当你到达旧金山，下机，租辆车开到金门大桥。把车停好，走到桥中间往下望。

"现在我跟你说一些这桥的历史。这桥塔支撑着高达两百二十五公尺的桥，桥造好时，一位漆桥的工人在油漆用的长杆尾端挂了张渔网，把捕获的海鸟的头漆成了红色。有天一位有企图心的记者报道了一则有关新品种红头海鸟的故事，他叫杰克。我说的这些可都是真实的。

"你看到底下的波浪、浪头上的泡沫，你看到了海鸟。然后雾气袭来，你什么都看不到了。所以你回到车子，折回机场，用回程机票到凤凰城，然后从机场直接到这儿来。"

很快地，她从催眠状态中醒来，跟学生说："我必须跟你们说我的旧金山之旅和叫人恶心的杰克。"她的先生说："我知道她不喜欢那样。”她是位生态保护的狂热支持者。（艾瑞克森笑）当她说完故事时，她说：“我从机场直接到这儿来。喔，我的天，当我做所有这一切时其实是在催眠状态。我并没有真的到旧金山去。我只是在催眠状态中以为去了那儿。”

接着我问她一个重要问题：“在你的达拉斯之旅中，你还克服了什么其他问题？”她说：“我并没有其他问题，只有搭机恐惧症。”我说：“不，你有其他问题，一个非常麻烦的问题。我不知道你有这问题多久了。现在你已经克服了。但请告诉我的学生你的其他问题是什么。”她很诚实地说：“我以前没有其他问题，现在也没有。”我说：“我知道你现在没有其他问题，但是你在达拉斯解决了什么问题？”她说：“你得跟我说。”我说：“我只要问你一个问题，你就会知道它是什么。”

现在我要问你们大家，她以前的其他问题是什么？（停顿）我先说她有三个主要的问题，那些都严重地干扰她的生活。那是什么？（停顿）

让我帮你们用你们的思考方式来想。她并没有搭机恐惧症，（艾瑞克森笑）只是她以为有。我听了她所说的每一个字，也把我所听到她说的重要的话都告诉你们了。（停顿）

当学生不能理解时，我会让学生考虑片刻。有些人对其中一个问题做出很好的推测。（停顿）

你们并不需要马上回答，轮流来。（艾瑞克森笑，停顿）

珊蒂：她怕男人。

艾瑞克森：约翰，你自己说。

安娜：她和她的老板共事有问题吗？

艾瑞克森：（摇头）

席佛德：我猜她害怕太成功了。

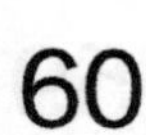

艾瑞克森：（摇头表示不对）我跟她说："你有别的修正过了的问题，那是什么？我问你一个简单问题吧：'你在达拉斯做的第一件事是什么？'"

她说："喔，那个嘛，我去那栋四十层大楼，从一楼搭电梯到顶楼。"我说："你习惯怎么搭电梯？"她说："从一楼搭到二楼，出来换另一座电梯到三楼，出来，等另一班电梯到五楼，用这方式，一次一座电梯、一层楼，直到顶楼。我已经很习惯了，我不认为那是个问题。"

安娜：惧高？

艾瑞克森：（摇头表示不对）她说："我能登机，飞机在跑道上时我都觉得很舒适，直到飞机滑到跑道尽头也没问题。当飞机一拉起头，我就开始怕得发抖。"她是害怕密闭的空间，其中没有看得见的支持。机舱是个没有可见支持的密闭空间，就像电梯一样，我说："现在另外一个问题是什么？"她说："我不知道有其他的问题，但如果你这么说，我一定还有其他问题。"我说："你没有其他问题，它现在已经被修正过了。现在当你飞行时，就当是在一辆汽车、公交车或火车中。你在火车上没有问题，在汽车和公交车上也是，但当你碰到高架桥时会怎样，长长的那种？"她说："喔，那个，我会躺平在地板上，闭上眼睛发抖。我会问一个陌生人，公交车是不是已过了高架桥了。"学生知道我已经知道她的这个毛病，因为我带她做的旧金山催眠之旅，就是要她走在桥上。

而现在这个病患"住"在机舱中，她和她先生飞遍全澳洲度假，她定期去罗马、伦敦、巴黎。现在她不喜欢住旅馆，宁可睡在机舱中，吃在机舱中。而她仍然保存着那三张相片，还是害怕那张椅子。（艾瑞克森指着椅子笑）

你看，你没在听。她没有搭机恐惧症，她说："我在飞机中觉得很舒适，可它一离地我就开始发抖。"我知道当飞机起飞那是个密闭空间，没有可见的支援手段。同样情况发生在电梯中，在高架桥上的公交车也是这样。你看看右边，再看看左边，无法看到任一头的任何支持。（艾瑞克森摆出头向右向左的姿势）你是高高在空中。搭火车时她有支持证明，听觉的证明——轮子在铁轨上喀啦喀啦的响声，所以在火车车厢中不会恐惧。她听得到外面的支持。

我怀疑一年后你们会如何记得这个故事，因为我说这个故事好多遍了，一年后有位学生跟我谈到那个个案，而我听到的是另一种版本，（艾瑞克森笑）玛莉有时变成了个男人。

因为你跟人说话时，他们是用自己的语言来听。当我说“威斯康星大学”，我能让你们之中任何一位想到你的学校。我跟你们说我出生在内华达山脉的喜拉市（Sierra），你们知道你们生在哪儿，会想到那个地方。当我说到我的姐妹，如果你们有姐妹的话也会想到你们的姐妹，如果没姐妹的话，你们会想到没有姐妹。我们以我们自己所学的说法回应对方说出来的话。心理治疗师应牢记此点。你们之中有多少人以前曾经来过这里？有任何一位以前到过这里吗？（一位女士举手）

艾瑞克森：你来过？多久以前？

珊蒂：七个月前。

艾瑞克森：别跟别人说我相信阿拉丁神灯。你们有多少人相信阿拉丁神灯？

安娜：阿拉丁神灯？

艾瑞克森：你们有多少人相信阿拉丁神灯？我有个阿拉丁神灯。阿拉丁会摩擦神灯，然后就有个巨人出现。我有个现代化的阿拉丁神灯，我把插头插进墙上的插座，巨人就会出现。我愿意让你们看看我的巨人，她很友善，喜欢笑，喜欢眨眼和亲吻。不过记住，她可是我的。

只是，我刚刚才想到我太太今天下午不在家，不然我会邀请你们来我家看我的巨人。（艾瑞克森指着安娜）我知道你不相信，你也不相信那是吸血鬼。

安娜：我不会怀疑。

艾瑞克森：那么就别半夜在这附近晃，你会失去一些血。

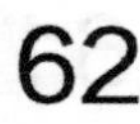

那是我要说的另一件事。在教学、治疗中，你要非常小心地运用幽默，因为病患带来的是忧伤，而他们并不需要忧伤、难过。你最好让他们马上进到较愉悦的心境。

请为我在那儿找张卡片。（艾瑞克森指着靠他右手边的一叠纸，克里斯廷帮他拿出他要的那张卡片）这儿有张黑色的卡片，我要把它传给你们每一位看看。那是我女儿——贝蒂·爱莉丝在念大学时送我的。通常艾瑞克森家族的人收到一张贴心卡片时，会划掉送卡片人的名字，再把那张卡片送给家族中的另一位成员。就像我姐姐送我太太一张生日卡，我太太在我姐姐的名字上画个叉，签上她的名，转送给家族中另一人。我姐姐是第三十五位收到这张卡片的人。

（艾瑞克森把卡片递给坐在他左边的卡罗）仔细看看外面，再打开看里面。（卡罗笑，艾瑞克森拿回卡片传给下一位女士）想想抑郁症患者看过这卡片后的效果。对他们来说这是张美好的卡片。（团体中每位传阅过卡片）卡片外面写着：“当你驻足想到宇宙所有不可解的神秘事物时……难道不会让你觉得谦卑渺小吗？”卡片里面写的是：“……我也不会。”

（艾瑞克森对克里斯廷说）我把那卡片给我的抑郁症病患看。（艾瑞克森笑）提醒所有我的学生，如果你有兴趣买印度珠宝，位于中央大道的赫德（Heard）博物馆绝对值回票价，你可以在那里买到真正的印度珠宝。在其他店，你只会买到塑料绿松石、绿松石掺塑料制品、绿松石再制品和一些假银、假金制品。在赫德博物馆的西南边，你可以买到真品。那里值得一游。

从这儿往下走三个街区，大约不到两公里，到格兰岱尔（Glendale）大道右转到林肯大道，格兰岱尔大道转进林肯大道，街道离开凤凰城，变成了斯高岱尔（Scottsdale）的一部分。很快，在二十四街附近，你会看到一个标示女人峰公园的地方。把车开到那儿，停下来，爬到女人峰顶。

我相信病患和学生都该做些事，他们会学得更好，记得更多；此外，这山值得一爬。

利用一天中最好的时光，不是很热的时候，早上日出或日落天黑后去，你会看到绝妙景观。它有三百三十五米高，步道有两公里半长，登顶记录是十五分十秒。有位学生曾有个童年抱负：在一天之内爬三千三百米高的山十次，平均攀爬时间是二十三分钟。我太太花一个半小时登顶，我儿子轻松地走，花了四十三分钟。我建议你在日出前先爬一小段，很值得的。

另一个值得一游的地方是植物园。

安娜：在凤凰城吗？

艾瑞克森：在凤凰城，一个非常好的植物园，有两样特别的事可看，一个是面包树（Boojum）。你们可记得读《猎鲨记》中的面包树？一棵面包树——那儿有棵真的面包树[1]。

安娜：我在土桑市的植物园看过面包树。

艾瑞克森：面包树会带给你一个问题，看过它后，你理智上知道它是棵树，但是又无法相信。

安娜：它是上下颠倒的芜菁。

艾瑞克森：让他们自己去发现。还有魔鬼藤（creeping devils）。在面包树旁，你会认出来的，不用问方向，一定可以找到。你可以马上就认出来，而且会对魔鬼藤有崇高敬意。

明天下午见。

现在我要回去喝些水，然后上床睡觉。我明天早上会起来，穿好衣服再回头睡到中午。如果你们不给我消毒，我不会有很多体力。（笑声）（艾瑞克森跟团体成员说，要他们去掉他身上的“虫”）

---

[1] “面包树”在1992年由英国植物学者Godfrew Sykes第一次用来命名树木。他显然知道在Lewis Carrol的史诗《猎鲨记》（The Hunting of the Snark）中的神话“Boojum”。当他第一次透过望远镜仔细察看这树时，他说：“喔！喔！面包树！绝对是个面包树。”

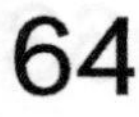

星期二

我曾治疗过许多状况，总是根据不同的人发展新的疗法。我认为心理治疗是个体形成的过程（individual process）。你的治疗需要个别化，以符合个别病患的需要。

（艾瑞克森用一位新学生填好数据表开始这堂课。他跟克里斯廷说自己有两个孙女也叫“克里斯廷”。）

克里斯廷：同时有两个，好像不太寻常吧。

艾瑞克森：好，现在我要改变座位。（跟罗莎说）看她如何试着不看我。（直接跟罗莎说）因为你是这样。（艾瑞克森要罗莎移到绿色椅子。她英文说得不太好。）你一直避开我的视线。

罗莎：不是的，因为我不能看你看得很清楚。我有远视。（停顿）

艾瑞克森：（他把一个紫色纱线做的章鱼玩具放在左边的轮椅上）年纪小时，我们很愿意学习，越长大就越抗拒学习。现在我要给你们一个例子。（艾瑞克森靠向左边。罗莎靠近艾瑞克森）七、十……五、二、四、六、三、八、九。（艾瑞克森问团体）我在干嘛？

安娜：你在倒数。

席佛德：你在念数字。

艾瑞克森：我再做一遍。九、五、三、六、二……七、十、八。（停顿）你们中有几人听过小孩从一数到十？四、七、十、九、八、三、五、二、一、七。（数数时，艾瑞克森连续点着手指头）学从一数到十要花更多时间。孩童先学数字，有数到十的概念，却不知道正确顺序。（跟罗莎说）你有多少根指头？

罗莎：二十个，十个在上，十个在下。

艾瑞克森：把交叉的腿分开。把手放在膝盖上。（艾瑞克森从左到右点着她的手指）如果你从这里数到这里会有什么不同？

罗莎：我吗？

艾瑞克森：有什么差别？

罗莎：没有。

艾瑞克森：如果你从这里数到这里，（艾瑞克森从右到左点着她的手指）答案一样吗？

罗莎：嗯，（犹豫着）都是十。

艾瑞克森：如果你把这只手的手指加上这只手的手指，（艾瑞克森指着她的左手和右手）会得到正确数字吗？

罗莎：五加五吗？

艾瑞克森：我只是问你一个问题，如果你把这些手指加上这些手指，（艾瑞克森指着她的右手和左手）会得到正确的答案吗？

罗莎：你问我如果我把这些手指加上这些手指，哪个是正确数字？十。（她点着自己的左手和右手）

艾瑞克森：确定吗？

罗莎：我不确定，但我想……那是我现在所想到的。（笑）

艾瑞克森：（笑）你说你有十个手指。

罗莎：是啊。

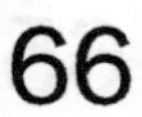

艾瑞克森：我想你有十一个。

罗莎：十一个。好吧，我信了。（摇头表示不）

艾瑞克森：你信了？（笑）

罗莎：是啊，不过我只能看到十个。

艾瑞克森：你能把椅子挪近一些吗？（罗莎把椅子挪近艾瑞克森一些。）

艾瑞克森：你数数看。

罗莎：一、二、三……

艾瑞克森：不对，我要点着数。你数数看。（艾瑞克森点着）

罗莎：一、二、三、四、五、六、七、八、九、十。

艾瑞克森：那就是你数数的方式。你已经同意能从这边开始数，或从那边。（艾瑞克森指着从左手到右手，然后又从右手到左手）也同意这些加上这些，（艾瑞克森指着他的左手和右手）会给你正确的数字。

罗莎：正确的数字。

艾瑞克森：我来数。十、九、八、七、六，（他数左手的手指，然后指着右手）加上五是十一。（每个人都笑了）

罗莎：对，我可以跟我朋友说我有十一根手指。

艾瑞克森：现在你知道从左手到右手吗？

罗莎：他们告诉我这是右手。（她移动右手）

艾瑞克森：你相信吗？

罗莎：是的，我以前相信。

艾瑞克森：把那只手放在你身后。（她把左手放到身后）好，哪只手是左手

/留下来的手（left hand）？（笑）

罗莎：这是个笑话。

艾瑞克森：这可是个跟小朋友病患做治疗工作的绝佳技术。

罗莎：用英文讲行得通，用意大利文就不行了。

艾瑞克森：为什么？

罗莎：因为“留下来”并没有两个意义。不是留下来的这个，你得用两个不同的字来说，因此用另一种语言来说就行不通，太可惜了。

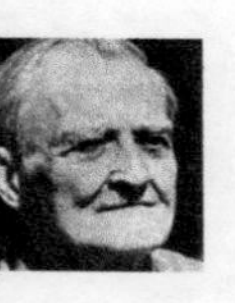

艾瑞克森：你的意思是，如果用英文表达，就等于是说有一只右手留下来。

罗莎：什么？

艾瑞克森：你说用英文来说，就是有一只右手可能是一只左手。（笑）

罗莎：是的。

艾瑞克森：（摇着头笑）这些民族差异可真叫人惊讶。好吧，昨天我强调了解病患所说的话和真正了解的重要。不要用你的语言解释病患的话。再说，她只是表示英文里的右手会是左手留下来，只是不是意大利文里的左手留下来。任何语言的每一个字都会有许多不同的意义，就像“跑”（run）这个字就有一百四十二个意义。

罗莎：跑？

艾瑞克森：是啊，“跑”，政府能经营。一把好牌。很会跑的女孩。一串鱼。女士长袜上的抽丝。一条沿山而上又往下的笔直的路。一个字有一百四十二个意义。

你用德语说“Machen Sie das Pferd los”对不对？（对席佛德和克里斯廷说。两个都点头）用英语你说“解开那匹马”，德文用动词是一种方式，英文用动词又是另一种方式。就因为如此，你们应该熟悉病患的语言形式。我们都有自己的语言形式、自己的理解。

我曾应会长及夫人之邀在圣路易斯市的医学学会（Medical Society）上演讲。会长夫人说：“医生，我想为你准备一顿丰盛的晚餐，做你最喜欢吃的菜。”我跟她说：“我是个吃肉和马铃薯的人，任何肉类、任何马铃薯，马铃薯可以用煮的。不过如果你要请客，我想要一些牛奶卤汁（milk gravy）。”（转向团体）你们知道牛奶卤汁是什么吗？（每个人都说不知道）面粉加牛奶一起煮，那真是美味。

当我说“如果你要请客，我想要一些牛奶卤汁”，坐在沙发中的会长先生大笑，会长夫人则呆在那儿，脸好红好红。她先生继续狂笑，最后总算控制住，才说：“这二十五年来，我一直求我太太做牛奶卤汁，她总是跟我说‘牛奶卤汁是给穷人吃的白色垃圾’。”（团体的笑声）

会长是在牧场长大的，我也是，我们两个都知道好的牛奶卤汁有多美味。夫人是城市长大的孩子，对她来说，牛奶卤汁就是穷人吃的白色垃圾。

病患来找你，告诉你他们的问题。但他们说的真的是他们的问题，或是他所认为的问题？那些之所以是问题，只因为他们认为那些是问题吗？

一位妈妈带十一岁的女儿来看我，我一听到“尿床”这个字就请妈妈出去，从小女孩这儿收集资料—— 一位高挑、金发碧眼的漂亮女孩。

她在出生一个月内，膀胱遭细菌感染，泌尿科医生最后把她治好了。之前，她曾接受膀胱镜检查，日复一日，年复一年。最后用合成树脂探针进到膀胱，往上检查骨盆和两个肾脏，在其中一处发现感染源，因此接受开刀根治了。期间她曾接受膀胱镜检查……我希望你们都知道这个词。你知道吗？（问罗莎）你知道膀胱镜是什么吗？……她的膀胱括约肌经过这么多次检查都扩大了，只要她一睡着，放松肌肉，就会尿床。醒着时，她能强迫控制尿意，那可是全天候的工作。当她一笑，身体放松，就会尿湿裤子。

她已经十一岁，感染早消失多年，父母因此没耐心了，要她学着自我控制，不要每晚尿床。小三岁的妹妹嘲笑她，给她取难听的绰号。邻居都知道她会尿床、尿裤子。学校里两三千个小孩都知道她尿床，开她玩笑好让她尿湿裤子。日子对她来说当然不是很愉快。我问她看过其他医生没有，她说看过许多医生，吞了一大堆药丸，一点都没帮上忙。最后她的父母把她带来我这里。

好啦，你们要如何治疗？（艾瑞克森看着罗莎）

罗莎：我会怎么做吗？（艾瑞克森点头）我会和整个家庭会谈，爸爸、妈妈和妹妹。我会见全家人。

艾瑞克森：家庭治疗。（看着在正对面的卡罗）你会怎么做？（停顿）事实上你们全部要如何……不要同时嚷嚷。

安娜：我会先做身体检查，看看是否有生理上的损伤。一旦有了她健康检查的资料，我会接着做家庭治疗与个别治疗，看看她的无法自我控制，付出怎样的代价。

艾瑞克森：你想你需要多久时间？

安娜：多久？一旦面对了整个家庭，看看到底怎么回事，我就能说个大概……也许处理家庭要多过处理她。

艾瑞克森：其他人呢？

卡罗：我会尝试催眠。

艾瑞克森：那要说些什么？

卡罗：这个嘛……试着处理她的笑和有意识地不在乎结果，然后试着学习控制，用这种方式。

艾瑞克森：你怎么看待她已经这样做了四年了？

丹：带她回到最早被训练的时间点，重做一次训练，这样如何？我自己还没用过催眠，我的第一个念头是，把她转介给你。（笑声）

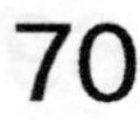

珍：（珍是纽约来的治疗师）看有什么方法能让括约肌收紧。

艾瑞克森：你会怎么做？

珍：我会要求一位很了解肌肉的医生，问他是否有此可能。或许我能教她运动或把她转介给物理治疗师，教她重新训练肌肉。

艾瑞克森：你打算治疗她多久？

珍：我不知道训练肌肉恢复原状要花多久时间。

克里斯廷：我会用另一个或许和她相似的方法，在催眠中教她引发动机，教她……嗯……

艾瑞克森：（打断）你觉得被叫了十一年尿床人还不够引发动机吗？

克里斯廷：好吧，看来我得另起炉灶。要她练习在排空膀胱前收缩括约肌，不要完全排空，这样可以增加肌力。

艾瑞克森：这样要花多久时间？

克里斯廷：我想如果不用催眠的话要花很长时间。但我想用催眠训练，用催眠暗示，这些小孩能做的应该会快得多，她也能更了解你想告诉她的。

艾瑞克森：好。

克里斯廷：（继续看着艾瑞克森）我想你提过肌肉受过损伤。

艾瑞克森：对。

克里斯廷：她需要一些增强括约肌的再训练。

艾瑞克森：你不认为她已经尝试练习那些肌肉十一年了吗？

克里斯廷：我确定是的，但我不确定她知道怎么做。

艾瑞克森：你要怎么跟她解释怎么做。

克里斯廷：在上厕所前试着尽可能憋尿。断断续续地练习。

艾瑞克森：其实你们全都知道答案，但是你们不知道自己知道答案。我跟她说："我跟其他医生一样，我也帮不上忙。有一件事其实你知道，只是你不知道自己已经知道了。一旦你发现自己已经知道原先以为自己不知道的那件事，就能开始睡在干爽的床铺上。"好，什么是她已经知道，但不知道自己其实已经知道的事？

克里斯廷：她能在白天的大半时间自动憋尿。

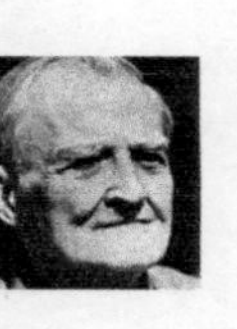

艾瑞克森：你说"大半时间"，是指她有些时候能憋尿，有些时候不能。知道在有些时候不能憋尿可不好玩。

我们都长大了，也学会何时完全排空膀胱。可以说我们是带着那知识长大的，我们视其为理所当然，每天都实践那知识。

所以我跟那女孩说："看着我桌上的纸镇，不要动，不要说话。只要保持眼睛张开，看着纸镇。"我提醒她第一次上学学写字的时候，想想那有多难呀，所有不同的形状和形式——还有印刷体和手写体、大写和小写。最后她还是建构了视觉心像，落于大脑某处，永久保存在那儿。即使她不知道自己有此心像，它还是在那儿。

我告诉她："一直看着那纸镇，别动，别说话，你的心跳在改变，你的呼吸在改变，你的血压在改变，你的动作和肌力在改变，你的心跳在改变，你的反射动作也已经改变。我跟你说——这不是重要的事。现在，我要跟你说一件很简单的事，我要一个很简单的答案。假设你在浴室坐着尿尿，看到一个陌生人在走道上伸出个头，你会怎么做？"

她说："我会吓呆了。"

我说："好，你会吓呆了，停止尿尿。一旦陌生人离开，你又能尿了。现在你需要做的是练习开始和停止，开始和停止。你不需要有个陌生人探头看你，你能自己开始和停止。有些时候你会忘了做，没关系。

你的身体会善待你，而且会给你更多的机会练习。有时候你会忘了练习，那没关系，你的身体会善待你的。”

“想要得到第一张整晚干爽的床铺，可能要花上两周的时间。那很好。你需要练习开始和停止。想得到连续两张整晚干爽的床铺会困难多一点。要得到连续三张整晚干爽的床铺当然困难会再多一些。要得到连续四张整晚干爽的床铺就会更难了。但是之后就会变得比较容易，第五、第六、第七，给你一整个星期干爽的床铺，接着是另一个星期干爽的床铺。如果你在三个月之内一直都睡在整晚干爽的床铺上，我会十分惊讶，可是如果你在六个月之内不能一直睡在整晚干爽的床铺，我也会十分惊讶。”六个月之后，她已经能到朋友家过夜，参加睡衣聚会。她所需要知道的仅是给予对的刺激，有了对的刺激，她就能在任何时候停止尿尿。你们全都知道这个事实，却忽略了。

我们会想一切儿童行为必须在成年后结束，那是不对的，而且……

安娜：我们都忽略了什么？

艾瑞克森：尿完才能停止，那是不对的。在恰当的刺激下，我们能停顿正在做的事。你们全都理解，当你坐在马桶上尿尿，如果有个陌生男人或女人探头进来看会发生什么事——停止尿尿。（艾瑞克森笑）既然她只是个小女孩，才十一岁，我花了整整一个半钟头……这就是全部了。

至于对这个家庭的治疗嘛，我想这会是一个爸爸和妈妈要习惯有干爽床铺的问题了。（笑声）对妹妹来说，要习惯姐姐可以睡在整晚干爽的床上会是很不情愿的。我想对学校孩子来说，失去一个可以嘲笑的对象是很不幸的。我认为只有病患是唯一会期待治疗的人。

大约十天后，小女孩送我一个玩具，象征她生命中第一次送礼物给知道她有张干爽床铺的人。（艾瑞克森笑着向团体展示小女孩为他做的紫色纱线章鱼）而第一张整晚干爽的床在两周之内就出现了。为什么要看她第二次？有什么目的再看她一次吗？你为什么躲在后面？（艾瑞克森转身跟一位从他身后办公室走进等候室的女士说话。她昨天没来，今天又迟到。她是位迷人的高挑金发女子，穿着牛仔裤和紧身衣，外面套了件宽松的短衫。她正在撰写心理学哲学博士学位的论文）

莎莉：我在找个恰当时机打断。我看能不能找到位子。

艾瑞克森：我能随时重拾话题，进来找个位子吧。

莎莉：那后面有位子吗？

艾瑞克森：（跟坐在绿椅子中的罗莎说）那张椅子能移开些吗？你能放张椅子在这儿，（指着一个就在他左边的空位）给她一张椅子。（一个人在艾瑞克森左边摆了张折叠椅，莎莉靠近艾瑞克森坐下，跷起的腿向着他）

艾瑞克森：你不需要跷腿。

莎莉：（笑）我猜你会这么说。好吧。（她把腿放下）

艾瑞克森：我们的外国访客可能不知道“一个圆，一块钱，一个十点钟的学员”（a dillar，a dollar，a ten o'clock scholar），但是你知道这个押韵词，不是吗？

莎莉：我不知道。

艾瑞克森：（表示不相信）你从没听过“一个圆，一块钱，一个十点钟的学员”？

莎莉：我不知道其他部分。

艾瑞克森：老实说我也不知道。（莎莉笑）

艾瑞克森：你觉得比较舒服了吗？

莎莉：不，老实说我在进行到一半时进来，而且我……喔……

艾瑞克森：我不曾见过你。

莎莉：嗯……我去年夏天见过你一次。那时我和一群人一起来。

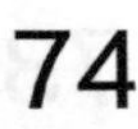

艾瑞克森：你进入催眠状态了吗？

莎莉：我想是的，是啊。（点头）

艾瑞克森：你不知道？

莎莉：我相信是的。（点头）

艾瑞克森：只是一个信念？

莎莉：嗯。

艾瑞克森：一个信念而不是一个现实？

莎莉：它们差不多是一样的。

艾瑞克森：（表示不相信）一个信念是一个现实？

莎莉：有时候。

艾瑞克森：有时候。你进入催眠状态的信念是一个现实还是信念？（莎莉笑，清清喉咙。她看来好像有点尴尬、不自然）

莎莉：重要吗？（团体笑声）

艾瑞克森：那是另外一个问题。我的问题是，你的信念是一个信念还是现实？

莎莉：我想，或许两者都是。

艾瑞克森：好，一个信念或许是一个非现实，也可能是一个现实，而你的信念既是一个现实也是非现实？

莎莉：不对，它是一个信念也是一个现实。（她摇头又抱住头）

艾瑞克森：你是说它是一个信念也可能是个现实，或一个非现实？然而它也是一个现实？到底是哪一个？（莎莉笑）

莎莉：我现在真的不知道。

艾瑞克森：好吧，那你为什么要花这么久才告诉我这个？（莎莉笑）

莎莉：我也不知道。

艾瑞克森：你觉得舒坦多了吗？

莎莉：喔，我觉得好些了，对。（她说得好小声）我希望我的加入没干扰其他的人。

艾瑞克森：你现在不觉得不自然？

莎莉：嗯……我坐在后面会好些，但是……

艾瑞克森：看不见？

莎莉：看不见？这个嘛，或许是。

艾瑞克森：不然是什么？

莎莉：不显眼。

艾瑞克森：所以你不喜欢引人注意。

莎莉：喔，天。（笑，再一次显得不自然。当她清喉咙时用左手盖住嘴）不……不要……不……喔……嗯。

艾瑞克森：你不喜欢现在我对你做的？

莎莉：嗯……不。这个嘛，我的感觉混杂在一起了。备受瞩目让我觉得受宠若惊，同时又对你说的东西觉得好奇。

艾瑞克森：（两人重叠说话）你真**他妈的**希望我能停止。（哄堂大笑）

莎莉：嗯，混淆的感觉。（点头称是）如果我跟你说话，之前也没有打断你那是一回事，但是……

艾瑞克森：所以你在乎这一群人？

莎莉：这个，是的，我……

艾瑞克森：嗯，嗯。

莎莉：……他们在这里的时间……我在他们的时间走进来。

艾瑞克森：（看着前面的地板）现在让我们来看另外一个坚定的信念。在做心理治疗时，你应该让病患觉得自在、舒服。我尽可能让她处在不安、显眼和尴尬的状态，而（转向团体）这很难开始一个好的治疗关系，不是吗？（艾瑞克森看着莎莉，从手腕处握住她的右手，慢慢将之抬高。）闭上你的眼睛。（她看着他，笑，然后看着自己的右手，闭上眼睛。）眼睛继续闭着，（艾瑞克森的手离开她的手腕，任她的右手僵硬地悬着）进到很深的催眠状态，（艾瑞克森用手指圈住她的手腕。她的手臂慢慢垂落。艾瑞克森再慢慢地把她的手放下。艾瑞克森说得很慢、很有条理）觉得非常舒服，非常自在。你真正享受，觉得好舒服……这么舒服……除了这么美好的舒服感觉，你忘了所有一切。

过一会儿，你会感觉好像你的心灵离开你的身体飘浮在空中——回到时间中，（停顿）不再是1979年或1978年，1975年属于未来，（艾瑞克森倾向莎莉）然后是1970年，时间倒流，很快地，到了1960年，再到1955年……你知道那是1953年……你知道你只是个小女孩。做个小女孩真好。或许你正期待着生日聚会或正要去某个地方——拜访外婆……或上学去。或许就在**此刻**，你正坐在学校，看着你的老师，或许你正在操场上玩，或许那是个假期。（艾瑞克森坐回去）你有个美好时光。我要你享受当个盼望将来终要长大的小女孩。（艾瑞克森倾向莎莉）或许你想知道长大后会是什么样子，或许你想知道长成大女孩后要做什么。我想知道你是否喜欢高中，你可能也想知道同样的事。

我的声音将随你到各处，化成你的父母、你的老师、你的玩伴的声音，也化成风和雨的声音。或许你正在花园摘花。有天，当你是个大女孩时，你会遇见很多人，告诉他们当你还是个小女孩时的快乐事情。你越觉得舒服，越觉得像个小女孩，因为你是个小女孩。

（轻快的声音）我不知道你住哪里，不过你可能喜欢打赤脚，或是坐在游泳池边，两条腿在水中晃荡，多希望你会游泳。（莎莉轻笑）你现在想吃最喜欢的糖果吗？（莎莉笑，慢慢点头）这儿！你**觉得**就在嘴巴中，你享受这糖果的滋味。（艾瑞克森碰她的手。很长的停顿。艾瑞克森坐回去。）当你是个大女孩，你会告诉很多陌生人当你还小时最喜欢吃的糖果。

有好多事要学，一大堆事要学，我现在就要告诉你一些。我要握着你的手，（艾瑞克森抬起她的左手）我要把它抬起来，我要把它放在你的肩膀上。（艾瑞克森慢慢从手腕处抬起她的手，然后放在她的右臂上）就在这儿。我要你的手臂麻痹，所以你**无法**移动手臂。直到我告诉你可以移动之前，你**无法**移动手臂。就算你是个大女孩也不能移动，甚至你长大后也不能移动。在我告诉你可以动之前，你不能移动你的左手和左手臂。

首先我要你从脖子以上醒过来，但你的身体进入很熟的睡眠……你会从脖子以上醒来。这很难，但是你做得到。（停顿）让你的身体深深入睡，这是很美好的感觉，你的手臂是麻痹的。（莎莉笑，眼皮颤动）从脖子以上醒来。你几岁呀？（停顿，莎莉笑）你几岁呀？……你几岁了？（艾瑞克森倾身靠近莎莉）

莎莉：嗯，三十四岁。

艾瑞克森：（点头）好。（坐回椅子）你三十五岁，为什么闭着眼睛？

莎莉：这样很好。

艾瑞克森：我想你的眼睛要睁开了。（莎莉笑，仍然闭着眼睛，停顿）

艾瑞克森：眼睛要张开了，不是吗？（莎莉清了清喉咙）你会张开眼睛，并且一直张开着。（莎莉微笑，用舌头润了润下唇，张开眼睛，眨了眨眼）我说对了，（莎莉看着前面）你在哪儿？

莎莉：我想我在这儿。

艾瑞克森：你在这儿吗？

莎莉：嗯。

艾瑞克森：当你是个小女孩时有什么记忆？一些你能告诉陌生人的记忆。（靠向莎莉）

莎莉：嗯，这个嘛……

艾瑞克森：大声点。

莎莉：（清喉咙）我，嗯……我记得，嗯……一棵树和一个后院和，嗯……

艾瑞克森：你会爬那些树吗？

莎莉：（说得很小声）不，它们只是小小的植物。嗯，和一条小径。

艾瑞克森：在哪儿？

莎莉：在房子间的小过道。所有小孩都在后院和后面小径上玩。玩，嗯……

艾瑞克森：那些小孩是什么人？

莎莉：他们的名字吗？你是说他们的名字吗？

艾瑞克森：嗯。

莎莉：喔，这个，嗯……（莎莉只是一直看着她的右边，看着艾瑞克森。艾瑞克森靠向她。她的手还在肩膀上，没和房间中的人保持接触）这个嘛，我记得玛丽亚、艾琳、戴维和基思比。

艾瑞克森：贝齐？

莎莉：（说得大声点）基思比。

艾瑞克森：当你是个小女孩时，你想长成大女孩后会做什么？

莎莉：我想，嗯，天文学家或作家。（她扮了个鬼脸）

艾瑞克森：你认为会成真吗？

莎莉：我想其中之一会。（停顿）我是——我的左手不能动。（笑）我真的很惊讶。（笑）

艾瑞克森：你对你的左手有一些惊讶吗？

莎莉：我记得你说过它不能移动，而且……

艾瑞克森：你相信我吗？

莎莉：我猜我是。（笑）

艾瑞克森：你只是猜。（莎莉笑）

莎莉：我，嗯……看来它不能挪向我。

艾瑞克森：这么说比猜还多一些吗？（莎莉笑）

莎莉：嗯……是的，（很小声）我……你能从脖子以上醒来，脖子以下却不能，这可真叫人惊奇。

艾瑞克森：你对什么惊奇？

莎莉：你能，嗯……从脖子以下，你的身体能睡觉，而你照样能说话——你知道而且是清醒的——你的身体能感受麻木。（笑）

艾瑞克森：换句话说，你不能走路。

莎莉：这个嘛，在此刻不全然如此。（摇头）

艾瑞克森：不是现在。

莎莉：（叹气）嗯，嗯，不是现在。

艾瑞克森：现在，团体中每位产科医生都知道如何制造麻醉……身体上的。（艾瑞克森期待地看着莎莉）（莎莉点头称是又摇头表示不对。她依旧茫然地看着她的右边，清了清喉咙）三十五岁而不能走路，是什么感觉？

莎莉：（纠正艾瑞克森）三十四。

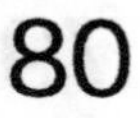

艾瑞克森：三十四。（笑）

莎莉：嗯……觉得……嗯…… 现在觉得开心。

艾瑞克森：非常开心。

莎莉：嗯。

艾瑞克森：当你刚走进来时，你喜欢我开你玩笑的态度吗？

莎莉：可能是吧。

艾瑞克森：可能是吧？

莎莉：是的。

艾瑞克森：还是你可能不喜欢。

莎莉：嗯，可能吧。（笑）

艾瑞克森：（笑）是说实话的时候了。

莎莉：喔？（笑）

艾瑞克森：说实话的时候。

莎莉：好吧，我的感觉混淆了。（笑）

艾瑞克森：你说有混淆的感觉——非常混淆的感觉？

莎莉：这个，是呀，我喜欢也不喜欢。

艾瑞克森：非常非常混淆的感觉？

莎莉：喔，我不知道能不能区别。

艾瑞克森：你在心里暗骂希望自己根本没来吗？

莎莉：喔，不，我很高兴我来了。（咬下唇）

艾瑞克森：来到此，你学到怎样不会走路。

莎莉：（笑）是的，脖子以下不能动。（点头）

艾瑞克森：那糖果尝起来滋味如何?

莎莉：（小声）喔，真好吃，但是……喔……我有……有七种不同的口味。

艾瑞克森：（笑）你一直在吃糖果。

莎莉：嗯。（笑）

艾瑞克森：谁给你的?

莎莉：你呀!

艾瑞克森：（点头称是）慷慨的我，不是吗?

莎莉：是的，真好吃。（笑）

艾瑞克森：你喜欢那糖果的滋味吗?

莎莉：嗯，是的。

艾瑞克森：所有的哲学家都说，现实是头脑中的一切。（笑）那些人是谁?（莎莉环顾四周。艾瑞克森倾身靠向她）

莎莉：我不知道。

艾瑞克森：现在告诉我你对他们的想法，坦白的。

莎莉：这个嘛，他们看来都不一样。

艾瑞克森：他们看来都不一样。

莎莉：是啊，他们看来都不一样。（她清清喉咙）他们看起来都很善良。他们彼此……看来都不一样。

艾瑞克森：所有的人都是不同于彼此的。（莎莉害羞地笑，清清喉咙，叹气）

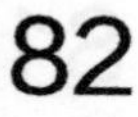

艾琳现在在哪儿？

莎莉：喔，我不知道，嗯……

艾瑞克森：你想到艾琳有多久了？

莎莉：喔，这个，嗯……一段很长的时间了。嗯，她，喔，玛丽亚是她姐姐。她和我的年龄比较近，而且，嗯，她比我小，喔，我想起她们——你知道的，她们是在我年轻时记得的人，不过我很少想到她们。

艾瑞克森：你家在哪儿？

莎莉：喔，嗯，在费城。

艾瑞克森：你在后院吗？

莎莉：嗯。

艾瑞克森：在费城。

莎莉：嗯。

艾瑞克森：你怎么到这里的？

莎莉：喔，可能我只是，嗯，想到在这儿。

艾瑞克森：注意，他正在移动他的腿，他正在移动他的脚和脚趾头，她正在移动她的。（指着团体中的人）你干嘛坐得这么直？

莎莉：这个，我回想你说的一些事……嗯……

艾瑞克森：你总是依照我说的去做吗？

莎莉：（摇头表示不会）要我听从指示是很不寻常的。

艾瑞克森：（打断）你说你是个不寻常的女孩？

莎莉：不是，要我听从指示是很不寻常的。

艾瑞克森：你从不这么做吗？

莎莉：我不能说从来都不——很少。（笑）

艾瑞克森：你确定你从不听从指示？

莎莉：是的，我想我刚刚就是了。（笑，清喉咙）

艾瑞克森：你会遵循滑稽的暗示吗？

莎莉：（笑）嗯……这个嘛，我好像可以动了。

艾瑞克森：嗯？

莎莉：如果我决定要动的话，或许就可以动了。

艾瑞克森：看看每一个人，你想谁会是下一个进入催眠状态的人。看看每一位。

莎莉：（环视房间）嗯，或许就在这里，戴着戒指的这位女士。（指着安娜）

艾瑞克森：哪一位？

莎莉：（小声）嗯……左手带着戒指、面对我们的那位女士。她把眼镜戴在头上。（艾瑞克森倾向她）

艾瑞克森：还有谁？

莎莉：什么？我想她就是下一个进入催眠状态的人。

艾瑞克森：你确定你没忽略一些人？

莎莉：我感觉有一些人可能会是——坐她旁边的那位先生。

艾瑞克森：还有谁？

莎莉：喔……对，其他人。

艾瑞克森：嗯？

莎莉：其他人。（笑）

艾瑞克森：坐在你左边的那位女孩呢？（指着罗莎）

莎莉：是啊！

艾瑞克森：你想她多久才会放下跷着的腿进入催眠状态？

（罗莎双手环抱，跷着二郎腿，坐在艾瑞克森那一边的绿色椅子中）

莎莉：嗯，不用很久。

艾瑞克森：好，看着她。（罗莎没有放下跷着的腿。她往后看艾瑞克森，再往下看，接下来又往上看，微笑，然后看看四周）

罗莎：我不觉得要放下跷着的腿。（罗莎耸耸肩）

艾瑞克森：我没说你看来不舒服。没人说你不舒服。（罗莎点头）我只是问这女孩，要让你放下跷着的腿、闭上眼睛进入催眠状态要多久。（罗莎点头称是。停顿。艾瑞克森期待地看着罗莎。对着就在他左边的莎莉说）看着她。（停顿）（罗莎闭上又睁开眼睛）她闭上眼睛，然后又睁开。你要多久才会闭上眼睛然后就一直闭着？（停顿。艾瑞克森看着罗莎。罗莎眨眼）她现在有点不容易睁开眼睛。（罗莎闭上眼睛，咬唇，然后睁开眼睛停顿。莎莉闭上眼睛）她想和我玩游戏，但是输了。（停顿）她不知道她有多接近催眠状态。所以，现在，闭上你的眼睛。现在，继续闭着。（罗莎再一次眨眼，眨得更久）很好，慢慢来。（罗莎再一次眨眼）但是你会闭上眼睛。（罗莎再一次眨眼）一直闭着，更久。（停顿。罗莎闭上眼睛又睁开，再一次闭上眼睛又睁开。）你知道眼睛会闭上。你努力想让它们睁开，却不知道为什么我要一直挑剔你。（罗莎闭上眼又睁开，闭上眼又睁开）就是这样。（闭上眼睛，一直闭着）**就是这样**。现在我要你们看她的合作态度。病患能阻抗，她也会阻抗。我想她会阻抗，利用她的阻抗，能把阻抗形态表现得很清楚。但是她并不知道这些，她会放下跷着的腿，但又要表现她不必然要这么做。很好。当你与病患共事，他们总想依靠一些什么，身为治疗师的你应该让他们去做。（停顿。罗莎在椅子上动了一圈又倾向前，仍然跷着腿）因为病患不是你的奴隶。你想帮他。你不要求他做什么。我们都带着“我不是别人的奴隶，我不必依令行事”的感觉长大。即使他想阻抗他的意志，你用催眠帮他发现他能做些什么。（罗莎睁开眼。莎莉咳嗽。跟罗莎说）现在你对于我的挑剔感觉如何？

罗莎：我只是要看看自己是否能抵挡你所说的。

艾瑞克森：是的。（莎莉咳）

罗莎：我是说我能放下我的腿。（她放下又跷起腿。莎莉在笑和咳嗽。艾瑞克森停顿）

艾瑞克森：我曾告诉你你会放下腿。

罗莎：嗯？

艾瑞克森：我曾告诉你你会放下腿。

罗莎：是的，我能。

莎莉：（咳嗽。这个咳嗽使她必须移动手臂遮住嘴巴。一位男士给了她润喉糖或薄荷之类的，她放进嘴巴，然后张开手臂向艾瑞克森耸耸肩）你曾告诉我我会咳嗽吗？（笑，碰一下艾瑞克森，又咳一次）

艾瑞克森：好，那是个精细的、**迂回**的方式……（莎莉咳嗽并遮住嘴巴）一个精细、聪明、**迂回**的方式来得到控制……她的左手。（莎莉笑并摇头称是）

莎莉：发展一个症状。

艾瑞克森：你摆脱了麻痹的手，你借着咳嗽做到了。（莎莉点头、咳嗽）有效，不是吗？（莎莉笑、咳嗽）你真的不是奴隶。

莎莉：我猜不是。

艾瑞克森：因为你厌倦一直把左手抬在那儿，要怎样才能把手放下——只要咳个够——（莎莉笑）然后你把手放下了。（莎莉叹一口气，笑了）

克里斯廷：我能针对她厌倦把左手抬着问个问题吗？我想，在催眠状态中，不管是在什么奇怪的姿势，通常不会觉得厌倦。这是个误解吗？你的左手一直举在那儿真的会累吗？还是你是清醒的，所以觉得坐成那个姿势很怪异？

莎莉：嗯，我觉得，嗯……我觉得那是一种……或许……只是一个奇怪的感觉和绷紧的觉察，但是，嗯……我或许……我能坐在那儿更久一些。

克里斯廷：你能吗？

莎莉：我觉得我好像能。是啊……坐在那里久一点……

嗯。是有点奇怪，你知道的，我……（艾瑞克森打断，跟罗莎说）

艾瑞克森：你叫卡罗，是吗？

罗莎：什么？

艾瑞克森：你叫卡罗。

罗莎：我的名字吗，不对。

艾瑞克森：那是什么？

罗莎：你想知道我的名字吗？（艾瑞克森点头）罗莎。

艾瑞克森：（疑惑地）罗莎？

罗莎：像玫瑰般。（编注：指Rosa的原意）

艾瑞克森：好，现在我让玫瑰表现出阻抗了，玫瑰完美地表现了阻抗。但在表现出阻抗的同时也表现了默认，因为她的眼睛还是闭着的。你叫什么名字？（对莎莉说）

莎莉：莎莉。

艾瑞克森：莎莉，玫瑰表现阻抗但屈服了。（莎莉笑）莎莉在这儿借咳嗽得到自由，同样也表现了阻抗。（向着罗莎）而你为莎莉做了榜样，让她的手得到自由。

罗莎：我闭上眼睛，因为我想在那个时刻闭着比较容易。此外你一直要我闭上眼睛，所以我说好吧，我就闭上，然后你就会停止要我闭上眼睛。

艾瑞克森：嗯。但是你闭上眼，而莎莉跟随你的阻抗表现，她用咳嗽间接表现。（莎莉笑）聪明的女孩。（莎莉咳，清喉咙）（向着莎莉）现在你要怎么让你的腿自由？（莎莉笑）

莎莉：嗯，我就做些什么。（艾瑞克森等着）好，看着。（莎莉在移动腿之前看看四周。艾瑞克森看着她的腿，等待着）

艾瑞克森：她做了什么？她首先运用视觉线索，寻找一个不同的地方好放下脚。她运用另一个感官过程得到肌肉反应。（向着莎莉）现在你要怎么站起来？

莎莉：这个，我就是站起来。（她先往下看，笑，然后倾向前站了起来）

艾瑞克森：通常需要这么用力吗？（莎莉咳，清喉咙）你确定你吃了一些糖果吗？

莎莉：刚刚？是……还是以前？

艾瑞克森：以前。

莎莉：是啊。但我记得那是个暗示。

艾瑞克森：（向前移动并更靠近莎莉）你想你现在非常清醒吗？

莎莉：（笑）是呀。我想我现在很清醒。

艾瑞克森：非常清醒。你是醒着吗？

莎莉：是的，我是清醒的。

艾瑞克森：你这么确定？

莎莉：（笑）是啊。

（艾瑞克森慢慢地抬起她的右手。她的手紧握，他慢慢松开它，从手腕处抬起

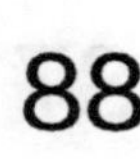

她的左手）

莎莉：它看起来不像是我的。

艾瑞克森：什么？

莎莉：它不是属于我的……当你这么做时。（艾瑞克森抬起她的手臂，让它僵硬地悬空。莎莉笑）

艾瑞克森：你比较不确定自己是不是清醒的了。

莎莉：（笑）是的，比较不确定了。我没经验到什么，喔，重量是在我的右手臂，我的右手臂没有感受到重量。

艾瑞克森：经验到无重量。那回答了你的问题，不是吗？（向克里斯廷说，她问了个有人在催眠中把手臂保持在不舒服姿势的问题。向着莎莉）你能一直保持在那个位置吗？还是它会被抬高到你的脸？（艾瑞克森做了个抬高左手的手势）

莎莉：嗯，我或许能保持这样。

艾瑞克森：看着。我想它会抬高。

莎莉：嗯，不会。（莎莉摇头表示不会）

艾瑞克森：它会稍微地猛然一动就抬高了。（停顿）（莎莉茫然地向前看，然后看着艾瑞克森。她摇头表示不）或许你感受到晃动（jerk）。它正在升高，（莎莉看着她的手）看到那晃动了吗？

莎莉：当你这么说时我感觉到了。

艾瑞克森：嗯？

莎莉：当你提到晃动时我能感觉到。

艾瑞克森：你没有感觉到所有的晃动。

莎莉：嗯。

艾瑞克森：（艾瑞克森借着把她的手指放在手腕，慢慢地逐步压下她的手，然后收回他的手）你阻抗放下来，不是吗？

莎莉：嗯。

艾瑞克森：为什么呢？

莎莉：我觉得保持那样挺好的。（笑）

艾瑞克森：（微笑）是很好……那个样子。

（看着地板）有位年轻人威尔，三十岁，曾是海军陆战队队员，第二次世界大战时在南太平洋服役。他回到家，从来没受过伤。他爸妈很高兴见到他，妈妈决定要好好待他，爸爸也是。所以妈妈告诉他早餐要吃些什么、午餐要吃些什么、晚餐又要吃些什么，告诉他每天该穿什么衣服。爸爸觉得儿子工作太辛苦了，应该有些娱乐，所以要他看《周末邮报》。

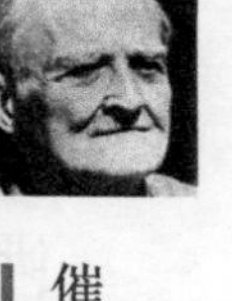

威尔是个乖孩子，依妈妈的指示吃和穿，看爸爸要他看的报道。他是爸妈的乖小孩。但是威尔生病了，不想做爸妈要他做的事。他们真的吩咐他每一件事，他唯一的自由是在二手车厂工作。

他开始发现自己过不了凡布朗街，车厂却在凡布朗街上。他又发现无法开车到中央北路工作，那里有个餐厅叫金鼓槌，有好多窗户，开车经过时他会很害怕，只得绕道几条街。接着他发现自己无法搭电梯和电扶梯，有好多条街都不敢过。

他不喜欢这个样子，只好来找我做治疗。当我发现威尔无法开车经过金鼓槌餐厅时，我跟他说："威尔，来接我和我太太出去吃晚餐，餐厅我来选。"他说："你不会选金鼓槌的。"我说："我们俩是你的客人，你当然要让客人开心，你可不能告诉你的客人哪里不可以去；你该带你的客人去他们想去的地方。"

然后我又跟他说："你怕女人，即使卖二手车时都小心地看着地上，从来不看女人。你怕女人。既然你要接我和我太大出去晚餐，你自己如果有个女伴是再好不过了。我不知道你喜欢什么样的伴，所以告诉我，什么样的女人你不想带出门。”他说：“我不喜欢和漂亮的单身女孩出去。”我说：“漂亮的单身女孩之外呢？”他说：“还有，离了婚的漂亮女孩，那比漂亮的单身女孩糟得多。”我说：“还有其他什么条件的女人你不想带出去？”他说：“我不要和年轻寡妇一起出去。”我最后问他：“如果要带位女伴，你会希望是什么样的？”他说：“喔，如果我必须带位女伴出去，我会希望找位至少八十六岁的。”我说：“那好办，你下星期二晚上六点来我家，准备接我和我太太，以及几位女士一起外出共进晚餐。”威尔说（害怕地）：“我想我办不到。”我说：“威尔，下星期二晚上六点来，你**可以**的”。

威尔准时在星期二晚上六点出现，我们全都盛装以待。汗水从他脸颊流下，他发现自己很难安坐着。我说：“我为你邀请的女士还没到，我们好好享受等她的这段快乐时光。”威尔并不愉快，他坐立不安，一直看着前门，抱着希望地看着我太太，又抱着希望地看着我。我们聊天，最后一位非常漂亮的女孩在迟到二十分钟后出现。威尔看来吃惊又害怕。我为他们介绍彼此：“威尔，来见琪曲。琪曲，威尔要带我们四个人出去吃晚餐。”琪曲高兴地拍手笑着。我说：“琪曲，顺便一问，你结婚几次了？”琪曲回答：“喔，六次。”我问：“你离婚几次了？”她回答：“六次。”（艾瑞克森笑）威尔脸色发白。

我说：“威尔，问问琪曲要到哪儿用餐。”琪曲说：“喔，威尔，我想去中央北路的金鼓槌。”我太太说：“我也是。”我说：“那是家好餐厅，威尔。”威尔发抖。我说：“走吧！要我扶你吗，威尔？”他说：“不用，我自己能走。我怕我会昏倒。”我说：“前门廊有三个台阶向下。别昏倒在台阶上，你会伤了自己。等到了草地再昏倒。”威尔说：“我不要昏倒。也许我能走到车子那。”当他走到车子——我的车，我知道自己要开车——威尔说：“我最好抓着车子。我要昏倒了。”我说：“在这儿昏倒是最完美的了。”琪曲说：“喔，威尔，跟我坐在后座。”威尔颤抖着爬进车子。

到了金鼓槌的停车场，我停在最远的一头。我说：“威尔，你出去后可以昏倒在停车场上。”威尔说：“我不要昏倒在这里。”

琪曲和我太太都下车，我们走向餐厅。沿路我一直指着（艾瑞克森比划着）：“有个好地方可以昏倒。啊，有个好地方可以昏倒……又有个好地方可以昏倒。这是另外一个……”他走到餐厅前门，我说：“你要在门内或在门外昏倒？”他说：“我可不要昏倒在外面。”我说：“那好。咱们进去，你可以昏倒在那里。”

我们走进去时，我说：“威尔，你要哪张桌子？”

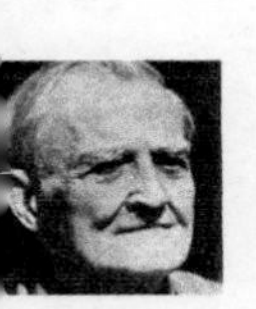

他说：“找张靠近门的。”我说：“在餐厅较远的那一头，有个高出来的包厢，里头有舒适的雅座，我们就坐那儿用餐吧，还可以看到整个餐厅。”威尔说：“可是走到那儿前，我会昏倒。”我说：“没关系，你能（艾瑞克森比划着）昏倒在桌边，或这张桌子，或那张桌子。”威尔走过一张张的桌子。

我太大坐在雅座的一边，琪曲说：“威尔，你走到了。”然后在他旁边坐下。我太太坐在他的另一边，我则坐在外面的位置。威尔坐在雅座中，左右各有一位女士包夹着他。

女服务生进来，问我们要点什么菜，她说的一些事冒犯了我。我严厉地说她，她则很生气地回我。第一件事你们知道的，我们彼此叫骂、咆哮。餐厅中所有的人都转头看我们，威尔很想躲到桌子底下。我太太抓住他的手臂说：“我们最好看着他们。”最后女服务生很生气地走了，换经理来了，想知道有什么麻烦。我又和他起了争端，彼此咆哮。最后他也走了。

女服务生回来说：“你们到底要点什么？”于是我太太点了她要的，我也点了我要的。女服务生转头问琪曲：“请问你要点什么？”琪曲说：“我的绅士朋友要鸡肉，所有的白鸡肉，还要一个烤马铃薯，不要太大，也别太小。他还要酸乳和调味料。至于蔬菜，我看给他来一盘煮熟的胡萝卜，再给他一些硬壳面包卷。”然后她点了自己要的。

整个晚餐，琪曲不断告诉威尔吃些什么，什么又慢一点吃，她监督他所吃的每一口。贝蒂和我享用晚餐，琪曲享用她的晚餐。对威尔那可真是地狱。当他走出去，琪曲说：“威尔，当然该由你付费。威尔，我想你该给这位女服务生一笔小费。这真是顿美好的晚餐，给她……”她指定了小费的数目。当我们走出去，我继续建议威尔：“这是个可以昏倒的好地方。”直到我们走到我车子，他坐进去后，我沿路指出所有他能昏倒的停车位。

回到家时，琪曲说：“威尔，进去和艾瑞克森医生及他太太聊聊吧。”只见她牵着威尔的手臂，拖着他进来了。闲聊后，琪曲说：“我好喜欢跳舞。”威尔得意洋洋地说：“我不会跳舞。”琪曲说：“太好了，我最喜欢教男人跳舞了。即使这儿铺满了地毯……你有唱机，艾瑞克森医生，放些舞曲吧，我要教威尔怎么跳舞。”最后琪曲说：“真的，威尔，你可真是天生舞者，我们去舞厅跳舞，来个愉快的舞蹈之夜吧！”所以威尔不情不愿地走了。他们跳到凌晨三点，然后他送她回家。隔天早上他妈妈准备早餐时，威尔说：“我不要软的煮蛋，我要煎蛋；我不要三片贝果，我要两片吐司、一杯柳橙汁。”他妈妈（轻声）说：“但是威尔……”他说：“不要对我说‘但是’，妈，我知道我要什么。”

那晚他回家后，爸爸跟他说：“我在《周末邮报》上帮你看到一则好报道。”威尔说：“我带了《警察报》回来，我要看《警察报》。”

（向着团体）对外国人来说，《警察报》是……你要怎么形容《警察报》？它很赤裸，《警察报》充斥着叫人毛骨悚然的报道，只描述各种犯罪，尤其是性犯罪。

他爸爸觉得很反感，威尔却说：“下星期我要搬出去住。我要住到自己的公寓去。我要做我想做的事。”

他打电话给琪曲，那个周日他带她出去吃晚餐，之后去跳舞。他们继续交往了三个月。威尔来看我时说：“如果我不再和琪曲约会，会发生什么事？”我说：“她已经离过六次婚，如果你走出她的生命，她会知道怎么办的。”他说：“就这么办。”他不再约她，开始和别的女孩约会。他转介他的姐姐、姐夫和外甥来让我为他们做治疗。

有一天，威尔带着一位年轻女孩出现：“M小姐怕说话，怕出去玩。她只是待在家里，出去上班，可是不说话。下星期我要带M小姐参加一个所有朋友都会参加的宴会，她不要去。我要你让她去。”然后威尔离去。

我说：“M小姐，显然威尔很喜欢你。”她说：“是的，但我怕男人。我怕生。我不要参加宴会，我不知道可以说什么。我就是没办法和陌生人说话。”我说：“M小姐，我知道所有人都会参加那个宴会并交谈，那是他们能做的，可是不会有一位好听众。所以你要成为那晚宴中最有价值的来宾，因为每个人都将有一位聆听者。”

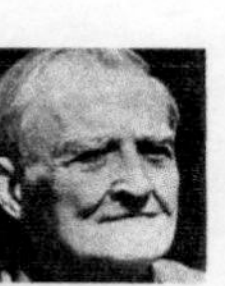

威尔和M小姐结婚了。他飞到优马镇带着M小姐、飞到土桑市带着M小姐、飞到旗杆镇带着M小姐吃晚餐。他搭乘凤凰城所有的电梯和电扶梯。他现在是新车代理的主管。那趟金鼓槌之旅教会威尔走进有电梯或电扶梯的餐厅、药房和建筑物，教会他带女人出门而不会昏倒在任何地方。（艾瑞克森暗自发笑）是**威尔**告诉他妈妈他要吃什么，是**威尔**告诉他爸爸他想要看什么……而且是**威尔**告诉他的父母他要住哪里。

我所做的，不过是安排一次餐厅之旅，安排女服务生和经理跟我的精彩争辩。经理、女服务生和我有段愉快时光，威尔发现他竟然能安然度过，（艾瑞克森笑）也能安然和一位离婚六次的女人相处。他跟那位漂亮、离过六次婚的女孩学跳舞，不必花好几个星期做心理治疗。他需要家庭治疗，但我让威尔自己做。我所做的是，向威尔证明他不会死。（艾瑞克森笑）我这么做时，还真享受了一段好时光。

许多治疗师念书、接案，这星期要做很多这样的事；下星期要用不同的方式做这么多事，一再遵循相同的规则……这星期这么多事，下星期这么多事，这个月这么多事，下个月这么多事。威尔所需要的是发现他能过街，能进餐厅。他曾绕道几个街区的远路，只为了避开餐厅。我指给他看所有能昏倒的好地方，能死……（艾瑞克森笑）但他发现生命实在太美好，而且自己完成了治疗的其他部分。M小姐现在是七个小孩的妈，拥有很好的社交生活，因为每个人都喜欢有个好听众。

你看，我不相信弗洛伊德的精神分析，弗洛伊德确实对精神医学和心理学贡献了很多很好的看法，可是很多看法是精神科医生和心理学者早该发现，而不用等到他来告诉他们的。他也发明了一种宗教叫“精神分析”——那个宗教或治疗适合所有人、所有性别、所有年龄、所有文化，以及所有情境，而那些情境却是弗洛伊德也不知道是什么的情境。精神分析在所有时间适合所有问题，弗洛伊德分析摩西（Moses），我敢以任何赌注打赌，弗洛伊德从来没与摩西有任何形式的接触。他不知道摩西像什么，如何能分析摩西？况且摩西时代的生活远不同于他自己的时代。再说弗洛伊德也想从爱伦坡（Edgar Allen Poe，编者注：1809—1949，英国著名短篇小说家）的著作、信件及报章报道来分析他。依我看，任何医生想要从报章杂志上相关的故事和给朋友的信件来诊断盲肠炎，都应该依法判刑。（艾瑞克森笑）但弗洛伊德从有关爱伦坡的闲话、道听途说和著作分析他。他不知道任何有关这个人的事。弗洛伊德的门徒分析爱丽丝漫游仙境。而爱丽丝漫游仙境纯粹是个虚构故事，但分析师还是分析了。

在弗洛伊德的心理学中，不管你是独子还是十一个小孩中的一个，独子有和十一个小孩中的任何一个一样多的手足对手。即使小孩从来不知他的爸爸是谁，还是有父亲固着（fixation）和母亲固着，也总有口腔固着、肛门固着、恋父情结和恋母情结。这些所谓的事实根本没有什么真正的意义。那只是个宗教。我还是感谢弗洛伊德贡献给精神医学和心理学的概念，他还发现可卡因（cocaine）是眼睛的麻醉剂。

阿德勒学派（Adlerian）的心理学说，所有左撇子比右撇子写得更好。你看，他把他的理论奠基在器官自卑说（organ inferiority）和男性对女性的宰制，却不曾看左撇子和右撇子写下的东西，或分析他们的书写，看谁写得比较好。我可以想到很多右撇子医生……不要说很多——医生写的东西是很可怕的，在我看来，左撇子医生写得和右撇子医生一样可怕。

梅尔（Adolph Meyer，编者注：1866—1950，美国精神科医生）是我很欣赏的一位，他发展了精神疾病的一般理论，只是一个能量的问题。我欣赏每位精神病患都有一定的能量，那能量能用许多种方式表达，可你却不能用能量来对精神病患进行分类。我想我们都应该知道，每个人都是独特的，（莎莉睁开眼又闭上）绝无复制品。三百五十万年来，人类居住在地球，我可以很放心地说没有相同的指纹，没有一模一样的个体。异卵双胞胎的指纹、对疾病的抵抗力、心理结构和人格，全都是非常非常不同的。

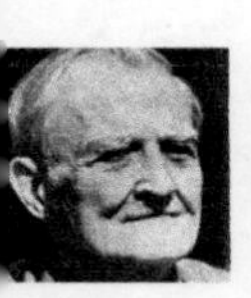

我非常期待罗杰斯学派（Rogerian。编者注：Carl Rogers所代表的人文学派）的治疗师、完形学派的治疗师、沟通分析（TA）治疗师、团体分析师和其他各种学派的分支都能够承认：对某甲适用的方法一定不能用到某乙的身上。我曾治疗过许多状况，总是根据不同的人发展新的疗法。我知道带客人外出晚餐，让客人选择他想吃的，因为我不知道他喜欢什么。人们会穿他们想要的样子。我很确定你们都知道我是穿着我要的样子。（艾瑞克森笑）我认为心理治疗是个体形成的过程（individual process）。

告诉你们我怎么治好那位女孩的尿床问题。那天我没有很多事要做，所以我看了她一个半小时。那真是超出她所需，我知道我的治疗师同仁会花上二、三、四或五年，一位心理分析师可能要花上十年。我记得在精神科时，有一位非常聪明的住院医生想学精神分析，所以他找S医生，一位弗洛伊德的门生。底特律有两位顶尖的精神分析师，B医生和S医生，我们这些不喜欢精神分析的人管B医生叫“教皇”（The Pope），叫S医生为“小耶稣”（Little Jesus）。我那最聪明的住院医生找上“小耶稣”，事实上我的三个住院医生都找他。

第一次的会面中，S医生跟我那最聪明的住院医生说他必须接受六年的治疗性分析，一周五天，再加上另外六年的教学性分析。在第一次会面时，他跟艾利克斯说要十二年，然后他告诉艾利克斯，他太太也需要接受六年的治疗性分析——“小耶稣”从没见过他太太。我的住院医生经历了十二年的精神分析，他太太经历了六年。“小耶稣”告诉他们，要等到他说可以，他们才可以有小孩。而我认为艾利克斯是位非常非常聪明的年轻精神科医生。

S医生说，他做的是和弗洛伊德一样正统的分析。他有三位住院医生，A、B和C，A必须把车停在A停车位，B必须把车停在B停车位，而C必须把车停在C停车位。A在一点来，一点五十分离开。他进来，“小耶稣”跟他握手。他躺在分析椅上，“小耶稣”把他的椅子移到躺椅左边，距艾利克斯的头左约四十五公分、后约三十五公分的距离。当B进来，他从这个门进来，从另一个门离开。他躺在分析椅上，“小耶稣”位在他的左边，距离三十五公分和四十五公分。

所有三位都被分析者用相同的方式治疗——艾利克斯六年、B五年，C五年。我心想这是什么样的犯罪啊！艾利克斯和他太太十分相爱，却被“小耶稣”说要等十二年才能当父母。真是严重的不道德行为。

另一个案例是，十二岁的男孩因为尿床来求治——十二岁、一百八十三公分高，一位大男孩。他父母和他一起来，他们告诉我如何因他的尿床处罚他：在尿湿的床上擦他的脸、不让他吃点心、不让他和同学玩。他们责备他、打他屁股、要他洗自己的床单、自己铺床、从中午十二点起就不准他喝水，可是长到十二岁，乔也尿床十二年，无一日缺席。终于，他爸妈在一月的第一个星期把他带来。我说：“乔，你现在是个大男孩了，我要你听清楚我跟你爸妈说的话。爸爸、妈妈，乔是我的病患，没有人可以干扰我的病患。妈妈，你要洗乔的床单，不能再骂他，不能剥夺他该有的任何东西，不能说任何有关尿床的事。至于你，爸爸，你不能处罚他或剥夺他的权利，你要待他就像他没尿床一样，就像他是个模范儿童。现在让我来跟乔说。”

我把乔引进浅的催眠状态，然后说：“乔，听我说。你一直尿床尿了十二年，要学会睡在干的床上，对每个人来说都需要时间，以你的状况会需要比别人更久一些时间。没关系，你尽管慢慢来。现在是一月的第一个星期，我不认为要你在一个月之内有一张干爽的床是合理的，二月很短，所以我想你要不要在四月一日愚人节时停止尿床。”对一个十二岁小孩的心智来说，在一月第一个星期到三月十七日的圣帕特里克节（Saint Patrick，爱尔兰之守护圣徒），四月的愚人节是很长很长的时间。我说：“乔，你要在圣帕特里克节或愚人节停止尿床，这不关其他人的事，甚至也不是我的事，那是属于你的秘密。”

六月，他妈妈来跟我说：“乔有一张干的床，但我不知道多久了。我只是今天凑巧注意到，有好一阵子，每天早上他的床都是干的。”她不知道乔是从哪天开始没尿床的，我也不知道，可能是在圣帕特里克节，也可能是在愚人节。那是乔的秘密，反正他爸妈直到六月才知道。

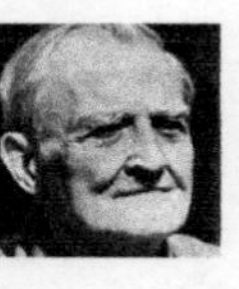

还有另一个十二岁的男孩，也是每晚尿床，尿了十二年，他爸爸很排斥他，甚至不和他说话，他妈妈带他来找我。当他妈妈跟我说故事时，我要吉姆在等候室等。她给了我两则有价值的信息，爸爸曾尿床到十九岁，舅舅也尿床到十八岁。

妈妈很同情儿子，她认为尿床可能是遗传的。我问妈妈：“我和吉姆说话时，我要你在场，仔细听我所说的所有事，还要做我要你做的每件事。吉姆也会做我要他做的每件事。”

我把吉姆叫进来，跟他说：“吉姆，你妈妈跟我说了有关你尿床的事，我知道你想有张干爽的床，那是你必须学的。我知道有一个对你来说有把握的方式，当然，就像其他的学习一样，这并不容易。我知道你很想要一张干爽的床，一定会全力以赴，就像你努力学会写字。现在这是我要求你和你的家人做的。你妈妈说早上七点是全家起床的时间。我已经跟你妈妈说，把闹钟设定在早上五点，她会进来你的房间检查你的床。如果她觉得是湿的，她会叫醒你，然后你们两个去到厨房，打开灯，你开始抄书。你可以自己选书。”他选了《王子与乞丐》。

“妈妈，我知道你喜欢缝补、编织、做百衲被，当吉姆在厨房抄他选的书时，你要陪着他，安静地缝补或编织，或做百衲被，从早上五点到七点。这样就有足够的时间让吉姆穿好衣服，爸爸那时也起床穿好衣服了。然后你准备早餐，开始和其他日子一样的一天。每天早上五点，你检查吉姆的床。如果是湿的，你叫醒他，带他到厨房，一句话也不必说，开始你的针线活，吉姆开始他的抄书。每个星期六，把抄好的东西拿来给我。”

我送吉姆出去，说：“妈妈，你已经听到我说的，有件事我还没说。吉姆只听我说，你要检查他的床，如果是湿的，他就要被叫醒，到厨房抄书。有些早上，吉姆的床会是干的，你安静地回床上睡到七点，然后叫醒他，为睡过头跟他道歉。”

一个星期之内，妈妈发现床是干的，她回到床上继续睡，七点醒来时为睡过头道歉。我在七月的第一个星期看他，到七月最后一个星期，吉姆每晚都有干的床。他妈妈继续道歉而不叫醒他。因为我发出妈妈会检查床铺的信息，如果她发现是湿的，“你会要起床抄书。”仔细看这句子，它意味着：“你妈妈会碰你的床，如果它是湿的，你要起床抄书。”相反的含义是：“如果床是干的，你就不用醒来。”所以一个月之后吉姆有了干的床，他爸爸带他去钓鱼，那是他爸爸最喜爱的活动。若用家庭治疗，就还有些事得做。我要妈妈做针线活，她是有同情心的，当她坐在厨房做女红，吉姆不能把被叫醒抄书当作处罚；事实上他是在学点什么。

吉姆到办公室来看我。我拿出他的抄写，依时间顺序排好。吉姆看着第一页说：“这真可怕，我漏了好多字，又拼错了一些字。甚至漏了整句，这份作业很糟糕。”当我们依时间顺序翻页，吉姆越来越高兴，他的写字进步了，拼字进步了，不再漏字或落句。翻到最后，他十分高兴。在他回学校三个星期后，我打电话问他学校的状况。他说：“你知道吗，真好笑，以前没有人喜欢我，没人要和我玩。我在学校非常不快乐，成绩也不好。现在我是棒球队队长，我的成绩是A和B，不再是D和F。”我所做的是：修正吉姆对自己的看法。

我从没见过吉姆的爸爸，他在不承认自己的儿子好多年后带他去钓鱼。他在学校的不佳表现……其实他发现自己可以写得很好、抄得很好，所以他把那些知识带到学校。他知道自己可以写得很好，因此发现他也擅长游戏和社交。那就是对他的治疗。

另一个男孩刚入学一年：两年前，他的前额有一颗青春痘，他挤它，就像其他有青春痘的小孩——他们必须挤青春痘。肯尼有两年的时间一直挤那颗青春痘，以至于它变成大脓疮。他父母很生气，带他去看医生。医生贴上很紧的绷带，肯尼还是不经意地把手指伸进绷带抠。医生威胁他会得癌症，父母用各种能想出来的方式处罚他：掴他耳光、鞭打他，没收玩具、限制他只能在院子里玩。在学校，肯尼曾得到D和F，老师因此骂他。最后他的父母威胁带他去给一个疯狂医生治疗，肯尼更生气。有时晚餐吃面包和水，冰激凌、甜点或饼干，从没他的份；或是吃冷猪肉罐头和豆子，不是跟姐姐、妈妈或爸爸吃一样的东西。他们跟他说他必须停止抠脓疮，肯尼说他不是故意的，无意间就抠了。他不想被带来看我，所以我到他家出诊。当我进去时，他瞪眼瞧着我。我说："肯尼，你不要我当你的医生，对不对？"肯尼说："当然不要。"我说："我同意你不要我当你的医生，至少听听我跟你爸妈说什么。"

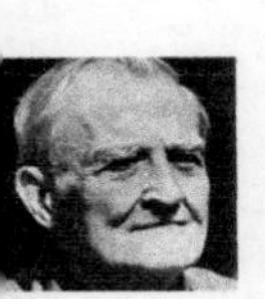

我告诉爸爸妈妈："你们要待肯尼像待他姐姐一样，肯尼要吃和全家人一样的东西。你们要把他的足球、棒球、球棒、弓箭、BB枪、鼓，把所有你们拿走属于他的东西都还给他。肯尼现在是我的病患，由我来做治疗。你们对待肯尼要像父母对子女一般。现在，肯尼，你要做我的病患吗？"肯尼说："当然要。"（笑声）

我说："好，肯尼，你不喜欢前额的疮，我也不喜欢，事实上没人喜欢，所以我要用我的方式治疗它。这会是困难的工作，我想，你会愿意做这个困难的工作。这困难的工作是，每星期写一千次这个句子：'我完全同意艾瑞克森医生，而且我了解一直抠我前额的疮既不聪明、不好，也不令人渴望。'持续四周，每周一千次。"这疮用两个星期的时间治好了。（艾瑞克森微笑）

他的父母说："感谢老天，现在你不必再写那个句子了。"肯尼说：“艾瑞克森医生说过你们不要来干扰我。他说四个星期，我就要做到四个星期。”他做到了，每周带他的抄写来给我看。

四周后我说：“真好，肯尼，我要你从今天起大约一个月后，在星期六打电话给我。”肯尼说好。他来看我，我拿出他依日期排序写下来的东西。他看着第一张说：“这张写得真糟，我拼错字了。我忘了写下所有的字，写得歪七扭八的。”我们一页翻过一页。肯尼睁大了眼说：“我写得愈来愈好了，没错字，没漏字。”我说：“还有件事，肯尼，你在学校的成绩如何？”他说：“上个月不错，我得到A和B，我以前从没拿过A和B。”

（艾瑞克森向上看着卡罗和其他一些团体成员）当你把走岔路的能量转进另一个方向，病患就会痊愈，当然，他的家庭也向前迈一大步，（艾瑞克森笑）包括他的老师也是。

另一个尿床人是十岁的杰瑞，一样每晚尿床。他有个弟弟，八岁，比他还高大强壮，八岁的弟弟从不尿床。

十岁的杰瑞被嘲笑，父母鞭打他，他不吃晚饭就跑了。他们属于一个非常严密的教会，集会大声祈祷杰瑞会停止尿床。他们用各种方式羞辱杰瑞，他必须穿上护罩包住前面和后面，再用带子裹起来，然后说：“我是个尿床人。”杰瑞受过父母能想到的各种处罚，仍旧尿床。

我很小心地质询他们，才发现他们非常笃信宗教，隶属一个严密狭隘观的教会。我要爸妈把杰瑞带到我办公室来。他们来了。爸爸抓着他的一只手，妈妈抓着他的另一只手，把他拖进我的办公室，要他把脸贴在地板上。我送他们出房间，关上门，杰瑞正大呼小叫。

嘶吼终究会力竭，我耐心地等，当杰瑞停止呼号，开始深呼吸，换我嘶吼。杰瑞看起来好吃惊，我说：“我的一轮。现在换你了。”因此杰瑞又呼号一遍。他停顿好换气，换我开始鬼哭狼嚎。就这样，他和我轮流鬼叫，最后我说：“现在该我坐在椅子上。”然后杰瑞坐到另一张椅子上。然后我开始和他谈话。

我说："我知道你喜欢打棒球，你可知道有关棒球的常识？你必须协调你的视力、手臂动作、手部运动还有身体的平衡。那是个科学游戏。你必须靠协调及分工合作来玩棒球——你的眼力和听力，还必须让肌肉保持精准地正确。玩橄榄球时，你需要的只是骨头和肌肉，再蛮力踢开就好了。"他八岁的弟弟玩橄榄球。（艾瑞克森笑）我们谈玩棒球的科学性，杰瑞很高兴我描述玩棒球所涵盖的复杂性的方式。

我知道杰瑞也玩弓箭，我为他示范玩弓箭必须如何精准地运用力量，必须精准地运用眼力，必须注意风向、距离、角度，才能射中红心。"这是个科学游戏。"我跟他说。"弓和箭通常的名称是射箭，科学的名称是toxophily。"我称赞他在棒球和射箭上那么好的表现。

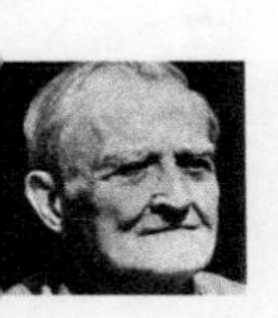

下一个星期六，他没有约定就来找我谈棒球和射箭，又自愿在下一个星期六来。第四个星期六，他来了，得意洋洋地说："妈不能戒掉抽烟的习惯。"这就是所有说过的话。杰瑞中断了他的习惯。（艾瑞克森笑）

后来的小学、高中时光，杰瑞经常过来看我，每周一次，我们讨论各种事情，我从来没跟他说过"尿床"这个词。

我只谈他要谈的，我知道杰瑞想要有张干的床，我称赞他的肌肉控制、视觉协调、感官协调，而他将之运用到其他地方。（艾瑞克森笑）

把病患当作独特的个体来看待。

有个医生爸爸，老婆是护士，六岁小孩杰奇有吸吮大拇指的问题，不吸大拇指时就啃指甲。他们处罚他，打他屁股、不让他吃东西，姐姐玩时他只能坐在椅子上。最后他们告诉小杰奇，他们要找来一位疯狂医生，他会医治疯子。

我到他家时，杰奇握紧拳头瞪着我。我说："杰奇，你爸爸妈妈要我改掉你吸大拇指和啃指甲的习惯。你爸爸妈妈要我做你的医生。我知道你现在不要我做你的医生，所以你先听听，因为我要跟你爸妈说些事情。你仔细听着。"

我转向医生和他太太，说：“有些父母不了解一个小男孩需要做什么，每个六岁小孩都**需要**吸大拇指，也**需要**啃指甲。杰奇，我要你尽你所愿地吸大拇指和啃指甲。你爸妈不会找你的茬。你爸爸是位医生，他知道医生从不干涉另一位医生的病患。而你是我的病患，他不能干扰我怎么处理你。而一位护士绝不会干涉医生。所以别担心，杰奇，你可以吸你的大拇指、啃你的指甲，因为每个六岁小男孩都需要这么做。当然，等你变成一个大小孩，七岁时，就会太大而不能吸大拇指和啃指甲了。”

杰奇的生日再有两个月就到了，两个月的时间对六岁小孩来说几乎是永远。他的生日还很远，远在未来。杰奇同意了。而每个六岁小孩都要变成七岁大小孩。杰奇在他生日前几个星期停止吸大拇指和啃指甲。我只是迎合一个小男孩的理解力。

你的治疗需要个别化，以符合个别病患的需要。（向着莎莉）你是醒着却动弹不得的年轻女士，我想你一直听我说话，就像你仍在催眠状态中。我注意到所有其他人也都一样，即使有好同伴，（向着安娜）而你是最知觉到这个的人。

几点了？

珍：两点五十。

艾瑞克森：两点五十。我昨天问你们是否相信阿拉丁的神灯会有个巨人出现。现在有多少人相信会有个巨人从神灯中冒出来？（向着史都）你知道这个故事，对吧，有关阿拉丁和他的神灯？我有一个阿拉丁神灯，是现代化的。我不用摩擦它，只要把插头插进墙上的插座，巨人就会出现——一个真的巨人。你想我正告诉你一个神话或是一个事实？嗯？

史都：那要看你的巨人像什么而定。

艾瑞克森：这个嘛，她会亲吻，会微笑，会眨眼。你想看看这么美丽的巨人吗？

史都：抱歉，你说什么？

艾瑞克森：你想看这么美丽的巨人吗？

史都：我很想，不过我猜它是你太太。（笑声）

艾瑞克森：不，那不是我太太。

史都：那我想看。

艾瑞克森：那是真的巨人从灯里面出来。（跟安娜说）现在你确定你想看她吗？

安娜：是的。

艾瑞克森：你相信我在跟你说一个事实吗？还是只是想象来的故事？

安娜：我相信你在说一个事实，也相信有花招。

艾瑞克森：花招？你不会称一位漂亮女孩是个花招吧？

安娜：不会，可是，从阿拉丁神灯里面出来，我会。

艾瑞克森：但是记着，她是我的巨人，我不准任何人企图把她带走。我太太可不嫉妒她。

所以，你们要帮我消毒吗？（艾瑞克森指着翻领上的“虫”——麦克风，该拔除了）

艾瑞克森带团体进到他家看阿拉丁神灯和他的收藏品。阿拉丁神灯是一位学生送的礼物——一个女人的全景图（hologram）。里面的灯点亮时，可以看到一个女人的三维图像。观者若绕着全景图走，这女人会眨眼、会微笑，还会给观者一个飞吻。

艾瑞克森很骄傲地向访客展示他的铁木雕刻收集品和各式各样值得纪念的事物。他的印度铁木雕刻品多得几乎挤满了起居室。艾瑞克森有许多有趣的礼物，他会展示给学生看，用这些礼物来继续说明课堂上讨论过的一些心理学原则。

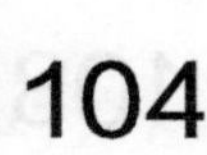

星期三

把自己当做一座花园，让来访者的想法可以在里面滋长、成熟。治疗师真的一点都不重要。让来访者自行思考、自行理解是他的潜能。

（布尔奇，Blinky，是艾瑞克森的儿子用牛骶骨组装的，看起来就像一颗牛头，两个眼睛里头各装了一颗小灯泡，内部放入电子装置，就算把插头拔掉，还能借由储存的电力运作。）

艾瑞克森（对他太太说）：贝蒂，有没有办法把布尔奇打开？

艾太太：好。

艾瑞克森：大家觉得我这位朋友布尔奇怎么样？

史都：看起来好像是一个探头探脑的窥伺者。

艾太太：好了。现在我该把它关掉吗？米尔顿？

艾瑞克森：大家都看这边喔。

注意看。她现在要让布尔奇不闪烁。（布尔奇被关掉后仍继续闪烁）布尔奇的右眼好像比较灵光。（停了一下）

克里斯廷今天早上告诉我，她从催眠状态中醒来后觉得头痛。我想待会儿再来谈这件事，我很高兴你当时没有马上说出来，因为当你着手改变一个人的思想——只要你颠覆他们惯常的思维模式——结果往往都会头痛。

现在，你们或许都没有注意到，但是，进行催眠时，我会如此给予暗示：如果头痛是自然反应，那就让他们头痛。但我也四处布下暗示：他们不会变得惊慌或过分害怕。

（艾瑞克森直接对克里斯廷说）你对于你的头痛觉得如何？

克里斯廷：刚开始非常茫然失措，但是我想起来它是什么时候发生的，它其实之前已经发生了。我归因于自己是头一次体验催眠，那一次我在训练课程中非常失望，因为指导员似乎允许学员说出“催眠结束后启动（post-hypnotic）的暗示”，这和他们的训练并不一致，并且那些受训者对他们所给予暗示的人也不够了解。

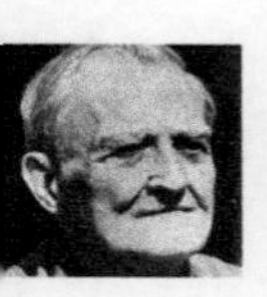

艾瑞克森：我明白。我在“美国临床催眠学会”任教的时候，总是小心翼翼地给暗示……所以任何参加研讨会或工作坊的人不会吃太多苦头，这样子，他们也就不会头痛了。

克里斯廷：可是——我的诠释或许有误——我觉得受训者向其他受训者暗示是越权的。（艾瑞克森点头，面带微笑看着克里斯廷）

克里斯廷：而且我……对于指导员容许这种事发生感到大失所望，甚至有点恼怒。另一方面，因为我本身不是心理学家，困惑之余也不知道自己这样子下判断是否正确。一开始我只是观察，看看别人互相配合的练习，而我想尽办法最后才被催眠。偏偏和我配合练习的人非常迟钝，也许可以说给的尽是荒谬的暗示，我完全无法接受。不过我还是尽量跟随、尽量客客气气地、尽量不要搞砸她的学习经验。我的头痛大概就是这么来的，或许每次催眠我都得经历一次。我不知道。

艾瑞克森：嗯，你再也不用经历那种事了。

除了在农家的成长经验外，我在小学时曾读过农业学，知道轮耕的重要。我向一位老农夫仔细解释其中的道理，他竭尽所能地想要听懂我在讲些什么，我谈到今年在田地种玉米、下一年种燕麦、再下一年则改种苜蓿……依此类推。结果他一个劲儿埋怨我害他头痛不已。（笑）因为他学习改变自己的观念。

后来，上大学，有一年我到某个民族的村落卖书，在那里学到另一件事：轮耕不是个人的责任。父亲会把已成家的儿子和邻居统统找来，大家一起讨论轮耕的重要。然后，在全体村落成员的负责之下，这位农民才能进行轮耕。如果从头到尾全是他一个人，他就头痛了。（微笑）

至于人类行为——我们从孩提时代开始，行为就越来越呆板却不自知。我们以为自己一直很自由，其实不然。我们必须认清这一点。

（低头）现在，在那个村落里——我不会告诉你们是哪个民族，不过他们全务农。为了卖书，我有时会在某个农家过夜。他们总会跟我要饭钱。

好比这一家来说，我过午抵达，提出在他们家吃晚饭的要求。年轻男子正在收割牧草，他的父亲来帮忙。用餐之前，他们先念长长一大段圣经经文，然后又念长长一大段感恩词，接着又是一大段经文。父亲离桌时把手放进口袋，拿出钱包，他说："我吃了两颗中等大小的马铃薯、蘸了一些肉汁，还吃了两片面包、两片肉。"他又说了几样吃掉的食物，自己把费用加一加之后，付给儿子饭钱。

我问他："咦，你放下自己一天的活儿来帮儿子收割牧草，吃一顿饭还得付钱给他啊？"父亲这么回答我："我是帮儿子没错，但是我的肚皮归我自个儿管，所以我付自己的饭钱。"

还有一次，我看见某个年轻人开车经过一名要到镇上的老先生。我认出开车的年轻人，赶紧三步并做两步追上老先生。我问他："你儿子正开车往镇上去呀。你走路得走十五公里，儿子怎么不停下来顺道载你一程呢？"那位父亲说："我这儿子好样的。把车子停下来得多耗汽油，重新发动又得浪费油，那可就不好。绝对不能浪费。"（微笑）

后来，有天早上我和住在一起的那家人共进早餐。享用丰盛的早餐之后，主人走到屋后的门廊。我好奇跟了出去，看见一群小鸡围了过来。男子吐出早餐，让小鸡们啄食。我问他为何那么做，他跟其他许多人一样向我解释道："一旦成家，日子就不同啦，成了家的男人总得吐出他的早餐。"

我得知不久后有场婚礼，预定早上十点半举行。我排了一下行程前往，下了公路，抵达婚礼现场的时候已经十一点了。我发现穿着旧衣旧鞋的新娘子在谷仓里头刷洗，而她的夫婿则在后头那片广达四十亩的田里种玉米。他们结婚那天是星期三，一丁点时间都不能浪费。（微笑）

另外还有一次，我要我的一名精神病学住院医生和一名医科学生跟着我帮入营新兵做心理检查。住院医生跑来找我："有没有搞错啊？我刚刚剔掉十二名农民。他们都很健康，每个人都诉苦每星期会有一次严重的背痛，整天都得待在床上，由六个邻人来帮忙干那天的活儿，因为他自己痛得起不来。"我对他说："你没搞错，你只是碰上某个特殊的族群文化。"

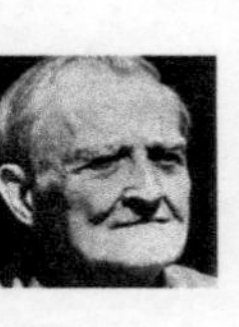

男人知道自己每天要吐出早餐，每个礼拜有一整天躺在床上，让六个邻居帮他干活。我仔细打探过才知道，那个年轻人每个星期也会各拨出一天帮忙其他六名邻居，因为其他人也会有一天背痛不能下床干活。

住院医生纳闷地看着我，我向他解释：他们那一族的人结婚时，会邀集六个邻居，进行缜密、认真的讨论。因为年轻人结了婚，就意味他会在和妻子交欢后的隔天背痛不能下床，其他几位邻人也一样。于是大家说定哪个人配合在哪天和老婆嘿咻，（笑）因为上床后他就不行了。（艾瑞克森一边摇头一边笑）

我发现那名年轻住院医生觉得非常好笑，他非常疼老婆，这件事显然让他心里滋生了乱七八糟的邪念。（艾瑞克森笑）

一切都一成不变地进行。祖先怎么做，儿孙们就照样那么做。那年夏天我从那群人身上学到不少人类学知识。我向来对人类学很感兴趣，认为所有的心理治疗师都应该阅读并知道一些人类学知识，因为不同的族群看待事情有不同的方式。

举个例子来说吧，宾夕法尼亚州艾里（Erie）州立医院曾聘请我去为当地的精神科医生上课——讲授精神科课程。我于星期天到达，住在医院。要去吃晚餐的时候，我表示很乐意和全体员工一道吃。我很喜欢

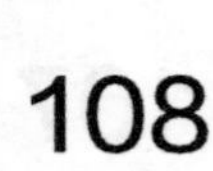

和当时在那儿的所有人见面。

我们到员工餐厅，一位在医院工作的人对另一名同事说："今天是星期五，对吧？"那名同事叹了一声，说"拿去"，（艾瑞克森伸出一只手）把牛排交给同事，然后对女侍说："给我一罐鲑鱼。"不管哪一天，如果有人对他说："今天是星期五吧？"他便不能吃红肉。他是个循规蹈矩的基督徒，而且非常坚持，当有人开口问他："今天是星期五吧？"他就不能吃肉。他的同事想在我面前表演这件事。

人们其实非常、非常不知道变通。各个不同的族群都有可以做、不可以做的事。我到南美洲的委内瑞拉讲学的时候，很好奇会碰到哪些状况。于是我在机场通过翻译，解释我太太和我都是北美人士，无法详知委内瑞拉文化的精髓，可能会犯许多错，希望他们对于我们这些从未接受其社会行为熏陶的北美人多份宽容。

我学到的头一件事情是：不能跟委内瑞拉人面对面说话。对他们而言，所谓面对面说话就是两人紧贴着前胸说话。就像Groucho Marx（译者注：美国早期喜剧片《马克思三兄弟》的其中一位）说的："如果你再靠近我一步，就要跑到我的后背去啦。"（众笑）所以，我很小心地把拐杖拄在前头，（艾瑞克森做出拄着拐杖的姿势）因为自从罹患小儿麻痹之后，我就不会向后退了。而且万一有人推我的胸口，我一定会往后倒，所以我把拐杖挡在前头，让他不能更靠近。

接着我通过翻译告诉主办人，我太太和我会犯许多社会习惯的错误，但是还是希望能有多一点体验。我告诉他们我们想参加一场派对，可以在寻常人家和男女老幼见面。

事后，我才发现，委内瑞拉办派对只让男人参加；女人只参加女人举办的派对；要是儿童举办一场派对，则只有一名大人到场。结果我们参加了一场大人、小孩、男男女女全混在一起的派对，所有人都对我们非常友善。

后来我太太做了一件很糟糕的事。她的西班牙语还算溜，所以她聆听高中学生在激辩基因链——每个基因里头的染色体数目——到底是四十五、四十六，还是四十七时僵持不下，便操西班牙语加入孩子们的讨论，还告诉他们正确的数目。当地许多医生都不知道正确数目，男性的教育水平比女性高。结果居然让一名北美女子告诉孩子连他们父母都不晓得的事。她那么做真是要命。

不知变通。你们所有的病人也都有他们各自的不知变通。（停顿。一名新来的女子随莎莉走进教室。她们大约迟到了二十分钟）你是新来的吧？你得先把这张表填好让我存档。（现在共有十一个人参加今天的课程）

接下来我要向你们讲一个案例，这个案例可以显示人类学知识的重要。（艾瑞克森要史都拿出档案夹。史都将它交给艾瑞克森）

（对新来的女子）呃，新来的，你叫什么名字？

女子：莎拉。

艾瑞克森：李莎拉吗？

莎拉：不是。（众笑）

艾瑞克森：（对席佛德）好，这位德国朋友，我刚刚问她闺名是不是李，李莎拉。你知不知道为什么？

席佛德：不知道。八成是个双关语玩笑，我没听懂。

艾瑞克森：你要不要跟他解释一下？（艾瑞克森要克里斯廷解释）我儿子也叫他的狗李莎拉，（众笑）因为没有人不喜欢她。（众笑。转向莎拉）这和你的经验一样，是吧？

莎拉：还好啦。（艾瑞克森笑）

艾瑞克森：好。几年前我接到一通从马萨诸塞州伍斯特打来的长途电话。一

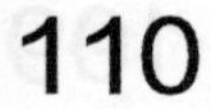

位心理学家说："我这儿有个十六岁男孩。他很聪明，学业成绩也很优异，但是他从会说话以来就有口吃的毛病。他父亲很有钱，雇过一堆精神分析师、心理医生、口语治疗师、心理学家和家庭教师教这个孩子说话，但是他的口吃越来越严重。你肯不肯接这个病人？"我说："我没力气接这种工作。"

一年之后他又找上门，他说："瑞克今年十七岁了，口吃情况比以前更糟糕，拜托你收这个病人好不好？"我说："听起来挺麻烦的，我没那个工夫。"

过了几天他又打了一通电话："我和他父母谈过了，如果你愿意只花一个钟头看看他，他们会把瑞克送到你那儿去。"我问他："他们了不了解一个小时的咨询并不等同于我有任何义务多看一分钟。"他说："我已经向父母解释过了，一个钟头就是一个钟头，他们的要求仅止于此。"我说："如果他们想花钱大老远从马萨诸塞州把瑞克带到这儿来、付我一个钟头的咨询费，那是他们家的事，不干我的事。**我只花一个钟头看他**，不多不少。"

几天后，这个叫瑞克的男孩和他母亲来到我的办公室。我看了那位母亲和瑞克一眼，马上就认出他们的种族。而当瑞克费劲想开口说话，只发出一堆咕咕哝哝的噪声，我根本听不懂他说什么。于是我转向母亲，我看出她是个黎巴嫩人，我要她讲讲他们的家族史。

她告诉我：她和丈夫自幼在黎巴嫩的某个小区长大。我进一步询问她关于那个小区的文化，她一五一十地告诉我。

他们在当地长大，后来移民到马萨诸塞州，两人决定结婚，归化为美国公民。呐，在他们的文化中，男人的地位高出女人甚多，女人的地位则低得不能再低。呐，男人的子女全跟他住，只要他们跟他住，他是个至高无上的独裁者。女儿不受宠爱，他们会想尽办法把她们脱手嫁出去，因为女孩和女人合着只有两回事——干粗活和传宗接代。

头一胎应该生男孩。如果不是男孩，男人会说三遍："我要把你休掉。”就算那个新娘子当初带来百万嫁妆，她的丈夫悉数没收。她只能带走身上穿的衣服和那个女娃儿，从此流落街头自寻生路。因为，头一胎得生男的。

但是身为马萨诸塞州的公民，他不能对他太太说“我要把你休掉”，而必须忍气吞声，接受头胎是女孩这个奇耻大辱。结果第二胎还是女孩，这下子他更觉得颜面彻底扫地。但是他啥都不能做——他已经归化为美国公民了。

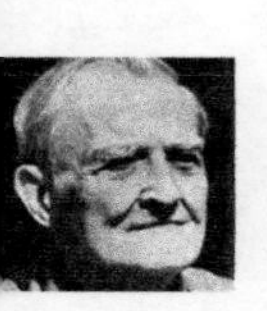

瑞克是第三个孩子。他至少必须长得像父亲：高挑、修长、清瘦。结果，瑞克天生短小精悍，身高一百七十八公分。他父亲是一百八十三公分的瘦高身材。于是瑞克也成了一个耻辱，不只因为他是第三胎，也因为长得不像父亲。

父亲的话就是法律，孩子们稍稍长大便得分担家中和店内的工作，父亲隔三差五给他们小钱，偶尔只给一角。他的儿女简直就是做白工，而且工作方式仍然沿袭那个黎巴嫩地区的良好、古老模式。

瑞克从学会开口说话便一直口吃至今。不管非常富有的父亲怎么花钱雇多少精神分析师、心理学家、口语治疗师、家庭教师和用各式各样的补救措施，他依旧口吃。以上就是母亲告诉我的情形。

我对母亲说：“在两个条件之下，我愿意再多花几个钟头看瑞克。你可以去租一辆车在亚利桑那州凤凰城四处蹓蹓，想看什么就去看什么。记住喔，我是男人。”当我告诉她“可以做什么”的时候，她不可违逆，只有乖乖照做的份儿。（艾瑞克森伸出左手指着克里斯廷，略微修正了语气）“不过，当你开车兜风的时候，不管在任何情况之下，绝对不能和另一名黎巴嫩人交谈，因为凤凰城内有个黎巴嫩小区。”她好不容易……答应了。

我接着说：“还有另一个条件。我有个开花店和苗圃的朋友。我现在打电话给这位朋友，我要你注意听我和她在电话中的交谈。”她从我的话里头知道这个朋友是女的。

于是我拨了电话给我的朋友明妮。我说："明妮，我这儿有个十七岁男孩，是我的病患。这个孩子每天会在你方便的时间去你的花店或苗圃，我要你直接使唤他，叫他做最肮脏的工作。他到的时候你会认得。"

明妮是黎巴嫩人，我曾经治疗过她两个兄弟，所以明妮一听就明白了我的意思。

"他要工作两个钟头，你不必付任何酬劳给他，即便只是一朵枯萎的花。我要他干最肮脏的工作。当他到你那儿，你一定认得。你不必和他打招呼，啥都甭说，直接派他去干活。"任何出身自那个社群、稍具自尊的黎巴嫩人都不会在女人手底下干活——简直是颜面扫地。至于肮脏的差事，那只适合女人干。

我后来探听了一下。瑞克真的去了。明妮派给他的工作，大多是用手搅拌粪肥和土壤的差事。明妮了解我的用意，从不和他说话。瑞克每天总是准时乖乖报到，做满两个钟头后离开。没有人和他道再见，没有人和他说半句话。每个黎巴嫩女人都必须毕恭毕敬地向男人打躬作揖，讲话也总得客客气气地。这会儿瑞克被当作粪土对待。我查了瑞克，他每天工作两小时、一星期七天，而且没见任何黎巴嫩人。

在那期间，我偶尔见见瑞克。我非常小心地询问母亲关于他和他姐姐们的事，还有他们住在伍斯特哪里等等，只是让我有多一些背景认识。等我看过瑞克几次（每次一个钟头）之后，我对母亲说："我要你帮瑞克租间临时公寓，为他开个账户。办妥之后，你立刻搭第一班飞机回伍斯特。"母亲说："我想他父亲一定不会答应。"（艾瑞克森望向克里斯廷）我说："女人，我不允许任何人干扰我的病人。马上去给我办妥。"这下子她明白她是和男人说话。她租下一间公寓，帮他开了账户，当天便回马萨诸塞州去了。

等瑞克来的时候，我说："瑞克，我一直仔细聆听你说话。你每次开口弄出的噪声把我搞得糊里糊涂。我会再见你两次，因为我渐渐知道哪里出了问题。”等到我见他总共十四小时之后，我说：“瑞克，我仔细听过你说话。从你一岁起就不断听人家说你口吃。你听精神分析师这么说，心理医生这么说，各种医学专家这么说，老师、口语治疗师、心理学家、家庭教师和其他人全都这么说。”我说：“可是瑞克，仔细听过你说话后，我不相信你有口吃的毛病。明天，我要你带两张纸来。你从一到十把数字写下来，还要写下字母。然后你还要自定义题目写一篇作文，明天拿来交给我。那可以证明你并没有口吃的毛病。”听到我说他没口吃，他显出吃惊的神色。

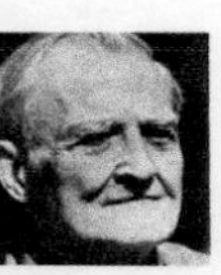

隔天他带着两张纸来了。我只拿其中一张给你们看。上头的下划线是我画的。我画下划线是为了让学生了解为何这能证明他并不口吃。你们只需看一眼，用不着比这样子还久，（看着那张纸短短几秒后，传给坐在他左手边绿色椅子上的安娜）你们就会明白瑞克没有口吃。

不过，我还是抱着企图，希望有人能够看着这张纸，说出：“没错，瑞克没有口吃。”（对安娜）你看那么久，都够写一篇论文了，但你还是没看懂，传给下一个。（对下一个，珊蒂）你可别写论文喔。

安娜：有了，我想我懂了。

艾瑞克森：（点点头）往下传。（所有组员——传阅那张纸。对安娜说）你说说看，为什么它能证明瑞克并没有口吃。

瑞克的作业

9876543210

zyxwvutsrqponmlkjih

gfedcba

我的生命使

我之道我会口几还有领外衣个原因，我门还没友讨轮过它。总之我之道。这个圆因纸是很少的一个，可事你野许会觉得这个圆因对我的口几一电帮助也媒有。

童年时期，直到时岁四年几的时候，我看起来很胏。我的提重呼土又呼下的。我悔拿死磅或是二十磅，接着我悔剪肥，怒力减少一些提重。就算真的达到目标，我还悔决定继续剪肥。我发现党自己警张火势沮丧时，我地体重就会曾加，因为我就悔。

9876543210

zyxwvutsrqponmlkjih

gfedcba

Life Histoyr

I fele that theer is anothre reason fro my Stuttergin. which ew have ton vet discussde. I fele. however, thta this reanos is only a minor one. Yte, you mya feel that this reanos did ton contribute ot my suttergin at lla.

During my childhood, until around teh fourth graed, I saw very taf. Even won my wiegth goes pu and donw. I lliw gain net or twenty pounds, then 1 wlli go on a deit,and tyr to lose some weigth. Even won, I hvea decided ot go no a deit. I notice that whne I ma nervouse ro upset, ym weight ~~(inereasea) (inereasea)~~ increases, because then I.

安娜：我很愿意告诉你我的想法。他书写的方式是从右到左，而不是从左到右。因此，或许在他的思维和认知当中不知不觉将两者搞混了，以致产生了某种混淆。我说的有没有道理？

艾瑞克森：这就是你的想法？

安娜：是的。

艾瑞克森：那你想错了。

安娜：错了？

克里斯廷：是不是和他的阿拉伯出身有关？因为他们写字是从右到左？

艾瑞克森：不对。

席佛德：你不是告诉他写两页来证明他并没有口吃？

艾瑞克森：我要他从一到十写出数字、字母和两页自定义题目的作文。我看了一眼，对他说："这就对了，瑞克，你根本没有口吃。瑞克，我让你自己看看哪儿出了问题。"（艾瑞克森拿起一本书开始念）"生命"，"爱"，"是"，"一个"，"工作"，"是"、"的"，"两者"，"利益"，"这个"，"去"，"责任"，"面对"，"我的"，"它"，"去"，"反应"，"他"。你听见我说的每一个字或词，但是根本没有意义，对不对？

（艾瑞克森看着瑞克写的东西）我们来看看他写了些什么。我给他的指示是：从一到十写出数字。他怎么答复？"九、八、七、六、五、四、三、二、一、零。"那些是数字符号，并非从一到十的数字。所以他没有搞懂我的指示，也没有针对我的要求做出正确响应。我要他写下字母。他写出所有的字母，却不是按照字母顺序。同样地，他没搞懂我的指示，也没有做出正确响应。接着，在这篇作文中每隔一个（注意是**每隔一个**）字就拼错一个字，他怎么拼错？字尾的两个字母颠倒。

他出身自黎巴嫩双亲家庭。那是这个家庭的第一部分，他们没有问题。在他前面还有两个姐姐，照理说在家中应该有两个翻转。但是你不能翻转它。

我向瑞克解释这情形之后说："以下是对你的疗法，瑞克。我要你随便去拿一本书，从最后一个字往前朗诵到最前面一个字，那可以让你练习讲出没有意义的句子。就像我刚刚念的一样，你需要练习念字。颠倒着念书，一个字接一个字、从最后一个字到最前面一个字。你就能练习念字。

"还有一件事，瑞克。你出身自一个黎巴嫩文化占优势地位的家庭。倒不是说黎巴嫩文化有什么问题、差池。对黎巴嫩人来说没问题。但是你和你的姐姐是土生土长的美国人，你们的文化是美国式的，你们是美国一级公民；你们的父母是二级公民。这并不是贬低他们，他们已经尽了力。所以你可以尊重黎巴嫩文化，但是那不是你的文化。你的文化是美国文化。

"你是个十七岁的美国男孩。你在父亲的商店工作。他给你小钱，隔三差五只给一角。黎巴嫩男孩做白工，只要父亲怎么吩咐就怎么干活。但是你不是黎巴嫩男孩，你是美国男孩。你的姐姐们是美国女孩。在美国文化之中，你是个大男孩，一个十七岁的美国大男孩。你比其他店员都更了解你父亲的店。告诉你父亲：你很乐意在他的店里工作，但是你希望能领一份美国员工该有的薪资。

"还有，你的父母有权要你住在家里，你则有权利自付房间、住宿和清洗衣物的开销。这才是美国人的做法。我要你向你的姐姐解释这些。

"现在你出身自黎巴嫩文化的父母认为美国法律说你们年满十六岁便可以不用再上学。每个年轻的美国女孩都有权利，只要她父母有钱，便能随自己高兴上大学。那是她们身为美国人的权利、文化的权利。你向你的姐姐们详细说明，让她们了解**她们是**美国人、土生土长的美国公民、享有天赋的美国文化。

“现在，瑞克，由于生活在一个黎巴嫩家庭里，你被教导怎么思考、何时思考，也左右你思考的方向。但是你是一个美国人。（艾瑞克森好像注视着克里斯廷）美国人可以随自己高兴怎么思考。现在我要你先读最后一章，然后坐下来好好想一想，用猜的也好，揣摩前一章的内容。天南地北地想，然后再读倒数第二章，看看你猜错了多少；你一定会猜错许多地方。当你读倒数第二章的时候，再想想前一章写了些什么，这么一来，当你从最后一章倒着往回读到第一章，同时不断揣想、臆测，然后验证，你就可以学会如何全方位思考。

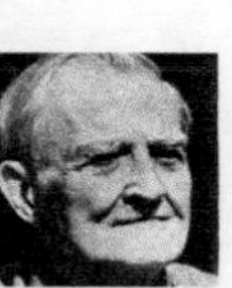

“还有，瑞克，你还该学其他东西：一名好作者的故事有一个情节，他根据人类思考、行为，将它原原本本、一丝不苟地传达出来。我现在要告诉你我自己的经验。我以前读托马斯·曼（Thomas Mam）的《魔山》（*The Magic Mountain*），读到第五十页的时候，我就知道书中的主要人物Hans Castorp会自杀。我越往下读，越确定Hans会自杀，我也知道他会尝试许多不同的方式，但是都没成功。最后我终于了解，没错，他会自杀，但是他会以社会认可的方式自杀。瑞克，我必须读完一整本书才会知道他如何以社会认可的方式自杀。

“还有另一件事和阅读也有关——厄尼斯·海明威（Ernest Hemingway，1899—1961）是一位优秀的作家。当我阅读他的《战地钟声》（*For Whom the Bell Tolls*）时，里头有一小段情节讲述一个非常不起眼、大约只出现一两页的角色违反了某些心理背景。就在那时候，我知道海明威在此处巧妙地安插了一个伏笔，这位优秀作家将会让这个小角色再度出现在故事中、违反同样的心理背景。

“现在，瑞克，对你的治疗就是尊敬你的父母；认知美国文化适合你、适合你的姐姐们；还有全方位的自由思考。”

瑞克若有所思地离开了。一两天之后我收到那位将他转介来的心理学家打来的电话。他是瑞克头一个去见的人，他告诉我瑞克好了九成。

瑞克写了许多信给我，就好像写给他的父亲。我的回信则极力避免任何看起来像父辈的语法，反而像是回信给一位高中朋友。

去年圣诞节，瑞克来看我。他说话清晰、轻松、舒适。他父亲希望他上耶鲁或哈佛，但是他就像任何美国孩子一样，自行选择了另一所大学。他父亲要他念商业管理。瑞克说："我晓得企业界的大经理们不会录用我。我去上了一个学期，不喜欢，所以放弃了。我对于化学和心理学比较感兴趣。"

上了三年大学之后，他才开始思索："任何美国男孩应该至少分担一部分大学学费。嗯，今年，我已经上了三年大学，我决定休学。马萨诸塞州的就业环境很贫瘠。我打算接受父亲店里的职位，毕竟我比其他雇员都更熟悉这家店，而我打算领一笔美国薪资。我也要负担自己的住宿、房租和洗衣费，买自己的衣物，并开始存钱来付大学四年级的学费。然后我也许会休学，先赚钱再去念研究生院。"

我说："很好，瑞克。那你的姐姐呢？"他说："我和姐姐讨论过这些事情，她们也同意，她们是土生土长的美国人，要活得像美国人。所以她们年满十六岁时并没有中断学业。其中一位已经大学毕业，现在自己住在外面，担任教职。我明白，依照黎巴嫩习俗，未婚女子应该与父母同住。我的姐姐是美国人，她一个人住，也喜欢教书。另一位姐姐后来进了大学，大学教育并不能满足她，所以她又进了研究生院，现在是执业律师。"

（对团体说）我不晓得他的父母对我有何看法，但我知道他们有三个光耀门楣的儿女。你们要称呼为家庭治疗亦无不可。

对母亲的治疗是："女人，你听到我说的话了。快去办妥。"（微笑着对克里斯廷作势）现在，我知道了黎巴嫩文化。在黎巴嫩有各式各样的文化、各式各样的族群，基督徒、穆斯林、所罗亚斯德教派

（Zoroastrian）等等。

但是重要的是：面对你的父母，不要动摇你的想法。

虽然黎巴嫩人从右到左书写，但瑞克是在美国出生。在美国都是从左到右书写，而且你大声地说出自己的想法，你自由地思考。这才是重要的事……认知到一切都与父母有关。

当然，由于先前治疗过明妮的两个兄弟，我学到许许多多关于黎巴嫩人的事。她那两个黎巴嫩兄弟现在都很尊敬明妮，把她当成能干的职业妇女，同时也是和他们平起平坐的美国公民。

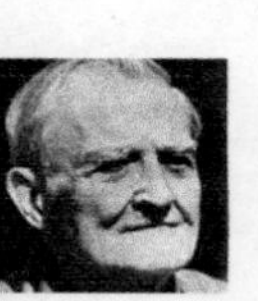

呐，你们之中有多少人试过从尾到头阅读一本书、和作者斗智？我认为每个人都该这么做。我读了《凯恩舰叛变记》（*The Caine Mutiny*。编者注：Herman Wouk的小说，1952年普利策文学奖得奖作品，描述第二次世界大战太平洋上，一艘由一位神经质舰长率领的凯恩舰所发生的叛变）的头几章之后，对我太太说："我晓得桂格船长的下场了。"这真是一本够厚的书。

有一本书叫作《梦魇暗巷》（*Nightmare Alley*。编者注：William L. Gresham 1946年的作品。描述一位巡回演出的魔术师如何爬升到上流社会继续行骗，又如何摔下人生舞台），描写美国的嘉年华会——就是那种全国各地到处都有的庸俗嘉年华会。我女儿贝蒂·爱莉丝读了那本书，推荐给她母亲，两人同时推荐我看。我读了头一页，问她们两人："你们读到哪里才知道故事结局？"两个人都说："读到最后呀。"我说："读头一页就知道了。"整本书的结尾就在头一页。《梦魇暗巷》很详实地阐释了嘉年华会的样子、诈骗术如何进行。我希望你们所有人哪天都能读读《梦魇暗巷》，充实自己的常识。我认为每一名治疗师都应该阅读这本书。

（此处艾瑞克森讨论了近来心理治疗盛行的弊端，然后继续说）我认为任何具理论基础的心理治疗都是错误的，因为每个人都各不相同。

你不会邀请某人上饭店吃饭还告诉他该吃什么。你希望客人能自行选择他要吃什么。如果你想取悦你的客人，就算自己不喜欢音乐，会不准他听音乐，强迫他观赏西部表演吗？如果你真的想取悦你的客人，你会弄清楚他想看什么。

只要你考虑到心理治疗，就要考虑到你的病人。

瑞克是黎巴嫩人生的美国人，他父母直到成年都是黎巴嫩人。他父母在马萨诸塞州结婚并归化为美国公民。马萨诸塞州文化和黎巴嫩文化非常不一样。他们是成年人。

好了，这就是瑞克的故事。（艾瑞克森叫一名学员帮他将卷宗放回架上）

接下来我要再报告另一个案例。昨天，我指出摆在客厅时钟上头那个苹果娃娃。（昨日课程的屋内参观时）

我接到一通从加拿大打来的电话。一名女人的声音说："我是一名医学博士，我丈夫也是；我们有五个儿女，中间那个孩子是女孩，十四岁，现在因为神经性厌食症住在医院里。过去这五个月间，她又掉了两公斤，现在只有二十七公斤。我先生和我知道她再饿下去就要没命了。她已经试过静脉喂食、插管喂食、直肠灌食，以及好言相劝，统统不管用。"神经性厌食症通常发生在十几岁的少女身上，成年男子与成年女子也有可能发生。这是一种疾病，心理上的疾病，这种疾病和宗教、上帝、耶稣、圣母，以及某些自愿挨饿舍身的圣人或宗教人士有关。他们认为自己每天只需进食一块苏打饼和一杯水就够了。

我在这家医院看过至少五十名神经性厌食症案例身亡。医生们都尽了全力，秉持医德，采取适当的医疗手段拯救他们的生命。

我记得一个案例，一名不到二十七公斤的十四岁女孩。临床专业人员动怒到失去了专业态度，甚至认为可以借由激怒这名女孩迫使她进食并改变行为。他叫护士剥光她的衣服，要员工在她身上仔细端详，那女孩呆立着，脸不红气不喘，眼睛眨也不眨，就像站在距离所有活人一两百公里外的完全黑暗处，她丝毫不觉得羞赧，完全不以为然。

他们的家庭情感关联……我不知道该怎么专业地形容，总之，他们都很温顺、和善。他们从不做错事，也都会表示歉意，但就是不吃东西。他们看不见自己成了皮包骨。

一名中等身高、体重不到二十七公斤的十四岁女孩，看起来当然很恐怖。但是一般说来，当大多数专业团体试图以专业手法及适当的态度对患者进行治疗时，对此又是睁一只眼闭一只眼，任由神经性厌食症患者活活饿死。

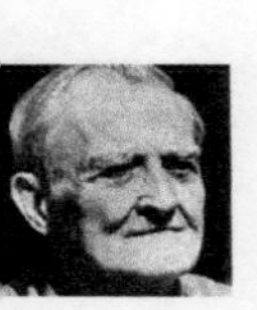

她母亲读了海利记述我技巧的那本《不寻常的治疗》（*Uncommon Therapy*）之后说："我先生和我都认为，如果有人能够治好我女儿，非你莫属。"我对她说："先让我好好想两天再打电话给我。"我反复思索了整件事，当她又打电话来的时候，我要她带女儿到凤凰城找我。

母亲和芭比来了。芭比是个非常乖巧、开朗、聪慧的女孩，除了每天只吃一块苏打饼，只喝一杯水。我开始询问芭比，问她多伦多家的门牌号码，母亲帮她回答了。我问芭比家在哪条街上，母亲帮她回答了。我问芭比上哪间学校，母亲帮她回答了。我问芭比学校在哪条街上，母亲也帮她答了。我这样子进行了两天，母亲回答了每一道问题。

到了第三天，母亲进门时不断抱怨："过去这三天我都没怎么睡，因为芭比彻夜啜泣，我根本睡不着。"我看着芭比，芭比说："嗯，我并不知道我害妈妈不能睡。对不起。"我说："呐，芭比，光道歉还不够。就算你不是故意要害你妈妈睡不着觉，我认为你还是得因为害妈妈睡不着而受惩罚。"芭比说："我也这么认为。"

于是我暗中交代母亲怎么惩罚芭比。我告诉母亲："炒颗蛋给芭比吃作为惩罚。"结果母亲炒了两颗蛋，惩罚芭比吃下去。芭比认为那是惩罚，但我认为她的消化系统以为那是食物。（艾瑞克森微笑）我如此这般地扰乱芭比的生理机能，而她则自愿接受处罚。这下子，在头两个星期之内，芭比便增加了快一公斤，期间掉了一半又补了回来。

喔，第三天当我私下交代母亲怎么处罚芭比的时候，我对母亲说："每次我问芭比问题，你就帮她回答。举例来说，我刚刚问芭比最后一道问题，也被你代答了。现在我要你了解一件事。我问芭比问题就是要她回答，从现在开始，母亲，闭上你的嘴。"（艾瑞克森左手用力一扬）

你们想象得到芭比看着一名陌生人当面叫她母亲闭嘴，她起了怎样的反应？这在芭比心中激起了情绪反应，从此她对母亲说话的心情也不一样了。后来当我询问芭比问题，还是折腾了好一阵子才让母亲学会把嘴巴闭上。

我治疗芭比的方法是对她讲短篇故事，各种隐晦、悬疑的故事，错综复杂的故事，无聊的故事。我对她讲各式各样的故事和极短篇。举例来说，我告诉芭比我的母亲在一间富丽堂皇的木屋里诞生。芭比来自一个富裕的家庭。她从未看过甚至没听过身边的人在富丽堂皇的木屋里诞生。（对全体）虽然你们全部都受过大学教育，我认为你们也不晓得富丽堂皇的木屋是什么东西。

富丽堂皇的木屋就是一间木屋，四面墙由木头架成，地板铺上板子——木板。接着我哭丧着脸告诉芭比，我也是在木屋里出生。那是一间寻常、普通的木屋，只是位于内华达山脉鞍部某矿区的一间木屋。三面墙由木头架成，另一面墙就是山壁，脚下踩着的是泥土。

我告诉她我的母亲当时经营一家民宿，供矿场不时来来去去的矿工寄宿。她从威斯康星州去到那，我的父亲就是矿场老板，他邀我的母亲离开威斯康星州到内华达州负责民宿。我的母亲发现她的头一桩任务便是：准备周全的日用杂货——盐巴、胡椒、肉桂、酵母、面粉、好几磅的脱水苹果、腌牛肉、腌猪肉……所有足够应付接下来六个月所需的食物，因为卖杂货的贩子随二十匹骡车队每年只来两趟。经营民宿，补给可不能用完。

（对全体）现在你们可以想象一下那有多难，曾经自己煮过饭的人都会晓得，光一个星期就得准备多少东西了。这件事让芭比很惊讶，因为在她患病前母亲教她许多烹饪的事。芭比对这则故事非常感兴趣。

接下来我告诉她关于我母亲的另一则真实故事：她生前和我父亲结婚七十三载，却当了三个小时寡妇。这件事吸引了芭比极大的注意力，你怎么能够和一个男人结婚七十三年，却只当三个钟头寡妇。我告诉她这个故事。在我父亲带领的矿班之中，有个矿工叫“坏人”索尔。那年头，每个人身上都带着一把左轮枪，挂着弹药皮带。“坏人”索尔声名狼藉，总在暗处放枪杀人，每杀一个人就在枪柄上刻一道痕，却始终逍遥法外，因为从来没有人目击他作案……只找得到尸体。

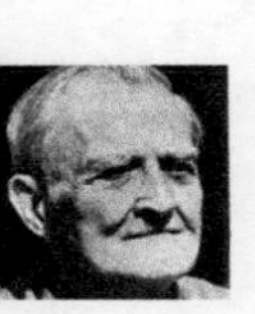

某个星期一早上，“坏人”索尔醉醺醺地上工。我父亲说：“索尔，你喝成这副德性，进坑干不了活儿。先去睡一觉再说。”索尔听完打算对父亲拔枪，但是我父亲是个快枪手。他说：“索尔，你烂醉如泥，根本甭想对我放枪。”于是索尔提议要和他空拳单挑。我父亲说：“你醉成这样子，拳头也握不紧啦。快快去睡一觉。还有，你下回要是再敢喝了酒上工，就等着被开除吧。”

隔了一个星期，索尔又喝得醉醺醺地来了。所有的矿工都围着看我父亲怎么处置。我父亲说：“索尔，我上星期一就告诉过你了，你要是敢再喝酒上工就会被开除。去记时员那儿，领你的薪水，快撇。”（对克里斯廷）“撇”的意思就是滚蛋、（笑）滚得远远的。

索尔正打算掏枪，我父亲说：“你烂醉如泥，根本甭想对我放枪。你醉成这样子，根本不能和我打架。领完你的薪水后快撇。”

矿场距离我母亲、我姐姐和妹妹居住的木屋非常远。后来，索尔满山乱逛，任何爬过山的人都晓得那有多费劲儿。等到索尔来到小木屋的时候，已经醒得差不多了。他问我母亲：“艾瑞克森太太，你丈夫今晚六点会在哪儿？”我母亲不疑有他：“嗯，艾柏特得去戴维峡谷办点事，办完了会在六点钟回家。”索尔说：“你六点的时候会成为寡妇。”

我母亲冲进屋里，打算拿来福枪把索尔毙了。等她走出木屋，索尔已经不晓得躲到哪个大石头后面去了，（艾瑞克森摆出姿势）她觉得非常为难，他可能正好不紧不慢地拿枪瞄准她，而她却看不到他躲在哪儿。于是她赶紧进屋，把来复枪挂回墙上。

将近六点，我母亲把晚餐放在炉子上保温。到了六点、过了六点半、六点四十五、七点、七点半、八点、八点十五分、八点半、八点三十五、八点四十、八点四十五、八点五十、八点五十五、九点。就在九点过了几分钟的时候，我父亲进门了。我母亲端出热腾腾的饭菜摆在桌上，她说：“艾柏特，你怎么搞的，这么晚才到家？”我父亲说：“我迷了路，只好沿着佛罗伦萨峡谷回来。”我母亲突然涕泪纵横地说：“我真高兴你迷了路。”

我父亲说：“女人，我在山里头迷了路你高兴个什么劲儿？干嘛哭啊？”母亲告诉他“坏人”索尔的事。我父亲听了说：“把饭放到炉子上保温。”他抄起左轮枪，摸黑直奔戴维峡谷去和“坏人”索尔决斗。过了几分钟之后他回到木屋，满脸不好意思：“我真是傻瓜，居然以为索尔会在那儿等着杀我。他这会儿也许早就逃出州界了哩。”（艾瑞克森笑）

芭比非常喜欢这个故事。接着我告诉她我母亲怎样在六个月前预备补给品。当然，每餐都吃派，所有的矿工吃腻了干巴巴的苹果派，看了都想吐，于是有一天我母亲决定要好好款待大家，她用玉米粉做了蛋奶酱，里头加进一大堆肉桂让颜色变深。等她端上肉桂派，大伙儿都很喜欢。直至今日这都是我最爱吃的派。我太太和女儿现在都还依照原始配方如法炮制。

光听我对芭比讲故事，她母亲烦得要死。最后，列席的密歇根州精神科医生鲍勃·皮尔森（Bob Pearson）说：“我很愿意乖乖坐着听你不断对她讲故事。你一再让那个可怜的女孩的心情跌跌宕宕。我对结果实在捏一把冷汗。”我说：“那个女孩的情绪需要运动运动。”

她家非常有钱，常常到阿卡波卡、墨西哥市、巴哈马群岛、波多黎各、伦敦、维也纳或巴黎度假。他们喜欢旅行。过了大约两个星期之后——我并没有天天见芭比，太忙了——她母亲说：“芭比从没看过大峡谷。我们可不可以休息几天去瞧瞧大峡谷？”我说：“这主意听起来挺棒的。”

我问芭比的意下如何，并告诉她我是医生，本来就该照顾她的健康：“这就是你母亲带你来找我的原因。我要你了解我的医学权威。就我目前所见，你的健康一点问题也没有。不过，我是个医学博士，为了照顾好你的健康，我有义务面面俱到。我现在想到能在医疗上为你做到的唯一的事是：你一定要每天刷牙两次，每天刷牙龈两次。”芭比答应一定会做到。

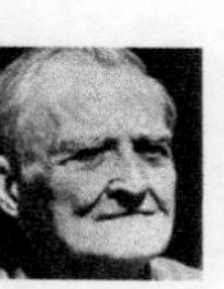

我说：“还有，你应该用漱口液把嘴巴冲干净，这样子才不会把牙膏吞下去。漱口液就是漱口水，你也不该吞下去。现在我要你承诺每天一定要刷两次牙，每天使用两次漱口液。”芭比信誓旦旦地向我保证她一定会每天刷两次牙、使用两次漱口液。我告诉芭比：“至于牙膏，任何一种高档牙膏都没问题。但是漱口液应该使用纯鱼肝油。”

（对全体）你们当中要是有人尝过纯鱼肝油，保证这辈子不想再看它一眼。但是芭比却乖乖地用纯鱼肝油漱口。我想你们全晓得用纯鱼肝油漱口的后果，巴不得赶紧拿沙士再漱一次，因为那味道实在太难闻了。

这就是芭比，矢志虔诚。她已经郑重向我保证过，只能乖乖照办。由于非常认真，她必须遵守承诺。我告诉她母亲买一瓶八盎司的纯鱼肝油。她母亲提及参观大峡谷，同意之余我提及流星陨石坑（Metor Crater）、化石林（the Petrified Forest）、彩绘沙漠（Painted Desert）、落日火山（Sunset Crater），以及其他几个景点。我再三叮咛芭比一定要记得带漱口液，嘱咐母亲提醒芭比一定要带。我对母亲说：“最后一次向她提漱口液的事后，你不会察觉漱口液不见了。”我了解十四岁是怎么回事。我知道芭比会忘记把漱口液带回来。

于是，芭比游历过亚利桑那州之后，背负着庞大的罪恶感回来。她故意把漱口液掉在某处，但是她曾向我再三保证过，所以心里有极大的罪恶感。这和虔诚并不一致。（笑）芭比不能告诉她母亲，不能告诉我，只是感到罪恶感。这当然和虔诚的认知不相容。

我没有天天见芭比。某天我对母亲说：“母亲，可否请你站起来？你身高多少？”母亲说：“一百六十七厘米。”我晓得母亲撒谎。她看起来明明就是一百七十五厘米。每当询问女人私人问题，她们的答案都经过修饰。

席佛德：我不明白。

艾瑞克森：她们会修饰答案。她说她一百六十七厘米，我认为她至少有一百七十五厘米高，对于私人问题，女人总是会修饰答案。

然后我说：“你体重多少？”她很得意地说：“五十三点五公斤，跟刚结婚时一模一样。”（艾瑞克森露出不可置信的表情）我说：“五十三点五公斤？四十好几、生过五个孩子——你敢说你只有五十三点五公斤？那简直是严重不足，最起码也应该要有五十九公斤——甚至六十三或六十八公斤。母亲，你自己营养不足、体重过轻，竟敢认为芭比体重不足，还把她带到这儿就诊？芭比，我要你好好看住你妈妈，每天、每餐把饭菜吃光光。”芭比用从未有过的眼光看着她母亲。“还有，芭比，要是你妈妈没有吃光饭菜，我要你隔天向我报告。”

于是芭比接下这件差事。有一天芭比说：“我忘了告诉你，妈妈前天午餐只吃了半个汉堡，用餐巾把剩下的一半包起来留着当宵夜。”我说：“母亲，这是真的吗？”母亲红着脸说：“嗯。”我说：“母亲，你违抗了我的命令，你得受罚。我要因为你抗命处罚你。芭比，你也同样违抗了我的命令，你应该昨天就向我报告此事，拖到今天才说出来。因此，我要处罚你们两个。呐，明天早上九点，我要你们两个人到我的厨房报到，带一条面包、一些奶酪，普通的美国奶酪。”

隔天她们来了，我要她们拿出两片面包，涂上一层厚厚的奶酪，放进烤箱让奶酪熔化，拿出来，翻面再摆上一层厚厚的奶酪，再放进烤箱。我叫她们把那两个奶酪三明治……或是面包三明治吃个精光。这下子她们摄取足够营养了。这就是惩罚。

接着我和她们打交道："我认为你们很不喜欢我，很不喜欢我对待你们的方式，所以现在你们该选择回家时要多重了。"母亲选择五十六点七千克。"芭比，你八成会选三十四千克，我会要你选三十八点五千克，我们不妨折中为三十六千克吧。"芭比说："三十四千克啦。"我说："好吧，你增重到三十四千克就可以回家，但是如果回家后头一个月没再增加两千克，我授命你妈妈随时把你带来就诊。我想你绝不会喜欢那么做。"

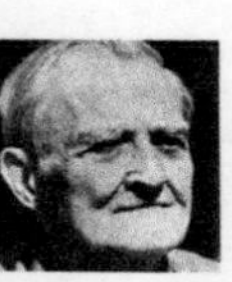

于是芭比和母亲开始增重。过程中母亲一直和父亲保持联络。当芭比体重达三十四千克，母亲达到五十六点七千克的时候，父亲带着其他家人搭飞机来见我。

我先见父亲，"父亲，你年纪多大？身高多高？体重多少？"等他一一告诉我之后，我说："博士，按照你的年龄、身高来说，你的体重还少了两千克。"他说："事先预防，免得变胖。"我说："你们家族中有没有糖尿病病史？""没有。"我说："博士，你该感到羞愧，你因为自己少了两千克树立了坏榜样，害你的女儿因为少两千克体重而命在旦夕。"我端详他怒火冲冠，非常仔细地审视他的反应，那位父亲感到尴尬、愧疚。

我叫他离开房间，叫两名年纪较大的孩子进来，我说："芭比什么时候开始发病？"他们回答约莫一年前。"发病的情形如何？"他们说："只要我们任何人打算拿食物给她，不管是水果、一颗糖果或一份礼物，她总会说：'我不配接受，你留给自己吧。'我们只好照办。"于是，我看出他们硬生生剥夺妹妹的宪法权利。我向他们指出，芭比有权接受礼物，不管她要怎么处置它。就算她要丢掉，也有权利接受。

“你们这些自私的人只因为她说她不配就把礼物留给自己。你们剥夺了妹妹收礼的权利。”他们被骂得差不多了。我要他们出去，要芭比进来。

我说：“芭比，你从什么时候开始发病？”她说：“去年三月。”我问她：“你发病的情形如何？”她说：“嗯，每当有人拿食物、水果或糖果、礼物给我的时候，我总是说：‘我不配接受，你留给自己吧。’”我说：“芭比，我真是以你为耻，你剥夺了兄姐和父母请你吃东西的权利。你怎么对待他们和那些礼物都没有差别，但是他们的确有权送你礼物，你却剥夺了他们送你礼物的权利。我为你感到惭愧，你自己也应该感到惭愧。”

（艾瑞克森对史都）请帮我拿这个病例给我，好吗？

（史都把艾瑞克森要的卷宗拿给他）

芭比同意她应该允许父母和兄姐送她礼物。倒不是她必须拿来用，而是他们有权送给她，不管她要怎么处置。

事情发生在三月十二日。芭比二月十一日时来看过我。我整整看了她二十个钟头。我女儿三月十二日结婚。我没看见，但是我的女儿们都看到了，芭比吃了一块结婚蛋糕。在他们向我道别的前一天，芭比问我可不可以让她坐在我的腿上，让她哥哥拍一张照片。

这就是三十四千克重的芭比坐进轮椅，坐在我的腿上的照片。拿去传阅。（艾瑞克森把芭比坐在他腿上的照片递下去）

圣诞节期间，芭比从巴哈马群岛寄了一张站在圣诞老人身旁的照片给我。（艾瑞克森把芭比的新照片递下去。她的体重如今看起来颇符合身高）

现在，芭比带着肉桂派的食谱回家了。她写信告诉我她做过一次肉桂派给全家人吃，大家都很喜欢。我们持续通信。我知道芭比距离健康还远得很。芭比写给的信我巨细靡遗，在每封信中都会间接提及食物，譬如：“明天我们要在院子里种东西。西红柿长得很漂亮。我们很快就能吃到从院子采收来的东西。”

就在最近，芭比寄了这张独照给我。她已经十八岁了，她在信中致歉这张照片不是全身照。（艾瑞克森把照片递出去给大家传阅）她承诺要寄一张全身照片给我。

在她的前几封信中，她详细地描述了神经性厌食症，因为我只做了第一阶段的治疗。通常第一阶段就是最后阶段。第一阶段是自我挨饿，被我阻止了。在这个挨饿的阶段之中，他们会自惭形秽、觉得低人一等、不受别人喜爱，默默地寻求宗教认同，并且在情感上和父母告别，然后慢慢地绝食到死，同时不相信自己正在把自己活活饿死。

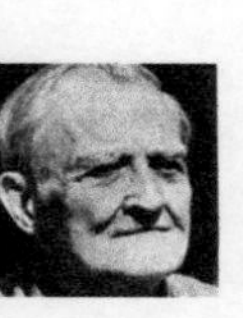

一旦你让他们度过挨饿阶段，他们便开始暴饮暴食、导致过度肥胖。在过度肥胖的阶段之中，他们会觉得信心不足、羞耻、不受喜欢、没人爱、寂寞又沮丧。她向一位加拿大心理医生求助，让他帮她度过那个阶段。她完全不需要我。

接下来的第三阶段是变动很大的阶段。一下子体重暴增，掉到正常体重，再上升，又掉回正常。接着才进入最后阶段。

芭比说：“我经历过所有的阶段，仍然觉得没信心。最后这张照片让你看看我现在的模样。我下一步要建立足够的勇气和男生约会。”我回信告诉她，我很想看看她，她不妨来找我。我打算送她去女人峰和植物园、赫德博物馆、画廊。我一定要看到她和男生约会才行。（艾瑞克森笑）然后她就算解脱了。

她写信告诉我关于另外两名受神经性厌食症折磨的女孩的事。她很同情那些女孩，还问我可不可以对她们现身说法。我回信给她说：“芭比，当我第一次看你的时候，我很想同情你。可是我知道一旦同情你，一定会害死你。所以，我只能尽可能板起脸孔、硬下心肠。所以不要同情那些女孩，那么做只会加速她们的死亡罢了。”芭比回信这么说：“艾瑞克森医生，你说得非常对。如果你当时同情我，我会认为你是一个骗子，以自杀了断生命。正因为你对我如此不客气，我才得以康复。”（对全体）可是，一般医生都太专业、太高高在上了，以至于治疗神经性厌食症总是“循规蹈矩地”实行正正经经的方法：药物、插管喂食、静脉喂食，结果身体排斥所有的食物。我只是将进食当成惩罚，她反而都能够接受。（艾瑞克森微笑）

呐，我认为最重要的就是竭尽所能对病患做出对他们有帮助的事。至于个人的尊严……去它的尊严。（笑）我一定混得下去。我不必摆出高高在上、一副专业的模样。我专干挑衅病人让他们做出正事的勾当。

现在请把那口箱子拿给我。（艾瑞克森指了指他右手边架上的盒子。史都拿下来交给他）这里有一个非常重要的范例。

我有个学生向我解释，她为一对有一名发展迟缓的二十岁女儿的父母进行家庭治疗。在诊疗时间内，她与父亲、母亲相处得很好，但是那名发展迟缓的女儿接二连三地耍脾气。我对我的学生说：“那是因为你一直摆出正经、高高在上、专业的架子。你应该想尽办法、竭尽所能让你的病人做点什么。”于是我的学生回到密歇根州继续她的治疗。这就是那名发展迟缓的二十岁女孩做的。（他拿出一个紫色的填充布牛）我觉得这真是一件艺术品。我不相信你们当中哪位有能力做出一模一样的东西。

我不明白结果会是一个紫牛。（笑），但是或许是我的学生告诉她我都穿紫色的……（对萨德）杰夫，你明白了吗？现在那名智力发展迟缓的女孩已经不再动不动就闹脾气了。她知道自己能做事，能做出让别人称赞的东西。发脾气得耗许多力气，许多力气灌注到这个紫牛里头。（艾瑞克森把紫牛摆在一边）

现在，你们有谁爬过女人峰？

安娜：我还没爬过。（半数学员举起手）

艾瑞克森：你的名字是……亚利桑那？你正准备上亚利桑那州立大学，对不对？（对莎莉）

莎莉：我刚毕业。

艾瑞克森：你爬过女人峰没？

莎莉：爬过了。

艾瑞克森：很好。那你呢？（对莎拉）

莎拉：我没爬过。

艾瑞克森：你住在亚利桑那州多久了？

莎拉：七年。

艾瑞克森：（不可置信的表情）你竟然还没爬过女人峰？你到底要等到什么时候才去爬呀？

莎拉：呃，我爬过其他几座。（莎拉笑）

艾瑞克森：我可没问其他几座。

莎拉：（笑）我一定会去爬女人峰啦。

艾瑞克森：什么时候？

莎拉：（笑）要说个日子啊？等夏天结束，天气凉爽一点就去。

艾瑞克森：日出的时候很凉爽啊。

莎拉：（笑）真的，那倒是。

艾瑞克森：那你去过植物园吗？

莎拉：啊，去过去过。（莎莉在一旁摇头）

艾瑞克森：（对莎莉）你没去过。（对全体）你们还有谁去过植物园？（对莎莉）你有什么借口？

莎莉：我不知道植物园在哪儿。

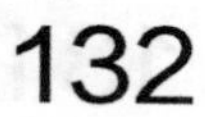

艾瑞克森：你还有得学哩，知道吗？

好了。现在，你们都曾受训，认为心理治疗是一连串井然有序的程序：采集历史、挖掘人家所有的问题，教导病人正确的行为方法。（对全体）我说得没错吧？很好。

（低头对着地板说）一位宾夕法尼亚州精神科医生执业长达三十年，仍然还没建立一套好的执业方式。事实上，他忽视自己的执业方式，不更新自己的数据文件案。他结婚六年。他太太有一份并不那么喜欢的工作，但是为了帮忙家计必须持续下去。结果六年来她每周得见三次精神分析师，后来经人家介绍，来找我进行夫妻治疗。

我从他们口中获得许多信息，然后问他们："这是你们头一回到西部？"他们说："是的。"我说："凤凰城有许多景点你们应该去瞧瞧。既然这是你们头一次来，医生，我建议你去爬女人峰，花三个钟头去爬。还有，太太，我建议你去植物园走走，在那儿待三个钟头。明天回来向我报告。"

隔天他们来了，医生非常高兴，说爬女人峰是他毕生最棒的一件事："我的眼界、对生命的视野，从此大大改观了。"他从来不知道沙漠能长成凤凰城这模样，他对此雀跃万分，还说一定要再去爬一遍。

我问他太太植物园如何。她说："我听你的话在那儿待了三个钟头——这辈子最无聊的三个钟头。到处都是千篇一律、老掉牙的玩意儿。我发誓绝不再踏进植物园一步。我简直无聊死了，白白花那三个钟头只换来无聊透顶。"

我说："好吧。那么今天下午，医生，换你去植物园一趟，太太，你去爬女人峰。明天回来向我报告。"

过了一天之后，中午前他们来了。医生说："我好喜欢植物园，真是太棒了，令人叹为观止。看到有那么多不一样的植物无视严峻的气候——整整三年没有雨水、持续的高温，（他们是七月来的）实在太教我吃惊啦。我还想再去植物园几趟。”

我转向他太太，她说：“我爬了那座劳什子山。（笑）沿途每走一步就咒骂那座山、咒骂自己，但是大部分时间都在咒骂你。我实在搞不懂自己怎么那么笨，竟然答应你去爬山。无聊透了。我真恨自己干了这桩蠢事。不过，因为你说我该爬，我就去爬啦。我还真给它爬到山顶上去。有那么几分钟，我稍微感觉到一丝丝满足，但是维持不了多久。接着我下山时又一路诅咒你、诅咒自己。我对天发誓，再也不要当傻瓜爬什么山了。”

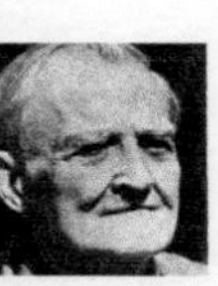

我说：“好。迄今我指派的任务你们都办到了。嗯，今天下午，你们各自为自己挑一个地方去，明天再回来向我报告。”

隔天早上他们来了，医生说：“我又去了植物园一趟，还想再多去几趟。那真是一个令人惊奇的地方。我开心极了，舍不得离开。哪天我一定还要再去。”

我转向他太太，她说：“信不信由你。我又去爬了一遍女人峰。唯一的不同是这回我骂起你来更流利了。我咒骂自己大笨蛋，上山时边走边骂。老实说，我在山顶上感到一丝短暂的满足。一发觉自己怎么多愁善感起来，我赶紧一边下山一边咒骂你和我自己。”

我说：“那好。很高兴听到你们的报告。现在我可以宣布：贤伉俪的夫妻治疗大功告成了。快去机场，回宾夕法尼亚州去。”

他们听完真的走了。几天过后我接到那位医生打来的长途电话。他说：“我太太在另一部分机上。她已经诉请离婚。我要你劝她打消念头。”

我说：“你们在我办公室里从没提过离婚这档事，我不打算在长途电话中进行讨论。我要你们回答几个问题：搭飞机回宾夕法尼亚州的路途上，你们两人作何感想？”他们两人都说：“我们感到很迷糊、困惑又匪夷所思，很纳闷干嘛去找你。你啥也没做，光叫我们爬山、去植物园。”回到家里之后，太太告诉我：“我对我先生说我要开车去兜兜风，厘清一些迷惘。”他说：“好主意。”医生说：“于是我也干了同样的事，开车出去厘清内心。”太太说：“我直接去精神分析师那儿，把他给炒了，然后去找我的律师诉请离婚。”丈夫说：“我兜了几圈之后，跑去我的精神分析师那儿，把他给炒了，然后进办公室，开始动手整理，把病历表依序排妥，把漏的病历一一填上。”我说：“嗯，谢谢你们提供的信息。”

他们现在已经离婚了。她换了自己喜欢的职业，厌倦日复一日攀登那座关系紧张的婚姻山，只为了感受短暂的“唉，又过了一天”。她的全部故事就是象征。

最后的结局是，他们的精神分析师和**及其**太太跑来找我。他们的精神分析师是同一个人。他们和我谈了一阵子，现在，**他们**离婚了，各自过着快乐的日子。

他们的精神分析师的前妻说：“这是我这辈子头一回能过自己的生活。我前夫以前老是欺负我，把家当成办公室，把我当办公室小妹。他只对病人有兴趣，对我则兴趣缺乏。我们以前相信婚姻美满，但是当我从亚利桑那州回来，你对另一个医生和他太太做过那件事之后，我才知道自己该怎么做。我的离婚离得很辛苦，因为我发现我丈夫居然是那么自私，根本不想付任何赡养费，只愿意让我拿走我的衣服，自己到外头找工作、找地方住。他认为家里的东西全是他一个人的。我的律师也很为难，我的前夫想霸占那个家，当做办公室给他的病人使用，当然他还要所有的家具。

“现在我们总算离婚了，我得到我的家，我丈夫分得一大笔财产，我也找到喜欢的工作，爱上馆子就上馆子，想去看电影就去看电影，想听音乐会就去听音乐会。婚后这么些年以来，这些事我只能盼着，压根没试过半次。至于我先生，他变了很多，三天两头就在外用餐。我们仍是朋友，但是都不想和对方结婚。”

席佛德：你怎么会那么早就发现？你之前就对这个结果略知一二了吗？

艾瑞克森：那是我头一次见到、晓得有这些人。

当他告诉我他接受精神分析已经十三年，自己的执业依然很糟糕，办公室经营惨淡——这就够了。当他太太告诉我她每天都不快乐、接受精神分析达六年、不喜欢自己的工作、生命毫无乐趣可言……我还需要知道什么呢？于是，我施以象征性的心理治疗，配合他们象征性地告诉我整个故事。我无须询问医生有没有兄弟，我知道他白白浪费了十三年生命，她浪费了六年生命。我要他们去做点事。他获得生命的新视野，她则得到对于她所不喜欢事物的无聊新视野。

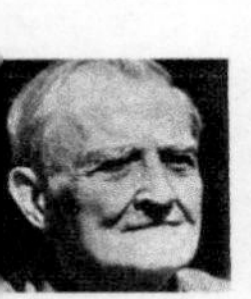

真正从事治疗的是病人。治疗师只不过提供氛围、气候。仅此而已。病人必须做一切。

接下来还有另一个案例：1956年十月间，波士顿州立医院举办了全国精神医学会，我受邀做一个关于催眠的演讲。

艾列克斯博士不仅是该院员工，也是大会筹委会主席。我一到了那儿，他问我可不可以不要只演讲，也能当场示范。

我问他该找谁当对象，他说："从台下的听众里头挑。"我说："那一点都不好。"他说："那么，你到医院晃一晃，找个你认为够好的对象好了。"我在医院四处物色，看见两个正在聊天的护士。我看着其中一名，观察她的一举一动。等她们聊得差不多了，我走向那名护士，自我介绍后，告诉她我将在催眠研讨会上演讲，问她是否愿意担任我示范催眠的对象。她说她完全不了解催眠，既没读过也从未看过。我说那不成问题，正因如此才更合适。她说："如果你认为我做得来，我很乐意。"我感谢她并说："那么就这么说定了。"她说："一言为定。"

然后我去找艾列克斯博士，告诉他有一名叫贝蒂的护士将担任我的对象。他听完之后反应非常激烈。他说："那个护士不行。她接受心理治疗两年了，是‘补偿的抑郁症’（compensated depression）患者。”（所谓“补偿的抑郁症”意指非常严重的抑郁症患者，但拥有贯彻到底的决心。不管心情多糟、多么高兴，他们总是继续工作。）

艾列克斯博士特别强调：“她还有自杀倾向，首饰全送人。她是个孤儿，没有兄弟姐妹，朋友就是医院里的其他护士。她把私人财物及一堆衣服全送人。甚至递了辞职信。（我忘了她预定离职的日期。大概是十月二十日，当天是十月六日。）十月二十日一离职，她就要自杀了。你不能用她。”

分析师、艾列克斯博士、所有的职员和护士都再三规劝我不要让贝蒂上台，“不幸得很，贝蒂已经答应我，我也对她做了承诺。要是我推翻诺言不用她，她有抑郁症，一定会把这件事当作最后一次拒绝，甭等到十月二十日，恐怕她今天晚上就会自杀。”由于我不肯退让，他们只好屈服。

我先安排贝蒂坐在观众席里，开始演讲。我邀了好几位听众上台，简单示范几道催眠的手法——展示各式各样的现象。接着我说：“贝蒂，请你站起来。慢慢走到台上。朝着面前继续走。别走太快也别走太慢，你每走一步就会更进一步陷入催眠状态。”

等到贝蒂走到台上，站在我的面前，她已经进入非常、非常深沉的催眠状态。我问她：“贝蒂，你现在在哪儿？”她说：“这儿。”我说：“这儿是哪里？”她说：“和你在一起。”我说：“我们在哪儿？”她说：“这儿。”我说：“那边是什么东西？”（艾瑞克森作势指着观众）她说：“什么都没有。”换言之，她对周边的环境产生了全面的负向幻觉（negative hallucination，编者注：幻觉是无中生有，负向幻觉则是将有变成无），她只看得见我。于是我开始示范“僵直现象”（catalepsy）和戴上手套般的麻痹感（glove anesthesia）（艾瑞克森掐着自己的手）。

然后我对贝蒂说：“我想，如果咱们走出去到波士顿植物园看看还不错。我们非常轻易就能办到。”我详加解释时间扭曲——如何任意缩短、延展时间：“时间延展为一秒钟就像一天那么久。”

于是，她在幻觉中和我置身植物园内。我指出，因为现在是十月，季生植物都快枯了。因为现在是十月，常年生植物都快枯了。我指出，树叶的颜色正逐渐改变，因为马萨诸塞州的树叶总在十月变色。我指出各式各样的矮树、灌木和藤蔓，指出每丛灌木、每棵矮树各自不同形状的叶子。我谈及那些矮树来春将重获新生，来春将重栽灌木。我一一描述树木、花朵、树上的水果种类、种子的种类，以及小鸟怎么啄食水果，衔着种子，落在合适的环境，长成另一棵树。我详细地描述植物园。

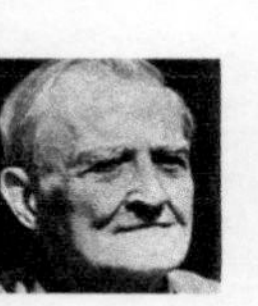

接着我提议去波士顿动物园。我解释我晓得那里有一只袋鼠宝宝，希望我们能碰巧看到它钻出母亲的育儿袋，如此才可以看见它。我向她说明袋鼠宝宝叫作“幼袋鼠”，刚出生时身长约莫二点五厘米。它们爬进母亲的育儿袋，紧紧贴着乳头。接着二点五厘米长的袋鼠宝宝嘴里起了自然变化，它的嘴巴紧凑乳头一会儿都不能放开。就那么吸呀吸呀吸呀，越长越大。我想它待在母亲的育儿袋大约三个月后才探出头来。我们看着袋鼠，看着袋鼠宝宝从育儿袋里探头张望。我们看着老虎和幼虎、狮子和幼狮、熊、猴子、狼和其他所有的动物。

然后我们到了飞禽区，看到各式各样的鸟类。我谈起候鸟的迁徙——那只极地燕鸥怎样在极圈度过短暂的夏天，然后飞到南美洲最南端—— 一趟横越一万六千多公里的旅程。那只鸟度过冬天，在南美洲是夏天，以一种人类所不能了解的导航系统进行。那只极地燕鸥和其他各种不同的候鸟本能地知道如何不靠罗盘迁徙千万里——人类无法做到的事。接着我们回到州立医院，我让她看见观众，和艾列克斯博士说话。我并没有叫醒她。我让她留在催眠状态，让她讨论克里斯廷和其他人提到过的沉重感觉，以及其他人曾经提及的感觉。她一一回答问题。然后我提议我们该走到波士顿海滩。

我开始描述久远以前清教徒在马萨诸塞州落脚的波士顿海滩，印第安人如何喜欢它，早期的殖民者如何喜欢这片海滩。现今和过去无数代子民都在此徜徉嬉戏——今后也将会是一个充满喜悦和快乐的所在。

我让她看着大海，看到海面非常平静，然后风暴袭来，接着又加进另一个飓风，然后让她看着海面恢复平静。我要她看着波浪起起落落。然后提议回到州立医院。

我又示范了几件关于催眠的事情，然后向仍在催眠状态的她致以非常郑重的谢意，感谢她愿意让我催眠，帮了我一个大忙——也让在座观众获益良多，我将她唤醒，重新感谢了一次，然后送她回医院，隔天贝蒂没有到医院上班。她的朋友都很惊慌，跑到她的公寓。贝蒂音迹杳然，也没留下只言片语，制服也不见了……只剩下几件平常衣物。最后，他们报警处理，但是怎么也找不到贝蒂的尸体。她就那样消失得无影无踪，大家把贝蒂的自杀归咎于艾列克斯博士和我。

隔了一年，我回到波士顿。还是有人责怪我害贝蒂自杀，艾列克斯博士也不能幸免。

五年之后，几乎所有人都已经忘了贝蒂，除了艾列克斯博士和我。十年过去了，不再有人提起贝蒂。十六年过后，1972年七月，我接到一通从佛罗里达打来的长途电话，是一名女子的声音："你恐怕已经不记得我了，我是贝蒂，1956年你在波士顿州立医院催眠的那个护士。我今天突然想到，你或许会想要知道我后来怎么了。"我说："那还用说。"（全体笑）

她说："那天晚上离开医院之后，我就去海军招募中心，要求加入海军护理队。我签了两期兵役，后来在佛罗里达退役。在一个医院找到工作，遇见一位空军军官，和他结了婚。我现在有五个孩子，仍然在医院服务。今天，我突然想到你或许想知道我后来的遭遇。"于是我问她是否能将这个消息告诉艾列克斯博士。她说："如果你想告诉他，就告诉他吧，对我而言没有差别。"从那时候起，我们密集地通信。

呐，当我到了植物园，让她神游植物园的时候，我讲了些什么？生命的样貌，当下的生命；未来的生命；花朵；水果；种子；每株植物各自不同的叶子纹路。到了动物园，我照样跟她讨论生命——幼小的生命、成熟的生命、令人惊奇的生命百态——变迁的形态。接着我们到了无数前人徜徉的海边，未来亦将有无数人在那儿得到喜悦，现在也有无数人在那儿得到喜悦。还有海洋的神秘：鲸豚、海龟的洄游，一如候鸟的迁徙，都是人类不能理解却深深着迷的事物。

我举出所有值得为它活下去的事物。除了我自已之外，在场没有任何人知道我其实正在对她进行心理治疗。他们听到我讲的每一句话，但是都以为我只是在示范时间扭曲、幻觉——视觉上和听觉上的。他们都以为我在示范催眠现象，没有人晓得我刻意进行心理治疗。

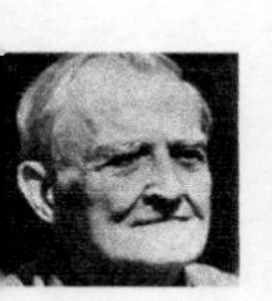

所以，病人并不需要知道心理治疗的进行。这清楚说明了治疗师不一定得知道病人为什么要接受心理治疗。我知道她沮丧、具自杀倾向，但那都只是普通的信息。

同样在那场集会的场合，有一位灰发妇女在会议结束时走到我的面前对我说："你认识我吗？"我说："不认识，不过从你的口气听起来，我好像应该认识似的。"她说："嗯，你应该认识我。我已经当祖母啰。"我说："有一大堆祖母我都不认识呀。"（全体笑）然后她说："你曾经写过一篇关于我的论文。"我说："我写过的论文可多啦。"她又说："我再多给你一个提示。杰克现在是内科医生了，我仍然是执业的精神科医生。"我说："真高兴能再次看见你，芭芭拉。"

我曾经在伍斯特州立医院的研究部门工作。我是研究部门头一个雇用的精神科医生，当时忙得不得了。我晓得普通临床部门有个年轻女孩，人长得漂亮，非常聪颖，正在精神科当住院医生。

我四月的时候加入团队，从另一名成员口中得知，那名住院医生于一月时突然变得异常焦躁，体重不断往下掉、内脏出现几处溃疡，还出现结肠炎、失眠等症状；表现出恐惧、不确定和怀疑。她每天从早到晚都待在病房忙着料理病人，因为那是她唯一能感觉到舒适的地方。她吃得非常少，避免和别人接触，除了病人以外。

六月时，她跑来找我："艾瑞克森医生，我听过你关于催眠的演讲，也看过你用一般人和病人为催眠的对象。我请你今晚七点来我的公寓，到了之后我再告诉你我的目的，如果我到时候忘记曾经邀请你到我的公寓，你不要害怕。"说完就不见了。

当晚七点钟整，我轻敲她的公寓大门。她打开门露出吃惊的表情。我说："我可以进去吗？"她半信半疑地说："如果你想进来的话。"我聊起这是我在新英格兰头一回碰到的春天。我很清楚威斯康星州的春天是什么模样，可是从来没有经历过新英格兰的春天。我们就那么聊着聊着，然后，我猛然注意到她正处于深度催眠状态。我问她："你是不是在催眠状态里？"她说："是的。"我说："你是不是有什么事要对我说？"她说："是的。"我说："告诉我。"

她说："我非常神经质，不明白究竟是什么原因。我害怕知道原因。你可不可以叫我走进卧室、躺在床上，让我把自己的问题搞定？一个钟头之内，你可以进来，问我搞定了没。我会告诉你。"于是我叫她走进卧室、躺在床上，让她把自己的问题搞定。

到了八点钟，我走进卧室问她搞定了没。她说："还没。"我告诉九点钟再进来一次。到了九点钟，她还没搞定。到了十点钟，她还没搞定，但是她说："半小时后再来，那时我就搞定了。"

到了十点半，她告诉我她已经搞定了，叫我带她到客厅坐下并且唤醒她。就在她跨出卧室门之前，她说："让我忘掉催眠状态下所发生的一切事情，我不想知道催眠状态时发生的事。但是你离开前跟我说：'光知道答案就可以了。'"

我接着之前的话题和她交谈，和她聊新英格兰的春天、我多么盼望这个季节等等。她醒过来，一脸茫然，回答了几句关于新英格兰的春天的事，突然跳起来说：“艾瑞克森医生，不准你在深夜十一点待在我的公寓。请你马上离开。”我说：“当然当然。”她打开大门。我走出门外，回头说了一句：“光知道答案不会有事的。”她的脸红了，她说：“我心里突然出现一个念头。我不了解那是什么，请你离开好吗。快点，快点。快走开。”于是我就走了。

到了六月底，她的住院任期结束。我当时忙着研究部门的工作，对她没有什么特别的兴趣，甚至不知道她后来到哪儿去了。七月过去、八月过去。九月最后一个星期某天上午大约十点、十一点的时候，她突然冲进我的办公室。她说：“艾瑞克森医生，我现在在北汉普敦州立医院工作。今天是我的休假日。我在那儿的精神科工作，我先生杰克在医疗部门工作，他是内科大夫。我原本躺在床上，喜滋滋地想着我嫁给了杰克，杰克也很爱我。我越想越开心，就像新嫁的姑娘一样开心，知道杰克爱我而我也爱杰克。我想着杰克多好，嫁给他多好。

“突然间，我想起六月初的事，我知道应该要告诉你。我等不及吃早餐，穿好衣服，尽快赶到这里。你应该晓得出了什么事。你记得六月的时候我曾要你到我的公寓，还告诉你如果到时候我忘记曾经邀请你的话不要吃惊。后来你到我的公寓，你聊到春天、夏天、新英格兰的季节等话题。

“我当时进入催眠状态被你注意到了。你问我是不是进入催眠状态，我告诉你‘是的’，对你说我要你为我做一件事，又告诉你我非常焦虑，却不知道原因，可否请你把我送进卧室，叫我躺下，让我把自己的问题搞定。我要你一个钟头后进来问我搞定了没。你在八点问我是否搞定了，我告诉你还没；九点的时候你问我，我说还没；到了十点，你又问了一次，我告诉你还没，但是十点半就会搞定了。

“我还告诉你，等到十点半的时候，我要完全忘掉催眠状态下所发生的一切，还要你带我到客厅。

“最后，我醒来听到你正在谈新英格兰的春天，看到你在那儿我

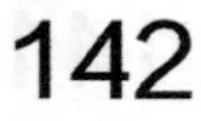

非常吃惊，因为我看到时钟显示着十一点。我当时完全忘记了你为什么会在那儿，只知道晚上十一点不能让你待在那儿，于是我要求你离开。

“今天早上，当我正感觉快乐的当儿，我想起所有的经过。我当时在催眠状态下走进去，躺在床上，恍惚看见一张没有卷起来的羊皮纸，中间画着一道线。一边是‘正’，另一边写着‘反’，而全部的问题围绕着我去年十二月认识的年轻男子。

“杰克好不容易才完成高中学业。他家非常穷，一穷二白又没什么文化。杰克念高中、大学、医学院都必须半工半读。介于工作和他实在不怎么聪明之间，他的成绩总在丙、丁之间徘徊。

“我来自非常富裕的家庭，那种位于金字塔顶端、眼睛长在头顶上的家庭。十二月的时候，我突然思念起杰克，考虑要嫁给他。这个念头让我自己很震惊，因为他的家世和我简直天壤之别，他出身贫贱，而我属于上流社会。我有财富的庇荫，比杰克聪明，我的成绩总是不费吹灰之力就拿到甲；我在纽约市欣赏歌剧、听音乐会、看舞台剧；在欧洲旅游。我有财富上的一切优越条件，我的全部背景就是势利。爱上一个出身贫贱、聪明才智不如我的人简直教我惊骇莫名。

“在催眠状态中，我清楚看到所有支持我嫁给杰克的正，和所有阻止我嫁给他的反。我仔仔细细地看着它们，花了一段颇长的时间。然后我盯着那些正反项，用正项去抵消反项，再对反项一一解释。那花了一点时间，因为正、反项实在太多了。我非常小心谨慎地从头到尾审核一遍。当我销掉所有的反项，全部只剩下一大堆正项。但是我知道我不能马上面对它，所以要你让我全部遗忘掉。趁你离去之前我交代你对我说：‘光知道答案就可以了。’

“你走出公寓说出‘光知道答案就可以了’时，我的心里闪过一个念头：‘现在我可以嫁给杰克了。’我当时不明白从哪儿冒出那个念头，脑子一片纷乱，觉得匪夷所思。我无法思考，只能呆立着看你关上大门。我忘光了所有的事。

“等到住院任期结束，我遇见杰克，我们的交往终于开花结果。我们于七月结婚，一起找到在北汉普敦的工作——我在精神科，杰克在内科。今天早上我趁休假躺在床上，想着自己多么幸运能有杰克这么一个丈夫、被杰克深爱、也爱他。接着我想起六月的事，我想你应该知道。”（艾瑞克森窃笑）

当她在1956年问我：“艾瑞克森医生，你还认得我吗？”呃，我想不起来。但是她一说出杰克仍在内科的时候，我就想起来了。我并不知道她的问题所在，她也不知道她的问题所在。我不知道我当时做的是哪门子心理治疗。我只是提供氛围的人，把自己当做一座花园，让她的想法可以在里头滋长、成熟，同时是在她不自知的情况下进行。（艾瑞克森窃笑）

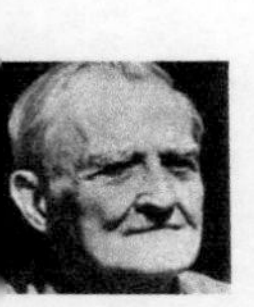

治疗师真的一点都不重要。让病人自行思考、自行理解是他的潜能。她现在当上了祖母，杰克仍然在内科看诊，而她也仍在精神科当医生。那是一桩长久又幸福的婚姻。

所有讨论心理治疗的书全都强调规则。昨天……你叫什么名字？（问莎莉）

莎莉：莎莉。

艾瑞克森：莎莉刚刚迟到。我取笑了她，让她尴尬、感到不舒服。不知道我有没有惹恼你。当然，这并不是你期待的对待方式。然而她进入催眠状态，因为她上这儿来学东西。我想你也学到了。

（莎莉点头同意）

艾瑞克森：在心理治疗过程之中，倾听病人的同时，你知道自己并不了解他语汇中的个人意义。我可以对一个德国人说某件事物太棒了。他可以告诉我那“太棒了”，或者也可以说：那“wunderbar”。我可以猜想“太棒了”和“wunderbar”之间有什么不同。的确有点不一样。所以当你倾听病人，同时知道他的话语中有个人意义，而你并不知道他的个人意义，他也不知道你话语中的个人意义。你企图像病人一样理解他的话。

接下来谈谈这名搭机恐惧症的病人——我用不着相信别人告诉我的任何事。我要了解她的话之后才会相信——当她讲到自己的搭机恐惧症的时候，她告诉我能够在飞机上走路，乘着它在跑道上滑行，但是只要飞机一离地，她的恐惧症就发作了。她对于置身于由别人掌握生命的密闭空间怀有恐惧，尤其是不认识的陌生人——驾驶员。

我必须耐心等待，直到了解她的话。我要她保证她会做任何我要求的事，不论好或坏。我非常小心地取得这项承诺，因为这让她再度将生命交付到陌生人的手里。然后我对她说：“好好地享受飞往达拉斯的航程，回程也是，回来再告诉我你喜不喜欢。”她并不知道她将信守承诺，但她信守了。我知道我对那个承诺的用意，她不知道。我很和缓地说：“好好地享受来回的航程。”她便会遵守我所交代的一切。她并不知道我交代了什么。（艾瑞克森微笑）你也不知道。（对着珍说）

我希望我已经教了你们一些心理治疗。看、听和了解的重要性，以及让你们的病人做点事。

至于芭芭拉，她把心思展开成一长幅羊皮纸，从中读到正与反，发现自己留下一堆正项。她晓得自己还没准备好知道答案以外的东西，才会产生“现在我可以嫁给杰克”那个念头。她不知道那个念头打哪来，急急忙忙地把我赶走。（艾瑞克森微笑）接下来一连几个月我都不明白“光知道答案就可以了”这句话到底有什么含义。

只要你让病人做出那件主要工作，其他的自然会一一各自就位，那名尿床的女孩——她的家人必须适应，别无选择。她的姐妹、邻居和学校同学都必须适应。现在谈谈另一项观察。当我加入伍斯特州立医院的研究部门时，门诊部主任A医生带我到医院各处巡视病房和病人，然后请我到他的办公室，说：“艾瑞克森，请坐。”

他说："艾瑞克森，你跛得很厉害哦。我不知道你跛脚的原因，那不干我的事。我自己是在第一次世界大战时，因为骨髓炎，腿上动了二十九次手术，这辈子铁定要一直跛下去了。我说，艾瑞克森，如果你对精神医学感兴趣，其实很占优势。你的跛脚会激起女性的母性本能，也会让男病人觉得不用害怕，你只是个跛子，算不了什么，所以他们不介意和你谈话，因为你算不了什么。

"所以呀，不要有表情，闭上嘴巴，睁大眼睛与耳朵。"

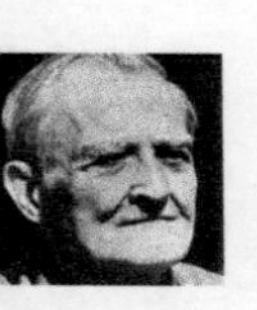

我记取这个建议，自己再补充一些。不论我观察到什么，都将它写下来，封存在信封，放进抽屉里。过了一阵子，要是观察到另一件事情，我会再写下来，和前一次观察相互对照。

我用以下这件事来进一步说明。在密歇根，有一位非常、非常害羞的秘书。她把办公桌安置在房间的最角落，从不敢抬头看你，总是低着头接受你的发号施令，一眼也不瞧你。

她每天平均提早五分钟上班——正常上班时间是八点钟，八点一到，她已经在工作了。她一直工作到十二点过了大约五分钟，才去吃午餐，接着在一点钟之前约五分钟又开始工作。下班时间是四点钟，她总是四点过了约五分钟后才离开办公室。

院方给每名员工两个星期的计薪假。平常上班时间是周一早上八点到周六中午。但是黛比放假的时候，一直等到周一早上八点前五分才开始打包，这么一来便白白损失了周六下午和星期天。她于下个周六中午前五分钟回到工作岗位，又少过另一个周末假期。她非常认真尽职，近乎偏执。

某一年夏天，我看见一名陌生女孩走到距离我面前约莫二十米远的阳台。当时管人事的我，认得出在那儿工作的每个人，晓得他们走路、甩臂和抬头的方式。我当时看着那名陌生女孩，纳闷怎么可能，我掌管人事呀。等到她转到簿记部门，我才看见黛比的人事数据。

我走进办公室，取出一张纸写下我的观察，写完之后把它放进纸袋里封起来，交给我的秘书，告诉她："将它编号、登记好之后锁进抽屉里。"

那个抽屉的钥匙由她一个人保管，连我也不能偷看自己的观察笔记。我连自己都不信任。（艾瑞克森微笑，直视某名学员，或许是莎莉）

一个月过后，有一天我的秘书吃完中饭回到办公室对我说："我晓得一件你不知道的事。"我说："可别那么笃定。"她说："这件事我非常笃定，黛比今年夏天不会休假，她偷偷结婚了，今天吃中饭的时候告诉我们的。"我说："神秘小姐，你去瞧瞧一个月前建档的纸袋。"她连声说："啊，不会吧，不会吧。"（笑）她找出那个纸袋，打开它、取出我的观察笔记，上头写着："黛比要不是有一个热恋中的情人，就是私底下已经结婚，还有规律的性生活。"

这让我临时想起另一个重点。对男人而言，性只是局部现象。他不因此多冒出一堆胡须。性只是局部现象。

当女人展开性生活，身体会呈现化学反应，而且会表现出来。一旦开始有规律的性行为，发线位置会轻微地改变，眉毛边缘会变得稍微明显一点，鼻子会多长一厘米，下巴会增厚一点点，嘴唇会更丰满一点，颚骨的角度也变了，脊椎骨内的钙质含量不同，重心也跟着改变，胸部和两片臀部不是变得更大就是变得更紧致。（艾瑞克森指着自己的身体各部位，举出这些改变）因为重心降低，她走路的样子、两只胳臂摆动的方式也不一样。你们如果仔细地阅人无数，一定能够看出这些来。

不要去看你的同事和家人，那是对别人隐私的造次冒犯。但是尽管观察你的病人、护士、学生，看你的住院医生看诊的样子，因为关照病人与照料病人的人是你的工作。你们都在医学院里任教，应该弄清楚他们有什么不对劲，因为他们将来都要执业，治疗病人。注视你的住院医生。但要是你注视同事或家人，那是对隐私的造次侵犯。我从不知道我女儿的月经什么时候来，却能知道哪个病人正处于月经期间、即将月经来潮或刚刚过完那几天。

在密歇根有这么个秘书，有一天，她对我的朋友路易丝和我说：“你们这些该死的心理医生总认为自己什么都知道。”我听了之后谦虚地说：“八九不离十。”（艾瑞克森微笑）

那名秘书玛丽已经结婚了，她的丈夫是推销员，因为业务关系有时候需要离家两天、一个星期、两个星期、三个星期不等——根本说不准。有一天早上我上班后听见玛丽关在办公室里头打字。我在门边听了一阵子，开门，探头进去说：“玛丽，你今天早上月经来了。”然后关上门。玛丽心知肚明我说对了。几个月后，我又听见玛丽在办公室里打字，我打开门说：“玛丽，你先生昨天晚上回家啦。”（艾瑞克森窃笑）玛丽根本瞒不了我。

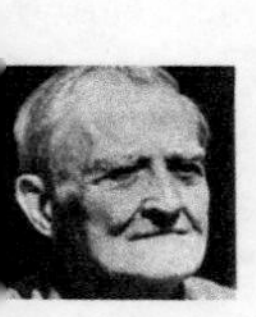

还有一些护士和秘书甚至会自己先跑来找我。某天一名秘书走进我的办公室对我说：“可否叫你的秘书回避一下？我有一件事要告诉你。”我请我的秘书出去后，她说：“我昨晚开始谈恋爱了，趁你发觉之前我先跟你明说。”（全体笑）

当你盯着同事或家人，会因为客套或私密的直觉阻碍了你从中获得信息。但是病人是另一回事，负责照料我的病人的护士是另一回事。至于医学院学生，他们迟早会到外头执业看病人，你们最好知道他们有什么不对劲。

你们都是成人，也是我的同事，我不会盯着你们瞧，只会从你们的脸上看出你们是否讨厌我，我会知道。你们两位也知道我看得出来，对不对？（对莎莉和莎拉说）

莎莉：嗯，你看得出来。

艾瑞克森：接着我要告诉各位另一个案例。某个耶鲁教授曾在国内接受精神分析两年，他太太则接受分析一年。他们后来到欧洲，接受弗洛伊德每周五天的分析一年，她则接受弗洛伊德的弟子的分析一年。隔年夏天，他们回国后自愿到伍斯特州立医院当义工。

那位教授告诉我那两年的精神分析和弗洛伊德的面谈，以及他太太接受弗洛伊德弟子的分析那两年。他说他想让我对他和他太太进行精神分析。可是我那时被研究部门的工作绑得死死的，抽不出空。我告诉他得花点时间让我安排一下。

头一个星期，伍斯特办了一场书展。我一向喜欢逛书展，尤其是出版社的库存品出清。我为此进城，而那位教授跟来了，他也喜欢买书。我们走在街上的时候，一名极度臃肿，胖得像个正方体的女人从一家商店走出来，走在我们前面约莫六米远的地方。

那位教授转头对我说："米尔顿，你想不想把手放在那上头？"我说："不，我不想。"他说："啊，我好想喔。"回到医院之后，我打电话给他太太："我们走在一个非常肥胖的女人后头她胖得像个正方体，你先生问我想不想摸她的屁股。我说我压根没有欲望干那种事，他居然说他很想。"

他太太暴跳如雷："我先生说他很想摸那个硕大无比的肥屁股？"我说："他是那么跟我说的，而且说的时候还很兴奋呢。"她说："我这些年来挨饿受罪就是为了保有苗条、紧翘的屁股。我不要再自己找罪受了。他爱对又大又肥的屁股上下其手，随他去好啦。"（众笑）

过了几个星期之后，她跑来找我："你晓得我先生文质彬彬的，吹毛求疵，自以为什么都懂，我要你告诉他怎么和我做爱。他以为做爱只有一种方式，就是压在我身上。我偶尔也想在上头呀。"

我把她的丈夫找来，对他解释，做爱时采用双方都喜欢的体位是正确的，只要有一方不喜欢就不对。我讲得非常仔细。那就是我全部的心理治疗。

（对全体）那么，为什么那位教授在那三年的精神分析期间都没有发现他太太的俏屁股有问题？为什么她在两年的精神分析期间，每周五次，都没发现她的丈夫喜欢大臀部？

于是，我利用两次短短的面谈，施展所有的弗洛伊德精神分析术和其他分析师的理论。现在，那位教授退休了，他们有了孙子，而她现在的身材胖得像个正方体，他们快乐得不得了。（艾瑞克森微笑）我认为这才叫心理治疗。

我初抵密歇根的头一天，看见一名女孩，后来旋即得知她是个医技人员，腰部以上和膝盖以下长得非常漂亮，但是有一副我前所未见、超级大的海屁屁。当她走在医院走廊，和别人擦身而过的时候，只要一摆动屁屁就能把那个人撞倒。（艾瑞克森用左手摆姿势）我晓得她不喜欢自己的屁屁。我觉得她很有意思，

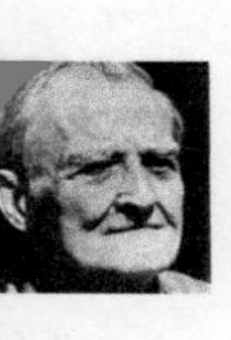

我发现她有个颇古怪的习惯。每当探病日，她会站在从我的办公室看得到的医院楼层门口处。只要有母亲带小孩经过，那个女孩会问他们三个问题，每次都看见母亲连连点头之后，才进入医院探望亲人，每个孩子都被那名医技人员留在身边，她喜滋滋地看着他们。从那个女孩放弃休假、帮其他女人照顾小孩这件事看起来，她一定很喜欢小孩。

后来，过了大约三年，她突然没日没夜地打嗝。我们那有一百六十九名从底特律来的医生。每个医生都检查过她，所有人都建议她接受精神科咨询。那个女孩晓得要做精神科咨询就得找我。她听过我的名号——我眼力过人。她断然拒绝。

她的上司去看她："我说啊，茱，你在这儿住院免费、看诊免费，大家都提议你该做精神科咨询，你却抵死不从。你的工作永远都等着你，就算你生病躺在病床上，仍然拿得到薪水。你，要嘛乖乖接受精神科咨询，要不就去打电话叫辆救护车把你送到私人医院去。只要你接受精神科咨询，饭碗就能保得住。"

她可不想自掏腰包搭救护车、住私人医院，于是她说："好吧，我做就是。"

我大约两点钟去她的病房，小心翼翼地掩上房门，抬起手对她说：

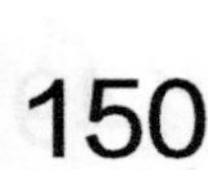

“闭上你的嘴，啥都别说，（艾瑞克森举起左手做出指挥交通的停止手势）先听完我要说的话。问题的症结就是你没读过《所罗门诗歌》。圣经明明摆在你的桌子旁边，你却偏偏不读。这就是你的问题。呐，既然你还没读过《所罗门诗歌》，我来讲解给你听好了。大约一年以来，我看着你放弃休假帮别的女人看孩子。你老是问那些母亲你能不能给小朋友口香糖、糖果或玩具，她们去探望生病的亲属时，可不可以帮她们带孩子。由此可知你很喜欢小孩。你认为自己有副大屁屁，因此没有男人会看你一眼。你要是读过《所罗门诗歌》，就会恍然大悟了。”我这番话引起她的好奇心。

（对全体）我怀疑你们当中哪个人读过《所罗门诗歌》？（对一名学员）你读过？（艾瑞克森点头）然后我开始讲解：“想娶你、会爱上你的人，一定会看你那硕大、肥胖的屁屁，将它视为抚育孩子的摇篮。他必然是一名想要子孙满堂的男子，所以一定会看到一个抚育孩子的摇篮。

“现在，不用停止打嗝，等到十点半或十一点的时候再停止，那样子大家才会认为你是自己好起来的，和我一点关系都没有。继续打嗝，他们所有人就会知道连我都没辙。等我离开后，读读《所罗门诗歌》。圣经摆在你的床边。”

几个月过后某天，我的秘书外出用餐之后，茱走到我面前，让我看她的订婚戒指。又过了几个月，趁我的秘书外出用餐，她带着未婚夫到我的办公室。那名男子告诉我他在某处有一块地，滔滔不绝地讲他和未婚妻打算在那儿建立家园，计划要盖许多卧室和一间超大的育婴室。（艾瑞克森微笑）

我曾经问过我父亲当初为什么会娶母亲。他如此回答：“因为她的鼻子歪向西边。”（众笑）我母亲鼻间隔长坏了，所以鼻子歪歪扭扭的。我当时反驳，她必须面向北方才能让鼻子歪向西边。我父亲说：“我是打芝加哥来的，芝加哥在威斯康星的南边。”我辩不过这个逻辑。

我又问母亲："你为什么嫁给父亲？"她回答："因为他的眼珠子一个蓝的一个白。"我说："眼珠子不是蓝的，就是褐色或黑色呀。"她说："你爸有个蓝眼珠。他以前是个斗鸡眼，右眼有时候会脱窗只露出白色眼球。"我说："我从来没看过他的白眼。"她说："是哦，我嫁给他那天，他一直盯着正前方。"

我说："那只眼睛有没有又转回去过？"她说："有啊，只有一次。他跑到圣路易打算加入泰迪·罗斯福的'野骑兵'团。他们判定他视力不及格打了回票。他回家的时候，眼睛就是一个蓝的、一个白的。但是他待在家里时想，自己有老婆、女儿要养，最好正经点，所以两只眼珠子又成了蓝色的。"（艾瑞克森微笑）真是不问不知道。现在几点了？

珍：四点。

艾瑞克森：我可以数到四。那个谁，你能否到这边来，坐在那张椅子上。（艾瑞克森对莎拉说，莎拉走向绿色椅子）

你有没发现我刚刚没有叫她离开那张椅子？（艾瑞克森现在说的是安娜）呐，其他人都知道。你有几根手指？

莎拉：五根，呃，四根。

艾瑞克森：把大拇指也算进去。

莎拉：那就是五——十根。

艾瑞克森：到底几根？五根还是十根？

莎拉：十根。

艾瑞克森：你确定？

莎拉：是的。（笑）

艾瑞克森：好，把双手放在大腿上。这样子算有没有什么不一样？（艾瑞克森从右边指到左边）那这样子算有没有什么不一样？（艾瑞克森从左边指到右边）都可以数出正确数目吧？

莎拉：是的。（微笑）

艾瑞克森：你确定？

莎拉：是的。

艾瑞克森：如果在把这只手的指头加到另一只手上，你能算出正确数目吗？

莎拉：是的。

艾瑞克森：我想你有十一根指头……你真的认为我弄错了吗？

莎拉：嗯，从某方面来说或许没错。

艾瑞克森：嗯，我一边指你一边算。（艾瑞克森指着她的指头，她跟着数）

莎拉：一、二、三、四、五、六、七、八、九、十。

艾瑞克森：你就这样数法啊？

莎拉：是呀。

艾瑞克森：嗯，我认为你有十一根指头。

你刚刚还说不管从这边或那边数起都没差别。（艾瑞克森做出样子）把这只手上的指头加到另一只手也算得出来，对吧？

莎拉：对。

艾瑞克森：你懂了吧？

莎拉：懂了。

艾瑞克森：十、九、八、七、六和五是十一呀。

莎拉：（微笑后大笑）没错。

艾瑞克森：你现在才知道自己长了十一根指头啊？

（莎拉点头表示赞同后大笑。）

艾瑞克森：你不认为你高中时代应该更用功些吗？

莎拉：对，应该。（微笑）

艾瑞克森：你确定没错？

莎拉：嗯。

艾瑞克森：把这只手放在背后。（指着她的左手）好，现在哪只是左手？（译者注：Which hand is left？的另一个意思是：剩下哪只手？）

（莎拉微笑后大笑）

艾瑞克森：所以你的右手成了左手？我认为她该再回去上高中了。

莎拉：麻烦的是，我还在上高中。

艾瑞克森：这个把戏拿来和小孩玩挺不赖。

我还想为各位做一件事。（对史都）你能不能把那张卡片拿给我？（艾瑞克森拿着那张卡片，交给莎拉）好，小心地读卡片上的字，不要违背你对它的理解。大家传阅，不要违背你们对它的理解。（房间里的人轮流传阅那张卡片。卡片上写着：**尽可能以各种方式念出两组括号内的东西。**）

（*710*）（*7734*）

（艾瑞克森拿回卡片）好了，你怎么念这张卡片来着？（对莎拉说）

莎拉：你是要我念卡片上全部的字？（艾瑞克森点头同意）

莎拉：你是要我只念数字？我不太确定。

艾瑞克森：大声念出来就是了。（艾瑞克森把卡片拿给莎拉再看一遍）

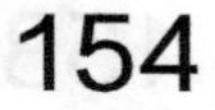

莎拉：全部的卡片……嗯？

艾瑞克森：告诉大家你读到什么。

莎拉：括号内的吗？（艾瑞克森点头）七一零、七七三四。

艾瑞克森：有其他人读到不一样的吗？（对席佛德说）你来作答。

席佛德：我可以重组数字。

艾瑞克森：说明一下。

席佛德：零一七或一七零；三四七七或七三四七。

艾瑞克森：提示是“尽可能以各种方向”（译者注：way的另一个意思是“方向”）念出两组括号内的东西……我看到的是“油”（译者注：OIL，字形等同于倒着看710）和“地狱”。（译者注：HELL，字形等同倒着看7734）（艾瑞克森把卡片上下颠倒后交给莎拉。她大笑。艾瑞克森微笑。房间里的人轮流传阅）

呐，你们怎么不遵照指示，尽可能以各种方向去念呢？

克里斯廷：你知道那是因为有另一个，呃，原因让它……德国人七的写法不一样。他们会这样子读，而且我写的七和他写的也不一样，（指席佛德）所以对我们来说，那就完全不是那么一回事。就算把它上下颠倒，也不会让它变成这副德性。

艾瑞克森：可是你们都会读英文呀。

克里斯廷：可是我们的七是这么写的。（克里斯廷当场示范）

艾瑞克森：当你们聆听病人，用心听仔细，然后在椅子上坐定好好再听一遍，因为那些内容还有另一面。这个也有另一面。（艾瑞克森指着卡片）

我再告诉你们我以前的经验。艾瑞克森太太和我有一次到墨西哥市。当地一位牙医邀请我们到他家共进晚餐。那位牙医非常以他太太为傲，告诉我们他太太是个大画家。他太太在一旁连声否认，说自己只会画一些简单的素描罢了，何况画得也不算顶好。牙医口口声声说那些素描多么不得了，不顾她的阻止，拿出五六幅出来让我们欣赏。

我看着每一幅。她在每幅画边缘加上扭曲纠结的线条边框。我看着画，这样看、这样看、再这样子看。（艾瑞克森翻转卡片）觉得一头雾水，因为我从画面中分析出两种截然不同的结果。

我拿起一张纸，在上头撕出一个指头大小的洞，将那张纸覆盖在线条边框上。牙医凑过来看，看到一个非常小的脸孔。我移动纸张，他又看到另一个小脸。那些线条边框里头隐藏着成百上千张小脸。

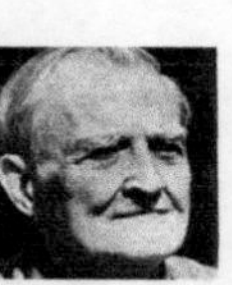

我说："任何人要是具备这般功力，能将成百上千张各自不同的小脸化成边框藏进画里，让大家瞧不见，连画者也不晓得他们在那儿，那一定是个大画家。"她现在是墨西哥市闻名遐迩的艺术家，还主持市立美术馆。

当你们看事物的时候，用心看。当你们倾听病人诉说，用心听，同时尽力想想另一面。因为，如果你光听病人诉说，还是不会知道完整的故事。一旦你们将它颠倒过来，便能看出"油"和"地狱"，我想这些已经够你们今天好好消化了。你们哪些人还没爬过女人峰的，去爬。至于还没去过植物园和赫德博物馆的人，明天早上找时间去。现在已经四点了，赫德博物馆五点关门，植物园也是，还有动物园。女人峰倒是全天候开放。（艾瑞克森微笑）

安娜：艾瑞克森医生，我明天早上就要走了，我要谢谢你。

艾瑞克森：哦，那这是我最后一次看到你了，因为明天十一点四十五分之前我还赖在床上哩。

至于我的收费，我之前没跟你讲清楚。我的费用很有弹性。我总是告诉学员开心付多少钱就付多少。我的基本收费是每个钟头四十元。要是让你们每个人都付这笔钱我会良心不安。你们知道自己在这儿花了多少个钟头，所以大家就依据这个标准分摊。要是你们觉得钱太多，支票数字多写一点也没有关系喔。不管收到多少我都会量入为出。（众笑）

你们大家说我该不该带这个天真的小家伙进去，让她瞧瞧精灵的模样呵？（艾瑞克森指着笑盈盈的莎拉。）

席佛德：我可以帮你消毒（编者注：即拿掉麦克风“虫”）吗？

艾瑞克森：你高兴就好。我现在就要把这个天真的小家伙带进去，让她瞧瞧阿拉丁神灯。有真的精灵喔。

莎拉：有真的精灵——听起来挺有趣呢。

杰夫：你真是一点都不会变老，你愈活精力愈旺盛哩。

艾瑞克森：再多灌点儿迷汤！

星期四

无论你的来访者是谁，都请善用他（她）的特质。假如他（她）会吟诵，你也可以吟诵。假如他（她）是个摩门教徒，你也应该对摩门教略有所知，才能够善加利用这个宗教信仰。

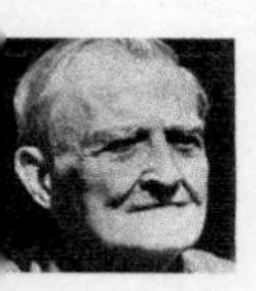

（今天有五个新来的人加入小组。出席的人共有十一位。艾瑞克森要求新来的人填写数据，环视着房内）

艾瑞克森：有没有人晓得教宗保禄是如何雀屏中选的？

克里斯廷：像其他教宗一样，由红衣主教团选出来的。

艾瑞克森：不对。主教们无法达成决议；他们先休会去“跑路”，再回来投票（译者注：took a poll，与“选保禄”同音）。（艾瑞克森笑呵呵）

席佛德：（坐在绿椅上）许多美国笑话都跟语言有关，我多半都听不懂。

艾瑞克森：（停顿了一下）我还有另外一个美国笑话。有位女士在火车站看见一只短尾猫，她问站长：“是曼岛猫？”他回答：“不是，是差两分两点跟两点两分造成的。”

大部分美国人都听不懂。（笑声）英国曼岛的曼岛猫尾巴天生就是短的。当站长说“不是，是差两分两点跟两点两分造成的”，他指的是那班差两分两点到站又在两点两分开出的火车，碾过猫的尾巴，把它碾断了。（艾瑞克森又笑了）

席佛德：我听懂了。（笑声）

艾瑞克森：在座有没有澳洲人？有位新西兰人跟我聊起澳洲人。他说澳洲人不晓得水牛（buffalo）跟美国蛮牛（bison）之间的差别。你们晓不晓得这是什么缘故？

澳洲人知道水牛是什么，可是（装出澳洲腔），他认为bison是用来洗脸时放进去的地方。（艾瑞克森故意把“face”（脸）念成“.fice”）（编者注：脸盆英文是basin）

（艾瑞克森从新来的人手中接过数据卡，戴上眼镜开始读）

大家是不是故意跟我过不去？这个星期每个人（这个说法并不公允）都要我猜猜他们的年龄。他们写下出生日期，却填上兄弟姐妹的年纪。喔，邦妮，不管你是哪位……

邦妮：我在这儿。

艾瑞克森：你让我想起往日在医学院教书的美好时光，请把日期填上去。还有，鲁思，你对日期有意见吗？

鲁思：今天的日期吗？（艾瑞克森把资料卡还给她订正）

艾瑞克森：（点名叫瑷迪，把数据卡递还给她）日期，你也要我猜你到底几岁。

我告诉医学院的学生，期末考将于十二日星期四下午两点在科学大楼举行。我说得很慢：“星期四两点在科学大楼222教室。”然后我就走开再回来查看，结果人人都在问：“他说了什么？他到底说了什么？”

好啦，你可以再告诉我一次你叫什么名字吗？

琳妲：琳妲。

艾瑞克森：你喜不喜欢坐在吸血鬼的旁边？

琳妲：我以前见过他，我觉得他很友善。（笑声）

艾瑞克森：你一定没有在午夜遇见他。

好，对你们当中的某些人，我要再重复一遍：在意识清楚的时刻，我们的心灵处于知觉状态，这个知觉状态是一心多用的。你们到这儿来，除了想听听我要说些什么，同时你们的注意力也分散在我、在场的其他人、墙上的书架、图画和其他东西上面。好啦，无意识心灵是一座巨大的仓库，储藏着你们的记忆和所知所学。它非得是一座仓库不可，因为你无法时时把你所晓得的一切都记在心上。你的无意识心灵就充当一座仓库。想想你这一辈子学会的一切事情，绝大部分都是自动运作的。

对你来说，学会讲话就是一件漫长又辛苦的事。如今你可以从早说到晚，完全不用操心这个字怎么说、每个字里面又有几个音节、正确的念法是什么等。你从来不需要停下来思考这些。可是以前有一度你说“哈水水”时，以为自己是在说“喝水”；现在你说成人的词汇时，不必像婴孩时期那么辛苦地努力说“哈水水”，小婴儿时，你必须刻意察觉自己究竟说了什么，还要努力记得不要说“哈哈水水”，而说“哈水水”。

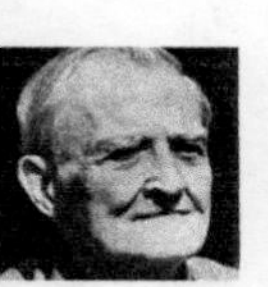

我还记得我女儿在牙牙学语的时候会说：“爬楼梯，踢普踢普，踢普踢普，踢普踢普……要给我的娃娃盖毯。”现在她会说：“我走上楼梯给洋娃娃盖毯子。”还是常常重复许多字眼，她叫哥哥“蓝蓝”，其实他的名字是蓝斯。

说到心理疗法，假如你想做心理治疗，首先学到的是一般常用的字眼对每个人来说，都具有不同的意义。“running”这个英文字就有一百四十二个意思。你说到“run”时，察觉到丝袜有破洞的女孩就会感到不好意思（译者注：run有脱线破绽的意思）；其实你说的是玩牌的手气（a run of luck）或是鱼群的迁徙（a run of fish），还是政府的管理，或者一匹马如何奔跑，以及一匹骆驼跑起来跟马有什么不同。所以，病人告诉你许多事情，你听进去的是自己的意思。

前几天我谈过这个，现在再说一遍。（艾瑞克森谈起“牛奶卤汁”的故事，最后他结束这个故事）（编者注：“星期二”的故事，见第65页）所以我们都有我们自己的特殊意义。

你们当中有几个人会做菜？假设你们去露营，到伊利诺伊州北部或威斯康星州，决定晚餐要煮鱼，会怎么做呢？（艾瑞克森微笑）假设你们突袭了农场的玉米田，采了几根玉蜀黍，会怎么煮呢？

嗯，我可以告诉你们最美味的做法。你先钓一条鱼，去掉内脏，不必刮鳞，只要用大蕉叶把它包起来就行。这是一种大叶子的杂草，没有毒性。把鱼包好以后，再去河底挖些泥巴，把蕉叶包起来做个圆球，两端要薄一点。然后把它丢进营火里面，等两端喷出蒸气，你晓得鱼已经熟了。把泥球从营火中捞出来，砸破它，把它分开。所有的鱼鳞、鳍及尾巴都黏在蕉叶上，这时，一条鲜美多汁的鱼就在你面前。它们真是美味可口。只要撒一点盐巴，就有一顿奥林匹亚盛宴可以享用。

假如你运气不错抓到鹌鹑，也是先去掉内脏，小心地用一球泥巴包起来，丢到营火里去烤。当两头的蒸气喷出来时，把球敲破，羽毛和鸟皮就会黏在烤干的泥巴上，这样也就有一只干干净净、烤得鲜美多汁的鹌鹑了，加一点盐巴就是丰盛的一餐了。煮鹌鹑还有别的法子，（笑声）只是我偏爱这么吃。

至于烤玉米，用泥巴把它们包起来，丢进营火里烤上一段时间，再敲开泥球，外面的包皮自然就掉下来，玉米也烤好了。我晓得，因为我都做过。你们全都晓得烹调玉米的各种方法，每个人对各种情况的反应也都有好几种，各不相同。这里有张照片是我非常喜欢的。（艾瑞克森拿出一张照片传给左手边的席佛德）

席佛德：（瞧着照片）我只看出一部分的意义。

艾瑞克森：让她瞧瞧。（传给邦妮）请大声念出来。

邦妮：“谨将这个荣誉祖父奖颁给米尔顿·艾瑞克医生，吉姆和葛蕾西·柯翰及小犬史雷德·纳森。柯翰于领养周年纪念日，1977年九月十二日，附上这个特别的同意‘封印’。”（照片上有他的脚印和“两岁”的字眼。邦妮把照片举高，让大伙儿瞧瞧）

艾瑞克森：请传阅。

好。吉姆读到高中毕业，是个非常有理想的青年。葛蕾西是他的同班同学，也是个非常有理想的年轻女性。

吉姆被征召去越南打仗，担负的是非战斗性的任务，在一次卡车车祸中，他摔断了脊椎，脊髓完全损伤。

他几乎是每隔五分钟就抽痛一次，所以坐着轮椅回退伍军人医院求诊。医生为他动手术，可是徒劳无功，甚至让他痛得更厉害。他动了第二次手术，同样毫无帮助。医生们还打算动第三次手术来缓解他每五分钟抽痛一次的苦楚。

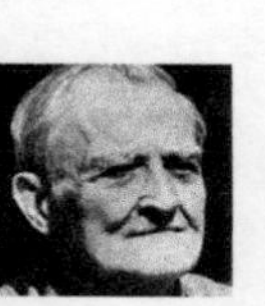

就在那个时候，吉姆或葛蕾西或两个人都听人说起我。他们告诉外科主任想来看我，请我用催眠来解除他的疼痛。这位外科医生把他们请进他的办公室去坐坐，花了整整一个钟头告诉他们，催眠是无稽之谈，是魔法、妖术、巫术。他把我说成一个江湖郎中、一个骗子，不学无术。其实，他不喜欢催眠，也不喜欢我。他认为他们压根儿就不该想到催眠这档子事。

吉姆的疼痛还是每五分钟就发作一次，葛蕾西非常同情他，尽管外科医生那一小时严词反对催眠，他们还是决定来看我。

葛蕾西推着吉姆的轮椅进我的办公室，两人脸上带着惶恐、快快的期待神情，有点儿厌恶，还抱有一丝希望、一点敌意及一种小心翼翼。他们当然没有舒畅的心情可以听我说话，他们告诉我他背上的伤，以及两次手术，还有退伍军人医院德高望重的外科主任说催眠是妖术，是魔法，是江湖郎中的骗术。

我告诉葛蕾西："请你站到那边的地毯上。（艾瑞克森伸手一指）请站直，向前看，双手放在身体两侧。至于你，吉姆，这里有一根沉重的橡木拐杖，是我拿来走路用的，这根拐杖很重，你拿着。假如你看到我做出你不喜欢的举动，就用它来杖责我。"（转向席佛德）杖责就是"痛打"的意思。（全室哄堂大笑）

席佛德：用那块木头？

艾瑞克森：一根橡木手杖，一根走路用的拐杖。

吉姆接过手杖，紧紧握在手中，然后看着我。

我告诉葛蕾西："葛蕾西，我要做你不喜欢、会激烈反对的那种事情。一旦你陷入催眠昏睡（hypnotic trance）状态我就会住手。好啦，你不晓得什么是催眠，也不懂得什么是催眠的昏睡状态，可是在你的内心深处，你是知道的。所以你就站在那儿，假如我对你做出失礼的事情，你晓得一旦你进入催眠状态我就会停止。"

我举起竹子手杖，前后地滑向她的胸部，试着拨开她的上衣。葛蕾西缓缓闭上双眼，陷入深沉的催眠状态。我把手杖放下来，吉姆眼睁睁地望着我，视线无法从我身上移开。我问葛蕾西："你的故乡在哪里？高中读的是哪一所学校？请说出几个同班同学的名字。你喜欢亚利桑那的天气吗？"那一类的事。葛蕾西闭着双眼回答我。我伸手握着她的手臂，把它举起来，就让它直直地举着，在僵直状态中。（艾瑞克森举起自己的手臂，让它同样举着。）

我转向吉姆对他说："你听到葛蕾西跟我说话，现在换你跟她说话。"我伸手把葛蕾西的手臂放下来。（艾瑞克森放下自己的手）吉姆叫："葛蕾西？葛蕾西？！"他转身告诉我："她听不到我的声音。"我说："没错，吉姆。她陷入了深沉的催眠状态，听不到你的声音，你问她任何你想问的问题，她都听不见你。"他又问了几个问题，一点反应也没有。

然后我说："葛蕾西，你高中班上有几个同学？"她告诉了我。我举起一根手指头再次举起她的手，再用一根手指头把它放下来。（艾瑞克森用左手比了一下）我告诉吉姆："请你举起葛蕾西的左手。"他伸手去举它，可是我已经将葛蕾西的手放在她的身旁，所以它是动弹不得的。吉姆怎么样也无法拉动它。我伸手用一根手指举起她的手，告诉吉

姆把它放下来，他试了，葛蕾西的肌肉紧绷，手还是停在原处，一动也不动。（艾瑞克森用他的手做示范）

我不慌不忙地做这些事情，然后说："葛蕾西，请保持深沉的催眠状态，可以张开眼睛，从那块地毯走向那张椅子。"（艾瑞克森指着）"等你在椅子上坐好后再闭上眼睛。然后清醒过来，睁开眼睛，开始感到纳闷。"

葛蕾西坐下来，闭上眼睛，再睁开双眼，开口说："我怎么到这里来的？我本来站在那边的地毯上。我是怎么到这里来的？"吉姆试着告诉她，可是葛蕾西反驳："我明明站在那边的地毯上。我是怎么到这里来的？"我让他们争辩了好一会儿。

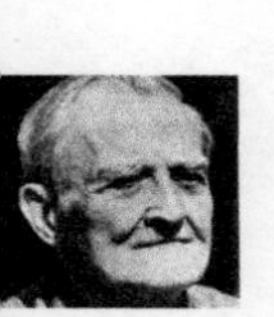

然后我告诉吉姆："你瞧瞧墙上的时钟，现在几点？"他说："九点过二十五分。"我说："没错，你九点整进来的，只抽痛过一次，就没有再发作过了。"吉姆说："对耶。"然后才又抽痛了一下。我说："你觉得怎么样？你摆脱了疼痛二十分钟。"他说："我不喜欢它，也不希望它再度发作。"我说："我不怪你。好吧，吉姆，你看着葛蕾西。葛蕾西，你看着吉姆。葛蕾西，当你看着吉姆时，就会慢慢进入深沉的催眠。吉姆，当你看着葛蕾西，也会进入深沉的催眠，你会进入催眠。"一分钟内，他们就双双陷入深沉的催眠。

我向他指出："吉姆，疼痛是身体给的一种警告，就像早晨吵醒你的闹钟一样。你醒过来，把闹钟关掉，开始为一整天的工作做准备。"我说："好吧，吉姆，葛蕾西你也听着。吉姆，当你感到疼痛开始发作时，就把闹钟关掉，让身体舒舒服服地做这一天的工作和需要完成的任何事情。葛蕾西，你注意听好，因为这样吉姆就不必常常来看我。既然你是吉姆的妻子，当吉姆感到疼痛开始发作时，他可以请你坐下来，看着你，你也可以看着他，你们会双双进入催眠状态。等你们进入催眠后，葛蕾西，你可以重复我此刻要教你的某些事情。"然后我指示葛蕾西该跟吉姆说些什么。

就这样，我见了他们几次，确定他们真的学会了。在第一次会面后，他们回退伍军人医院去要求见外科主任。他们给他上了一课催眠术，足足上了一个钟头。他们告诉他，他错得有多么离谱，真是大错特错。吉姆说："你瞧，我已经不再抽痛了，可是你本来还想要动一次毫无用处的手术。你真应该感到羞耻，好好学学催眠是怎么回事。"接着这位外科医生就到凤凰学院来旁听我的课，还边听边做笔记。

几天后，吉姆和葛蕾西出院了，回亚利桑那的家。因为残障，政府给了吉姆一笔钱来盖房子。吉姆坐在轮椅上工作，帮忙盖了家的一部分。政府又给了他一部耕田的牵引机和十五英亩的土地，吉姆学会从轮椅上下来坐到牵引机的驾驶座上去，他可以耕耘自己的田地。

起初，每隔两个月，他们会开车到凤凰城来，吉姆把催眠看作为了维持效力需要第二次注射的预防针，要求我再给他"补打一针"。我就给他加强一下。不久以后，吉姆开始每隔三个月才来一次，然后是每半年一次。后来他们又想出了一个好点子：打电话。吉姆会打电话来说："葛蕾西就在分机上，我想我需要加强一下。"然后我说："葛蕾西，你坐下来了吗？"她回答："我坐好了。"我说："好吧，我要挂上电话了，你跟吉姆保持催眠十五分钟，你告诉吉姆你该说的，吉姆，你要好好听葛蕾西的话。十五分钟结束时，你们就可以醒过来。"

后来吉姆和葛蕾西想要一个小孩，葛蕾西在两年内流产了六次，她看过好多医生，他们都建议她领养一个，不要自己生。所以我就赞助他们领养了史雷德·纳森·柯翰。

他长到两岁大时，他们带他来看我，我非常喜欢这个小男孩。他的块头几乎跟我四岁的小孙子一般大，更守规矩。葛蕾西跟吉姆是非常棒的父母。就在几天前，我又赞助了吉姆和葛蕾西领养另外一个小孩。

人们不**晓得**的是……这是无穷尽的……他们的确晓得的事情，却相信自己不知道。你们多半认为你们无法诱发麻醉。我给你们打个比方：

你们去上大学，有位教授用着单调无比的声调讲课，你对那门课不感兴趣，永远也不可能提起兴致。他用平板的声调没完没了地一直讲下去，你真恨不得那只嗡嗡作响的虫赶快死掉算了，可是又完全无望。他一直说个不停。你坐在硬邦邦的木头椅子上，臀部发痛，腰酸背痛，连手臂都发麻，你局促不安，就是找不到舒服的姿势。时钟上的指针仿佛停摆了，一个小时就像是永恒般过不完。最后，这个嗡嗡声音终于停了。你感激不尽地站起来，活动筋骨，让身体感到舒服些。

第二天，你坐在同一张椅子上，却又喜欢上那位教授，他谈着你感兴趣的事情，你倾身向前，睁大眼睛张开耳朵，全神贯注地聆听着。那张硬邦邦的木头椅子并没有让你的臀部坐痛，也没有教你感到酸痛。时钟似乎跑得太快了，一个小时实在是太短了。这堂课几乎才刚刚开始就结束了。你们全都有过这样的经验，是你们麻醉了自己的。

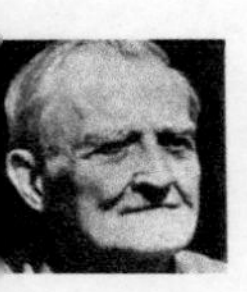

现在我再来跟你们说说几个癌症个案。美萨（Mesa）有位医生打电话给我："我有位女病人快要死于子宫癌了。这个故事十分令人悲伤。大约一个月前，她的丈夫突然在厨房倒下，死于心脏衰竭。葬礼过后，这名寡妇来找我做健康检查，完成检查时，我不得不告诉她，她得了子宫癌，而且癌细胞已经扩散到髋骨和脊椎，差不多只剩下三个月的时间可活。我劝她要看开点，她迟早会有些疼痛。现在是九月，十二月来临以前她就会死去。她受到许多疼痛的折磨，大量的杜冷丁（Demerot，编者注：类鸦片麻醉止痛药，Pethidine的商品名）加上吗啡和其他麻醉剂，对她都不管用，她时时处在疼痛之中。你可不可以帮她催眠？"

我同意，并亲自到她家去看她，因为她想寿终正寝。我到她的卧房，向她自我介绍。这位女病人说："我拥有英文硕士学位，出版过一册诗集，所以我对文字的魔力略知一二。你真的认为你的语言的魔力可以对我的身体做出化学药品做不到的事吗？"我说："夫人，你晓得文字的魔力，我则是用**我的**方式掌握语言的力量。我想请教你几个问题，我晓得你是个摩门教徒，你是个虔诚的摩门教徒吗？"她说："我相信我的教会，我是在摩门教礼拜堂结婚的，也用同样的信仰养育我的孩子。"我问："你有几个小孩？"她说："两个。儿子明年六月就要从亚利桑那大学毕业，我真想看他戴上学士帽、披上学士服的样子，可是到时候我早就作古了。女儿今年十八岁，明年六月要在摩门教礼拜堂结婚，我也很想看她披上婚纱当新娘的模样，可是到时候我也早就不在了。”我说：“你女儿在哪里？”她说：“在厨房里为我准备晚餐。”我说：“可不可以请她到卧房来？”这位母亲说：“可以。”

接着我问这位母亲：“你现在很痛苦吗？”她说：“不只现在，昨晚和今天一整天都在痛，今晚还会痛一整夜。”我说：“那是你的看法，我不一定要这么想。”

少女进了卧房，非常漂亮的十八岁女孩。摩门教徒非常有品德，严守道德律。我问女孩：“你愿意为令堂做什么？”女孩含着泪水回答我：“什么事都愿意。”我说：“我很高兴听到这样的回答，你可以坐在这张椅子上，因为我需要你的协助。你不晓得如何进入催眠的昏睡状态，不过，没关系，当你跟我一块儿坐在这张椅子上，在你的内心深处，你的无意识心灵，你也可以说是你的内心深处，你晓得如何进入催眠。所以，要帮助令堂的话，你就进入催眠，非常深沉的催眠，这场催眠是如此深沉，你的心灵将会脱离身体，飘浮在外层空间，你只能感受到我的声音，陪着你飘浮在外层空间里，你只能感受到我的声音。”

我转向这位母亲，她睁大眼睛专注地盯着女儿，她女儿已经闭上双眼，一动也不动。然后我做了一件这个母亲一定会抗议的举动。少女当时穿着凉鞋和少女短袜，裙子长及脚踝。

我说：“妈妈，现在仔细看着我，你不会喜欢我现在要做的事情，你会强烈地抗议，可是你只要看着就会明白。”我把女孩的裙摆拉到她的腿上，高过膝盖，来到大腿上面，母亲万分惊恐地瞧着，因为那是你绝对不能对摩门少女采取的非礼举动，不能暴露她的大腿肌肤。她的母亲简直是吓坏了。

当少女的大腿露出三分之二后，我举起手使尽全力打下去。（艾瑞克森作势打自己的大腿）母亲听到这一巴掌的声音时几乎从床上跳起来，她看女儿既没有移动也没有畏缩。我把手移开，让母亲看看我在她女儿腿上留下的手印。我再度举起手，同样用力打在少女的另一条腿上，女孩还是没有畏缩，对我来说，她此刻正在外层空间飘浮，只能感受到我的声音。

然后我告诉女孩："我要你的心灵回到我的身边来，我要你缓缓睁开双眼，我要你瞧着对面墙壁跟天花板的交界。"我已经事先目测过这间房间的宽度，只要她瞧着那里，她的眼角余光就可以瞥见自己裸露的大腿。她看了，脸上一阵潮红，偷偷摸摸地拉下裙摆。母亲瞧见了女儿的脸红，以及偷偷摸摸拉下裙摆的举动，她显然希望没人注意到这件事情。

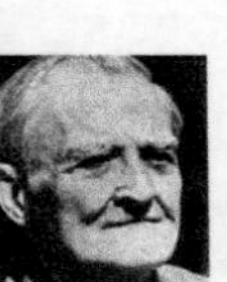

我告诉女孩："我还要请你做一件事。你现在坐在我旁边，我要你在不移动身体的情况下，坐到房间的另一头去。"然后我当做她就坐在房间的另一头似的跟她说话。女孩回答了我的问题，可是改变了说话的语调，仿佛她真的在另一头。（艾瑞克森瞧着房间的另一头）母亲不断地瞧过来瞧过去，察觉到了女儿异样的声调。我又把女孩叫回来坐在我身旁，说："我非常感谢你帮助我来帮助令堂，现在你可以醒过来，回厨房去为令堂准备晚餐了。"当她醒过来后，我再次感谢了她，因为同时感谢病人的无意识心灵和意识心灵是非常重要的。

女孩清醒后就回厨房去了，我转身告诉这位母亲："妈妈，你虽然不晓得，不过你也在非常深沉的催眠状态中，你不会感受到疼痛。好啦，你用你对文字的认识来掌握文字的魔力，你也晓得催眠语言的力量。妈妈，我无法时时刻刻陪着你，也没有必要如此，所以我要告诉你一件非常非常重要的事。

"现在仔细听清楚了，你的疼痛还会再回来，我无法阻止它回来，当疼痛回来时，我要你带着你的头和肩膀，把它们放进轮椅，推到客厅去。

"我要在那里留一台特殊的电视给你，你可以在客厅最远的角落看到它，别人都看不见那部电视，但是你可以在脑中把电视打开，它有美妙的诗歌和文学节目，你把头和肩膀放进轮椅里，到客厅去打开电视，

上面的节目都没有广告。”（任何写过一本诗集的女性都有丰富的想象力，拥有珍贵的记忆）

“你就这样看着电视节目，你向来想看的节目都可以在这里随意看到，你就这样看一会儿，过一阵子感到疲倦，你就关上电视，再带着你的头和肩膀回卧房来，跟你的身体复合。那时你会感到疲倦，就会睡着，好好安稳地睡一觉，等你醒来时，会感到口渴或饥饿，也可能感到孤单，想要人作伴，朋友们可以来探望你，每当疼痛威胁着要回来时，你就带着头和肩膀，把它们放进轮椅，出去客厅看电视。”

六个礼拜后，周日早上，我会例行到沙漠去兜风时，在早晨六点顺道去拜访她，值班的看护显然没有得到充分的告知，我花了好一番工夫说服她我是她的医生，最后我拿出身份证，她才同意让我进门。

护士说：“她折腾了一夜，一整夜都在嘘我，她以为自己在外面的客厅，简直是精神错乱，胡言乱语，我努力向她解释，她人在卧房里，可是她一直说：‘嘘。’”

我告诉病人：“没关系，我现在要把电视关掉一下，跟你的看护解释清楚，这样她才不会吵你，等我离开时，电视会再打开，接着我刚才关掉的地方播下去。”我向看护解释。妈妈不久就累了，她摇着头和肩膀回卧房去，跟身体合而为一，然后就睡着了，醒来时饥肠辘辘地嚷着要吃早餐。

她的朋友们定期来探病，早就习惯她拎着头和肩膀去外面听无人看得见的电视，她会回来，沉沉睡着，然后又口渴或饥饿地醒来，或者准备吃片水果，还是喝杯冰水，朋友们都习惯了。

这位妇人死得很突然，在第二年八月陷入昏迷。她亲眼见到儿子戴上学士帽、披上学士袍；也亲眼目睹女儿在摩门教礼拜堂结婚，再回家来让她瞧瞧她做新娘的模样。她舒适地活了十一个月。“总是带着你的头和肩膀出去看那部想象中的电视。”

我妹妹动了乳房切除手术，拆线时刻来临时，我妹妹说："医生，你晓得我很胆小，很怕拆线，你介不介意我带着我的头和脚进日光浴室去？"我妹妹解释："我在日光浴室时，不停地在门口偷瞧我的房间，医生老是站在挡住我的身体的位置，过一会儿，我又瞧了一遍，他走了，所以我就带着我的头和脚回去跟我的身体复合。"

有天晚上，我妹妹出院回家来，家父也经过一次严重的心脏病发作，从医院回来，他们坐在那儿闲聊家常，两人同时注意到对方突然心搏过速，我妹妹说："爸，你心跳过快了，跟我一样，我一定会比你早进坟墓的，青春站在我这边，对我比较有利。"家父说："不会的，孩子，我占了年龄和经验的优势，一定会比你早走一步的。"两人都开怀大笑，我妹如今还健在，家父过世时得年九十七岁半高龄。

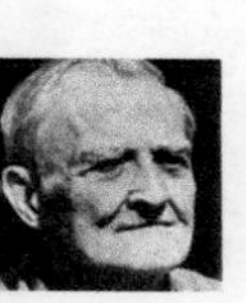

艾瑞克森家族多半把疾病和厄运看做人生的粗茶淡饭。任何吃过最烂的随身口粮的士兵都会告诉你，粗食是所有减肥饮食中最好的选择。（艾瑞克森开怀地笑）

现在，我来跟你们谈谈另一个癌症实例。有位医生打电话给我，他说："我有位三十五岁的病人，她是三个孩子的妈，想要死在家里，她右边动过乳房切除手术，可是太迟了，癌细胞已经转移到骨头及肺部，还零星散开到全身各处，药物对她一点作用也没有。你愿不愿意帮她催眠？"

所以，我去家里拜访她。当我打开前门时，听到屋内传来吟诵的声音："不要伤害我，不要伤害我，不要伤害我，不要吓唬我，不要吓唬我，不要吓唬我，不要伤害我，不要吓唬我，不要伤害我。"我听着稳定的吟诵，听了好一会儿。

我进卧房去，想自我介绍。妇人蜷曲地躺在右侧，我可以尖叫，也可以高喊，还可以重复我自已的话，可是她还是毫无间断地吟诵着。

我灵机一动，心想：嗯，我还是换个方式吸引她的注意比较好。所以我加入了她的吟诵："我要伤害你，我要伤害你，我要吓唬你，我要

吓唬你，我要伤害你，我要吓唬你，我要伤害你。”她终于问：“为什么？”可是没有等我回答，所以我又继续吟诵，不过改变了内容：“我要帮助你，我要帮助你，我要帮助你，可是我会吓唬你，我会吓唬你，我会伤害你，可是我想要帮助你，可是我会吓唬你，我想要帮助你。”突然间，她打岔说：“怎么帮？”然后又继续吟诵，所以我又加入：“我要帮助你，我要帮助你，我要吓唬你，我要请你在脑子里转过身来，只要在脑子里，身体不用转，在脑子里转身，身体不必转，在脑子里转身，身体不必转，我要伤害你，我要吓唬你，我要帮助你，只要你在脑子里转过身来，身体不必转。”

最后她说：“我的脑子已经转身，身体没转，你为何要吓唬我？”然后又开始平常的吟诵。我说：“我要帮助你，我要帮助你，我要帮助你，我要帮助你。”她终于又打断自己：“怎么帮？”

我说：“我要你感觉到有只蚊子咬你的右脚底，咬，咬，会痛，会痒，这是你被蚊子咬过最糟糕的一次，会痒，会痛，这是你被蚊子咬过最糟糕的一次。”

她说：“医生，真对不起，我的脚已经麻木了，无法感觉那只蚊子的叮咬。”我说：“没关系，没关系，那种麻木的感觉已经偷偷爬上你的脚踝，爬上你的膝盖，爬上你的腿，你的小腿，慢慢地爬上你的膝盖，现在已经爬过你的膝盖，上了你的大腿内侧，几乎到了半路，现在已经到达半路了，已经到达半路了，现在它来到你的臀部，就要传遍你左边的臀部，再回到你左边的大腿内侧，慢慢传到你的左边膝盖，再下去，下去，下到你的左脚脚底，现在你从臀部以下全部麻木了。

“现在这种麻木的感觉又要慢慢地，慢慢地爬上你的左侧身体，爬到你的肩膀，到达你的脖子，然后再下到你的手臂，一直到达你的手指尖。现在我要这份麻木感开始爬上你的背，慢慢爬上你的背，愈来愈高，愈来愈高，直到它抵达你的颈背。

“现在，我要让这份麻木感爬上你的肚脐，然后愈来愈高，我真的感到很抱歉，我真的感到很抱歉，我真的感到很抱歉，可是当它到达右侧乳房手术伤口的时候，我却无法让那份麻木的感觉……完全麻木，那个手术的地方会觉得像是个非常痒的蚊子叮咬。”

她说：“没关系，它已经比以前的疼痛好多了，我可以忍受蚊子的叮咬。”我向她道歉，因为无法让蚊子叮咬的感觉消失，可是她一直安慰我，她不介意蚊子的叮咬。

我经常回去探望她，她的体重开始增加，也停止吟诵。我告诉她：“你可以用催眠来扭曲时间，这样每天都会过得很快，我没来拜访的时候，时间就会飞快地度过。”我每个月都定期去探视她。

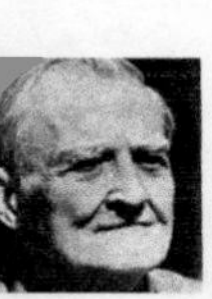

到了四月时，她告诉我：“医生，我很想在房子里走动，到每间房间去看一看，只要一次就好，只要在死前再看一次就好。而且，我很想再使用一次浴室，只要一次就好。”

我打电话给她的主治医生：“请告诉我她的X光片情况。”他想知道原因，我告诉他，她多么想在屋子里走一趟，他说：“她的髋骨、骨盆和脊椎已经都有癌细胞转移了，我想你所冒的是两边髋关节都破碎的风险。”我说：“好吧，你认为她有可能做得到。”他说：“是的，我想她做得到。”

我告诉了这位妇人：“现在我要帮你穿上束腹，你会感觉到一件很紧、很紧、很紧的束腹，它会牢牢地撑着你的臀部。”换句话说，我做的事情就是紧缩她的肌肉来固定她的骨头，我说：“它会让你走起路来很古怪，你也无法好好地移动大腿，必须用膝盖以下的部位走路。”我陪着她走过每间房间，去探视她的三个小儿子的玩具，他们的卧房，和他们的衣服。她使用了浴室，别扭地爬回床上，我再小心翼翼地帮她脱下束腹。

五月来临时，我太太和女儿贝蒂·爱莉丝陪我一起去探望她。病人说：“医生，我的肚子里有个新的疼痛。”我说：“好吧，我得治疗这个疼痛。”我转身对我太太和女儿：“睡吧。”她们就站在那儿陷入深沉的催眠，我告诉她们感觉肚子里有种非常难过的疼痛，让她们很难受，她们立刻就感到很难受，痛得很厉害，我的病人看了也很同情她们。我说：“现在，我要把她们的疼痛和你的疼痛一块儿拿走。”我小心翼翼地暗示着疼痛和不舒服的感觉逐步消失，我太太和女儿醒来的时候感觉好极了，病人也是如此。

她在七月最后一个礼拜过世，过世时有前来探病的朋友作伴，她突然陷入昏迷，从此就没有再醒过来。

好啦，我已经说了两个个案，我在其中一桩利用了摩门教的宗教。在另一个里面利用了病人的症状。现在再来谈第三个个案。有位医生打电话给我说：“我在善心撒马利亚人医院（Good Samaritan Hospital），有个病人，今年五十二岁，拥有硕士学位，人非常聪明，博学多闻，还有绝佳的幽默感，可是只剩下不到三个月可活，而且时时遭受疼痛的折磨。我开双倍的吗啡和止痛剂杜冷丁与酯氢可酮（percodan，编者注：化学名，Oxycodone Hydnochlofide的鸦片类止痛剂）给她，再加上九粒的安米妥钠（sodium amytal），都还无法让她感到睡意。她承受的痛楚实在是太大了。不过我可以让她坐上轮椅，请救护车把她载到你的办公室，救护车司机可以把她推进你的办公室，你看看能不能用催眠帮她做点什么。”

救护车司机推着她穿过这扇门进入我的办公室（艾瑞克森指着办公室的侧门）。她进我办公室的时候，我已经七十岁了，头发颜色跟现在差不多，这个颜色已经维持了将近十五年。她看着我说：“小子，我的身体是连强效的化学药品都拿它没办法的，你真的认为你的催眠话语可以改变得了它吗？”

我说：“夫人，我注视着你的双眸时，看得到你的瞳孔稳定地扩大和收缩，脸上的肌肉也在抽动，所以我晓得你正承受巨大的折磨，这份痛楚持续刺痛悸动。我用眼睛就瞧得出来。现在，夫人，请你告诉我，假如你看到一头饿得皮包骨的老虎就在隔壁房间，慢慢地走进来，而且一边舔着嘴巴一边用着饥饿的目光注视着你，你还会感觉到多少疼痛？”她说：“在那种情况下，我是不会感觉到任何痛楚的。哎呀，我的天啊，我现在真的感受不到任何疼痛了。我可不可以把那头老虎带回医院去？”我说：“当然可以，可是我必须告诉你的医生。”她说：“只要不告诉护士就行，我想捉弄她们，每次她们问我痛不痛时，我就告诉她们：‘瞧瞧床下，看看老虎还在不在那儿，我一点儿也不痛。’”任何称呼我“小子”的五十二岁妇人都有幽默感，所以我利用了这一点。

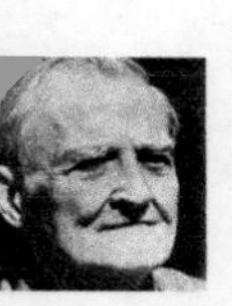

换句话说，无论你的病人是何许人也，请善加利用。假如她会吟诵，你也可以吟诵。假如她是个摩门教徒，你也应该对摩门教略有所知，才能够善加利用这个宗教。还有吉姆，有理想的吉姆和有理想的葛蕾西，你不能对高度有理想的人做出非礼的举动，所以当我假装要打开她的胸罩时，立刻就赢得了他们的注意力。（艾瑞克森大笑）

克里斯廷：你说你给了葛蕾西特殊的指示，教她在催眠时跟吉姆说些什么，你可不可以解释一下，说得比较清楚一点？

艾瑞克森：我要葛蕾西逐字逐句背诵我对闹钟的说法，你醒过来，你把闹钟按掉，你改变你的活动，为那天做些该做的事情，假如你是个天主教徒，你就吃鱼，那是该做的事情之一，既然他在盖房子和帮忙耕田，那也是应该做的事。

女学生：一个瘫痪病人的痉挛应该控制到什么程度，有没有限制？嗯，我是说透过催眠控制他的痉挛的痛楚？

艾瑞克森：吉姆有严重的痉挛，这一点我没提，当我开始碰触他妻子的胸部时，这种痉挛就消失了，所有的注意力都暂时转移了。（艾瑞克森呵呵笑）我并不介意他没有痉挛。

另一位妇女：你认为癌症病人可以控制自己的癌症发展到什么地步？

艾瑞克森：这方面的实验工作做得还不够。佛瑞德·K在爱达荷州的双瀑市

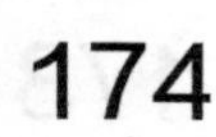

听过我的演讲，是那儿数一数二的外科医生，他非常上进，认为双瀑市需要一个医学协会，就组织了一个。然后他又觉得这座城市需要一家医院，所以就催生了一家小区医院。后来他觉得他们应该要有一栋专业的办公大楼。他是双瀑市的进步动力。

我演讲结束后，佛瑞德上前来找我说："我听了你的演讲，才恍然大悟，这个世界可以忍受一个不可靠的精神科医生，却不能忍受一个不可靠的外科医生。"所以，他去盐湖城接受精神科的住院医生训练，如今他已经是位精神科医学教授。

除非可以在外科部门工作，否则他拒绝接受教授头衔，所以，佛瑞德对他开刀的每位病人催眠，尝试加速手术伤口的愈合，接受催眠加速伤口愈合的病人，都比别的病人好得快。我只能告诉你这些。

珍：艾瑞克森医生，我得了雷诺症（Ravnaud's Disease），我能不能用催眠做点什么？

艾瑞克森：你戒烟了吗？

珍：是的，我不抽烟。

艾瑞克森：好吧，1930年，我见了法兰克·S医生，他也得了雷诺症，坚持要继续抽烟，他喜欢香烟。我说："你是跟它分不开了。"（艾瑞克森注视着珍）"我认为你不该到寒冷的地方去。"缅因州奥古斯塔市的州立医院请他去当院长，法兰克说他想要这份工作。我说："好吧，每次你的手指感到冰冷的时候，看看你能不能在脑子里，在你的手指尖放一把火。"法兰克年纪比我大一点，他定期给自己的手指头放火，他的病情始终没有恶化。

珍：唯一的差别是，我感到冰冷的是脚趾头。

艾瑞克森：那么就在脑子里，定期放把火。

珍：现在吗？

艾瑞克森：假如你此刻就可以想到我所想的事，你的脸就会变红。（笑声）这下子，你晓得你可以控制脸上的毛细孔了。（珍点点头。）

艾瑞克森：在你的手臂？以前你那儿起过鸡皮疙瘩。（珍瞧着自己的手臂）当你感觉天气从温暖气温降到零度时，你那儿和全身就会起鸡皮疙瘩，我希望你有过一脚踏进水太烫的浴缸的经验，脚上会有许多鸡皮疙瘩，因为热的感觉器官太多而挤到冷的感觉器官。

现在你的脚和你的脸都可以变红了。（艾瑞克森笑呵呵）你已经发现，你可以在脸上放一把火。（艾瑞克森开怀大笑）感谢你所做的示范。（众人哄堂大笑）

珍：这里真热。（笑声）

艾瑞克森：好，精神治疗需要的催眠有多深？你们没有太专心，因为我在跟你们说话的同时，一直在催眠状态中进进出出，我已经学会可以一边进入催眠，一边跟你们讨论，看着那块地毯飘升到这个高度。（艾瑞克比了一下）这是比较小一点的地毯，我还可以跟你们谈吉姆跟葛蕾西，（艾瑞克森瞧着地毯）饥饿的老虎或别的，你们只会注意到我的演讲变慢了一点。（艾瑞克森微笑着环顾四周）我可以在你们毫不知情的情况下进入催眠。

克里斯廷：那么你可不可以多谈一点自我催眠？

艾瑞克森：可以。有一回我去印第安那某个地方演讲催眠，有个人，将近两米高，骨骼强壮，肌肉健硕，对自己的体格十分自豪，他上前来跟我握手，我看见他那只摧骨手，赶紧先发制人，抢先握住他的手。

他告诉我，他的小名是“斗牛犬”，每当他有了一个念头，总会坚持到底，谁也改变不了他。他说：“全世界没有人可以催眠我。”我说：“你想不想发现事实恰恰相反？”他说：“没有半个人做得到，谁也催眠不了我。”

我说：“我很想向你证明，让你见见这位可以催眠你的人。”他

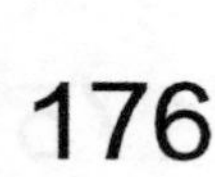

说："就这么说定了，把人带来。"我说："今天晚上，当你在旅馆房间准备就寝时，在七点到八点之间空出一小时来，穿上睡衣，搬一张椅子坐在镜子前面，瞧着那个即将催眠你的人。"

第二天他告诉我："我在今天早上八点醒来，依然坐在那张该死的椅子上。（笑声）我在那儿足足坐了一整夜，我承认我可以催眠自己。"

有个1950年时的病人打电话给我："去年我读了一本催眠的书，花了两三个小时仔细地把书读完，完全遵照上面的指示做，可是我就是没办法催眠自己。"

我说："乔安妮，你在1950年就当过我的病人，当时跟我的接触应该会让你知道，你该再打通电话给我。你读的那本书，应该是（艾瑞克森说了一个外行催眠家的名字）写的吧。"她说："没错。"我说："他那些谈自我催眠的书全都是垃圾，你所做的是刻意告诉自己该做些什么，和怎么做，你让整件事变得太有自觉了，假如你想进入自我催眠状态，把闹钟设定在二十分钟后响起，把它放在梳妆台上，然后坐下来对着镜子看自己。"

第二天我又接到她的电话，她说："我把闹钟拨好，坐下来瞧着自己，接着闹钟就响了。我想我一定做错了。这一回，我小心翼翼地拨了二十分钟，把它放在梳妆台上，再坐下来瞧着镜子里的自己，闹钟又响了，这回显示二十分钟已经过去了。"换句话说，你不必告诉自己在催眠状态时要做些什么，你的无意识心灵比你知道的多多了，假如你信任你的无意识心灵，它就会做你想做的自我催眠，它比你高明多了。

对了，我那个当护士的女儿最近从达拉斯来探望我们，谈起了她为病人做的事，那里的急诊很多，很吃力也很费时，他们专门处理车祸病人，在达拉斯随时都可能发生车祸。

她母亲问她，在兵荒马乱的急诊室待一整天后，她怎么还睡得着。罗珊娜说："喔，很简单，我有个夜光时钟，上床后我就瞧着那个时钟，我晓得假如可以瞧着时钟走十分钟，就可以跑上跑下楼梯二十遍，我很懒，也不需要跑二十次楼梯，可是我晓得，要是我在十分钟后还瞧着时钟，就会真的下床去跑二十遍楼梯。”

我发表过一篇论文，谈一个鳏夫。他跟同样丧偶的儿子住在一起。他们自己做家事，经营自己的房地产公司，在家事上分工合作。

后来这个老人来看我，他说：“我整夜失眠，辗转反侧，努力想睡着，可是总是睡不到两个小时，我通常都到凌晨五点才睡着，七点就醒了。”

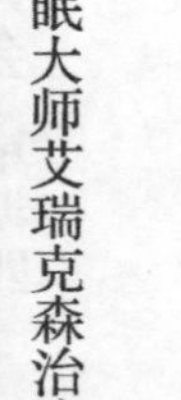

我说：“好吧，所以你想要治疗失眠，照着我的话做就可以了。你说你跟儿子平分家事，你们是怎么分工的？”他说：“我儿子做他喜欢做的事，我做我喜欢的。”我说：“你最讨厌做的是什么？”他说：“给地板打蜡，我们的地板是实木地板，我喜欢地板上蜡，只要我儿子肯给地板上蜡，我就愿意做其他家事。因为我实在受不了打蜡的工作。”

我说：“好吧，我心里已经有个良方可以给你了，这会占去你八个小时的睡眠，看你能不能忍受损失八个小时的睡眠？”他说：“我已经每夜损失八个小时的睡眠，连续一年了，当然承受得起。”

我说：“今天晚上你回家以后，拿一瓶地板蜡和一条抹布，擦地板擦一整夜，一直擦到平常起床的时间，再去做你白天该做的事，这样你只损失了两个小时的睡眠而已。第二天晚上，就寝时间到了时再给地板打蜡，打一整夜，再准时去上班，这样就损失四小时睡眠了，第三天晚上，你再擦地板擦一整夜，再损失两小时睡眠。”

到第四天晚上，开始擦地板前，他告诉儿子：“我想去眯一下眼睛。”第二天他睡到早上七点才醒来。

现在他的床头摆着一瓶地板蜡和一条擦亮的抹布。我告诉他：“你有一个夜光时钟，假如上床后可以连续看着时钟看上十五分钟的话，你

就起床擦地板擦一整夜。”从此他再也不失眠了。（艾瑞克森发笑）

有个医生来看我，他说：“我一路打工念完大学，损失了不少睡眠，我发现要念完医学院很困难，在念完医学院前，我结了婚，有了家庭，我必须再损失许多睡眠，偿还医学院的学费，还要抚养家人。打从那个时候起，我就在十点半上床，我翻来覆去，不断看着时钟，盼望早晨赶快到来，可是从来无法如愿以偿。大约翻到凌晨五点左右，我才昏昏沉沉地睡着，可是七点就必须起来上班。你晓得，在念医学院这些年来，我承诺自己要读完狄更斯全集，还有司各特全集、陀思妥耶夫斯基全集，因为我热爱文学，可是始终拨不出时间来，我只是辗转反侧，失眠到清晨五点。”

我说：“所以，你想睡着？那你还抱怨自己从来没有时间读狄更斯。好吧，去买一套狄更斯全集。现在，我想知道你家的内部装潢，你有个壁炉，壁炉上面还有壁炉架？”他说：“没错。”我告诉他：“找一盏电灯，放在壁炉架上，再把一册狄更斯作品摆在电灯旁边，从晚上十点半到清晨五点，你就站在那儿读狄更斯，那样一来你就可以赶上你的文学进度了。”

后来，他回来看我，问我：“我可不可以坐下来读狄更斯？”我说：“可以。”后来他又来看我：“我读狄更斯有困难，坐下来开始阅读后，读不到一页，我就睡着了，醒来时因为坐姿的关系全身僵硬。”

我说：“好吧，找一个夜光时钟，假如上床后你可以看着那个时钟超过十五分钟，你就起床到壁炉前站着读狄更斯。既然你已经读了一部分的狄更斯作品，应该发现许多方法，可以抽出时间来读狄更斯了。”他读完了狄更斯、司各特、福楼拜和陀思妥耶夫斯基的全部作品。他害怕站在壁炉前阅读，他宁可睡觉。

人们明明可以自给自足，却来找你求救。有位妇人想戒烟，也想减肥，我告诉她，她可以做得到，同时还得到许多满足，也不会太不舒服，她告诉我：“我抗拒不了食物和香烟，却可以拒绝运动，而且的确如此。”

我说："你是个很虔诚的妇女，对不对？"她说："是的。"我说："那么你就答应我，你会做到我要求你做的几件小事。把火柴放在地下室。你住在一栋有阁楼的两层楼房。你爱抽多少烟都无所谓，只要把火柴放在地下室，把烟放在阁楼上就可以。你想抽烟的时候，先到地下室去拿出一根火柴放在火柴盒上，再跑上阁楼拿一根香烟，再下楼回地下室去点烟，这样一来你就做了许多运动。

"你说你喜欢吃零嘴，怎么办呢，在屋里跑一圈，还是去户外跑？同样跑几圈，再进屋来吃你想吃的？"她说："那可能是个好主意。"我说："当然了，你烤蛋糕时要切成好几小块，每吃一块，你就要绕着屋子跑，能跑多快就跑多快，然后才能吃一块蛋糕。假如你想吃第二块，就要多跑两圈。"效果显著得惊人，她的香烟很快地就越抽越少……先到地下室去拿一根火柴出来，放在火柴盒上，再跑到阁楼去拿一根香烟，再跑到地下室点烟，享受吸烟的乐趣。绕着屋子跑好几圈才能吃一块蛋糕，想吃第二块还得再跑上两倍的路程，想吃第三块（向全组人）得再跑三倍……她很快就少吃了。

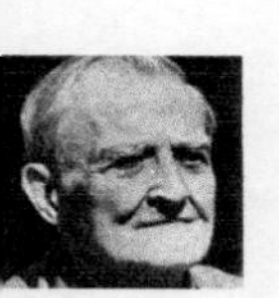

重点是不要做太多书上说的事，不要死守书上读到的法则。重点是让病人做他们非常非常擅长的事。有个密歇根人来找我，他说："我有个无法控制的坏脾气，每次发火时，我就会扇身边最近的人的耳光，我已经打过老婆的耳光，还把女儿和儿子们打倒过许多次，就是控制不了自己的脾气。"

我说："你住在密歇根的农场上，房子如何取暖？怎么煮饭的？"他说："那是农场，我们有烧柴的炉灶。"我说："燃料是怎么来的？"他说："我有一大块地可以堆放木头。"我说："你都砍哪种树？"他说："喔，我砍橡树，也砍樗木，可是不砍榆树，因为这种木头太硬了，很难劈成柴火的大小。"

我说："从现在起，你只要砍榆树就好。当你砍倒榆树后，把它们锯成大块，再用斧头来劈柴，砍一下再抽出来，再砍一下，你必须一路劈到底，劈开一整块木头，把它劈成两半，这是最难劈开的木头，劈开一块榆木，等于劈开一打橡木。

“好了，当你发脾气的时候，就带着斧头出去使尽全力劈榆木，你的精力可以发泄一空。”我晓得劈榆木是何等滋味，这是最困难的差事，所以他就这样借着劈榆木发泄他爆炸性的精力。

席佛德：我有一个疑问，跟我的病人比较起来，你举的例子，人们总是做你要他们做的事，他们似乎也都有高度的动力。（笑声）我想我的病人通常不会这么听话。

艾瑞克森：我的家人也是这么说的：“你的病人为什么会做你要他们做的疯狂事情呢？”我说：“我很郑重地告诉他们，他们晓得我是认真的，我十分诚恳，也绝对有信心他们会听我的话。我从来不会想：‘我的病人会不会做那么荒谬的事呢？’是的，我晓得他们会照着我的话去做。”

现在有个女人来找我，或者打电话给我，要求我见她的丈夫，用催眠手法让他不要再抽烟了。她的丈夫来看我，一个律师，年薪三万五千美元。他的妻子在婚前继承了二十五万美元的财产，买了他们住的房子，还支付税金和水电开销，负担家用，偿还丈夫积欠的税款。她不晓得丈夫那三万五千美元的年薪都花到哪儿去了。

上面这些事情我都是在询问这位丈夫抽烟的事情时，从他那儿问出来的。我晓得他绝对不会戒烟的。所以一个小时会谈结束时，我告诉他，他根本无意戒烟，问他我可不可以打个电话给他太太，告诉她他是个天生的输家。假如我这么做的话，她大概就不会再盯着他，唠唠叨叨地要他戒烟了。

所以他同意让我当着他的面打电话给他太太，告诉她他是个天生的输家，别再盯着他念叨他了。我觉得这么做是天经地义的，他是个律师，应该听得懂英语的一般用语，他应该懂得运用语言。

我打电话给她说：“真抱歉，我不得不告诉你，你丈夫是个天生的输家，所以请你就别再唠叨他了，他不想戒烟，也不会戒的。”

两天后，她没有事先预约就冲进我的办公室，脸上挂着两行泪，哭得像个泪人儿：“每次我到医生办公室，就会哭个不停，像现在一样，总是在地板上留下一摊泪水，明天我还要带小孩去看小儿科医生，我还会一路哭着去，再哭着回家。你能不能做点什么，帮帮我？”我说：“没错，哭是一件很幼稚的事，你通常多久哭一次？”她说：“每次我刚开始做什么事情时就会这样。大学毕业时，我拿到教师证，找到一份教职，却连续哭了一个礼拜，不得不辞职，因为我哭个不停。”

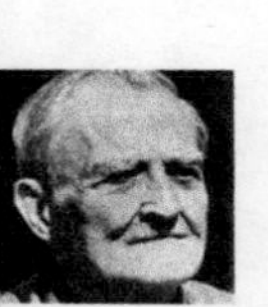

我说：“好，明天你必须带孩子去看小儿科医生，你会一路哭着去，再一路哭着回来，我认为哭是一件幼稚的事，所以不妨用另外一件比较不惹人注意的幼稚的事来取代比较好。你抓着一条这样大小的腌黄瓜，（艾瑞克森比了一个长短的手势）一路握着到医生那儿去，再一路握着回来。”

第三天，她气冲冲地到办公室来，这回没哭了，她说：“你为什么没告诉我，**在诊所**时也要握着腌黄瓜？”（艾瑞克森微微一笑）我说：“那是你的责任，不是我的，现在我再给你另外一项任务，今天下午，我要你去爬女人峰，明天再来向我报告。”第二天她回来说：“我登上了女人峰，信不信由你，我在离峰顶十五米左右的地方，找不到小路，我爬过了一大堆崎岖的岩石，终于爬到山顶时，第一次感受到个人的成就感，仿佛完成了什么事，明天我还要再去爬一次女人峰，这回我一定不会找不到路，我会再回来向你报告。下山时我一直感到纳闷，我怎么可能会找不到那条路呢，那是不可能的呀。”

她第二天又来告诉我，她成功地攀登了女人峰，同样感到有成就感。

又过了一阵子，她意外来访，她说：“我觉得我先生比较像是跟我婆婆结了婚，他在家里什么事也不做，既不会修理漏水的水龙头，也不会做最简单的活儿，如果他母亲在半夜一点打电话来，他会赶紧穿上衣服，开车穿越整座城市，去帮她修理漏水的水龙头，或者帮她挂一幅画。可是他在家里就不会做这些，我如果不请水电工人或木匠来帮忙，就得自己动手。”

我说：“嗯，你的丈夫应该做你的丈夫，而不是他母亲的丈夫。”

她说：“我不喜欢我婆婆，她会在下午四点钟出现在我家门口，有时候还会带着客人上门来，要求我给他们做一顿非常丰盛的晚餐，我必须赶出门去采购必要的菜色，再赶回来为她和她的客人煮一顿丰盛的晚餐，可是当我坐下来跟他们一起用餐时，我却感到反胃想吐。”

我说：“我认为你的婆婆下午四点钟才上门来要求一顿丰盛的晚餐，实在是很没有礼貌，所以下次她出现时，你照常把晚餐做好，等到吃饭时间到时，不要坐下来，你告诉他们你那一天临时有个重要的约会要出门，不管你去哪里，哪怕是去汽车电影院看场电影也行，混到十一点再回家。”

几天后她又回来说：“我婆婆跟我先生及客人在四点钟上门来，要求一顿丰盛的晚餐，所以我听从你的建议，帮他们做了一顿盛宴，等到要坐下来吃饭时，我告诉他们我有重要的事要出去，然后就出门了，我一直等到十一点才回家，却发现我先生和婆婆又用惯用的伎俩，灌醉了客人，在餐厅地毯上吐得到处都是，我不得不收拾残局。”

我说：“好吧，在餐厅地毯上呕吐的客人，或是帮助别人这么做的人，都没有资格在**任何**时刻享受特殊的晚餐。”她说：“我想也是。”

后来她又回来说：“我支付水电账单、我丈夫和我自己的所得税，我丈夫每隔一阵子才抱一袋食物回来，还是因为他想要我做点特别的菜色。他打算带我去圣地亚哥参加律师年会，可是我不想去。”我说：“你先生想带你去那儿，就让他这么做，等你回来时，再告诉我你玩得开不开心。”

她回来以后说：“我想住有游泳池的旅馆，我丈夫却告诉我，对街上的旅馆比较有情调，所以我们去住了没有游泳池的旅馆，我实在看不出那里有什么不同的情调，我在那间房间住了一个星期，付了一千美元，这还不包括餐费。

“我们下楼去餐厅吃饭时，一岁半大的女儿撞上了高脚椅，吵嚷了一下，我丈夫就打了她一巴掌，当场在餐厅出糗。”我说：“你先生是律师，他应该晓得虐待儿童是违法的，我认为那是虐待儿童，我想法律也会要你为任何进一步的虐待儿童事件负责。”她说：“我想也是，我再也不会让他打我的小孩了。”

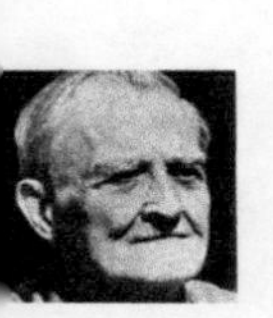

几个星期后，她来看我：“我丈夫每年总有三四次，会欠债二、三、四、五千美元，然后他会要求我卖掉一些有价证券，来帮他还债。”我说：“一个年薪三万五千美元的男人，有太太帮他付所有的生活开销和所得税，应该用自己的薪水来还债。”她说：“我也是这么想，我再也不卖证券了。”我说：“你假如这么做的话，二十五万美金也撑不了多久。”

几周后她又来看我：“我先生每年总会要求我跟他分居两三回，可是这并不是真正的分居，我不晓得他上哪儿去或在什么地方过夜。他老是在礼拜四晚上出现，要求一顿丰盛的晚餐，礼拜天晚上吃过饭后，跟孩子们玩一玩就离开，我不晓得他究竟上哪儿去了。”我说：“喔，我想你应该跟他坦诚以对，假如他要求跟你分居，那么就认清事实，跟他分居，告诉他：‘好，你要分居可以，多久都行，这一次要玩真的，周四和周日都没有晚餐可吃了，我会把所有门窗的锁都换掉。’。”

大约六个月后，她来办公室看我：“我有没有离婚的理由？”我告诉她：“我是个精神科医生，不是律师，不过我可以推荐一个诚实的律师给你。”所以她记下他的名字，火速离了婚。

大约半年后，她没有预约就直接跑来找我：“你用暗示的方式骗了我。”我说：“我怎么用暗示骗了你？”她说：“我跑来问你说，我有没有充分的理由离婚，你说你只是个精神科医生，不是律师，你把我转介给律师，他用法律的理由帮我办了离婚。我每回想到跟那个无赖维持了七年的婚姻就想吐，我是为了**私人**理由离婚的。”

我说：“假如我教你用私人的理由离婚，你会怎么做？”她说：“我会替他辩护，继续维持这段婚姻。”我说：“这就对了，你过去这六个月都在做什么？”她说：“嗯，我一离婚，就找了一份教职，我很喜欢这份工作，再也不哭了。”

握着一根腌黄瓜，告诉她她的丈夫是个天生的输家。而他，身为一个律师，根本就不该让她说他是个天生的输家。她终于渐渐醒悟……每回跑来抱怨一次，她就清醒一点。

席佛德：请重复最后这一句，我听不懂。

艾瑞克森：每回她跑来抱怨丈夫，就更加明白我称呼她丈夫是天生的输家的事实和含义。那就是我为什么要在第一次就打电话给她，告诉她她丈夫是个天生的输家的缘故。

席佛德：你真的这么想吗，真的认为他是个天生的输家吗？

艾瑞克森：嗯，你认为不是吗？他失去了他的妻子、他的家庭，现在他必须花自己的钱来养活自己和抚养他的小孩，支付自己的所得税。

席佛德：可是我认为他也可以改变。

艾瑞克森：你真的这么想？任何在结婚头七年用这种手段来利用妻子的年轻男人是不会改变的，他还是妈妈的小男孩，他会带妈妈出去吃晚饭，她可以在凌晨一点打电话来叫他去修漏水的水龙头。

席佛德：是啊，可是我想他应该也可以学着好好离开妈妈，你觉得他永远都被绑住了吗？

艾瑞克森：是的，因为他是不会让任何人解放他的。

席佛德：所以你认为他还没做好改变的准备？

艾瑞克森：我想他永远都不会做好准备的。

席佛德：唔。

艾瑞克森：现在，克里斯廷，请你到我办公室里找一个病历档案夹，那个用吕宋纸做的档案夹，大概就放在书桌旁的文具架旁边。（克里斯廷进去后面的办公室，带回来他指定的病历档案夹）一个三十岁的男人不该在半夜一点钟，穿过整座城市，去帮他母亲修理漏水的水龙头。

席佛德：是的，这一点我也同意。

艾瑞克森：而且他应该支付自己的所得税。

现在，谁的嗓子比较好可以帮我读信？但是不要大叫。

珍：我来。

艾瑞克森：（艾瑞克森把副本递给她）大声把那封信念出来。

珍：

二月二十九日

亲爱的艾瑞克森医生：

我是应你在我们几个星期前的电话谈话的要求写信给你。我本来应该可以早点写这封信，可是我想先跟L医生联络，看看她是否有兴趣陪我来凤凰城（假如见得到你的话）。她出城去了几个星期，所以延误至今。就是她大力向我推荐您的，她也向我表示过，假如可以配合她已经爆满的行程，她很乐意陪我来凤凰城走一趟。

至于我的问题，我大约在四岁到四岁半开始口吃，我在一岁左右开始讲话，口吃几乎跟我妹妹的出生以及五岁初切除扁桃体腺同时出现，至于这些事件跟我的口吃有什么关系，我从来无法把它们拼凑起来，我曾经多次尝试解开童年的创伤，包括传统的心理治疗，我试过催眠（L医生认为我可以被催眠）、跟着光盘试“尖叫”治疗法、还有费雪·霍夫曼步骤（Fisher–Hoffman Process），都没有成功。我也尝试过各种“身体”治疗法，好比罗芬（Rolfing）、罗米（Lomi）身体作法、两极治疗法（polarity therapy）、针灸、生物动力学，以及呼吸技巧。我还尝试过机械的方法，做了电休克，和许多静坐、心灵、瑜伽训练，可是我的口吃依然存在。我尝试过的做法多多少少对我有点帮助，可是我觉得过去还有许多纠缠不清的往事，我至今还是非常害怕去面对。

湾区有许多灵媒朋友告诉过我，我跟我母亲的关系尚未解决。我也晓得自己在处理愤怒方面有困难。我虽然年过三十，人们却告诉我，我很孩子气（很多人不敢相信我已经过二十岁了），很多人也依然把我当作小孩子看待。我想要长大，好展开我的人生，我厌倦活在情绪的困境之中。

我的生活模式到目前为止如下：我所做的所有事情，起初看起来都一副即将马到成功的样子。事情进行得很顺利，直到遇上一点小小的困难，这时候我通常会放弃，认输。

我非常希望可以改掉口吃的模式，因为它妨碍了我跟别人的互动，有时甚至连跟他们在一起都很难，让我难以扩大生活圈，由于它是孩提时代的习性，在某种程度上它也让我觉得自己像个孩子。

我的人生目前正进入一个变化阶段，可是还无法展现我的技艺，赚钱营生。我目前的处境是被生存的罪恶感搞得破灭。我找得到的工作要不是半技能就是毫无技艺的劳力活儿。从我的经历看来，这是很难让人满意的。我读了研究生（主修经营调查和统计理论），为了追求音乐梦想，我在拿到博士学位前辍学。我做音乐做了一阵子，一切顺利。我喜欢自己的演奏，我的音乐也得到一些认可。后来我停止演奏了一阵子，重新恢复时，我的感觉不再灵敏，左边变得比较僵硬。从那时候起，我的音乐变差了，我也不再把自己看成一个认真的职业音乐家。随着演奏音乐的能力减弱，我越来越痛恨自己，也开始吸毒。直到这两年，才逐渐减少药量（我吸毒了七年）。

我觉得自己现在比较坚强了，也热切地渴望好好过日子。我对于跟你合作充满了乐观的希望，虽然我也感觉得到有股强烈的力量在抗拒健康，它依然继续纠缠着我。这股顽抗的力量，也是我的自尊心模式的一部分。或许是恐惧或不信任，我巧妙地拒绝跟他人合作。

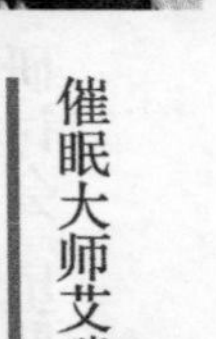

盼望很快获得您的回音，我期待跟你一起合作，假如您肯收我的话。我从四月一日起随时都可以配合您的时间（除了四月份的每周二晚上以外）。

尊敬您的，

乔治·乐齐

艾瑞克森：这个病人在几周前打电话给我，我说：“哈啰。”他说：“巴——巴，巴，巴，巴，巴，巴。”我说：“写信给我。”随即挂上电话。几个礼拜后，他写了这封长信来，谈他漫长的精神官能症和七年的吸毒故事。收到这封迟来的信，我立刻想：“他是那种职业病人，永远都不会复原，他会把我当傻瓜玩弄，白白浪费我的时间和精力，到头来还是一场空。”所以我读了那封信后，回了一封信，我想这封信一定可以打动他，让他再写一封信来，供教学之用。（对珍）好，念下去。

珍：（继续念艾瑞克森所写的回函）

三月七日

亲爱的乐齐先生：

由于你打电话来求助，却又无法说出口，还要我教你如何跟我沟通。其实不需要别人教你，你就应该这么做，所以我就帮你把你的问题做个摘要，希望这样一来可以对你有所帮助，虽然也可能徒劳无功。

通常像你这样的电话，并不会带来我所要求的信件，信假如寄来了，通常又会因为他人而延迟，在你的情况是因为L医生的缘故。

其次，你叙述长期寻求协助，却又不接受，偶尔才提供短暂的象征性接纳。

你一定列了一些大有可能和疑似的原因，结果可能误导了治疗师的方向，因此使漫长而辛勤的搜寻更加得不到结果。只有对原因毫无察觉，才会使得问题继续存在。

为了示范行为模式的一致性，你也必须提及其他类型的失败，例如你在音乐演奏、长大成熟、赚钱营生，以及得到博士学位方面的挫败。

这封信要是没有一些巧妙的威胁话语就不算完整，在你的情况，是保证对我的不信任和不合作等。

最重要的是，对治疗设限，不论这个限制是多么的小。它不需要讲道理，只是某种限制，甚至是毫不相干的，像你的限制就是整个四月份的星期二晚上都没空。你到底是怎样牵强附会地幻想，竟然会认为你可以占用我晚上的时间？

假如这封信你还能读到这里，心中必然已经升起一个疑问："你还要做我的病人吗？"这岂不是暗示说：我可能会处理你那宝贝得不得了的问题，你用七年的吸毒来证明了这一点，吸毒不是更妨碍说话吗？

我还会期待这封信能够得到回音吗？？？？

附上你可能会嫌讨厌的诚意，

米尔顿·艾瑞克森医生

艾瑞克森：你要是收到这样一封信，就晓得该怎么办了。听听他的回函。

珍：

三月十一日

艾瑞克森医生：

您真是单刀直入，大笔一挥就抹去了不必要的客套。我对于突如其来的攻击毫无防备。我以前并没有察觉到你正确地从我的信上得知的那些游戏（除了我的拖延游戏以外，因为我已经为此道歉过，那是为了L医生的缘故）。你的洞察力叫我佩服得五体投地。

你的信上有种可以理解的愤慨（和同情），我绝对无意触怒你，你显然认为我太狡猾，有意误导你，再澄清一次，我没有这样的意图。

我的问题，在你看来并不陌生，事实上，我猜你大概把我的信看成某种“表格信”，只是在空白处填上了我的特殊历史。

是的，我仍然想成为你的病人，是的，我失败的精神官能症是宝贝得不得了，它们不都如此吗？抱歉，我太放肆了，竟然对治疗加上一条限制。

静候佳音。

谦卑的，

乔治·乐齐

附注：我的口吃通常没有像我打电话给你那天那么严重，我当时特别紧张和害怕，我现在还是很怕你。

（珍在往下念下一封信之前看了艾瑞克森一眼，他点点头，示意她继续。）

三月二十四日

乐齐先生：

几项修正如下：

1. 丑陋的现实从来无法“用大笔一挥就抹去”，在病人发展出足够的诚实来抛弃它们之前，它们始终都存在。

2. 对事实的简单陈述不是一个“突如其来的攻击”。

3. 对于一个“没有察觉到那些游戏”的人来说，对于我所提到的和没有提到的游戏，你的技巧表示了漫长而辛勤的努力，才能对那些游戏“毫无察觉”。

4. 你对我的“洞察力”佩服得五体投地，说真的，你没有资格奉承任何人。

5. 至于“可以理解的愤慨”，你又习惯性地搞错了，那是一种消遣的口吻，足以引诱你回信。

6. 你只要再多加努力点，就可以得出一个远比“我的问题，在你看来并不陌生”更轻描淡写的陈述。

7. 你的陈述：“是的，我仍然想成为你的病人。”让人半信半疑，有所保留。

8. “我失败的精神官能症是宝贝得不得了，它们不都如此吗？”实在是太荒谬了，别的不说，它想必也令你感到难堪。

9. 为一个自负的限制“抱歉”，实在是文不对题，也没有碰触到真正的议题。

10. 你说你对你的精神官能症“宝贝得不得了”，然后又增补了“谦卑的”这几个字眼，因而提供了一个对比，但是只达到消遣的目的而已。

11. 你写道“我现在还是很怕你”，其实你所“宝贝得不得了”的“失败的精神官能症”才值得你害怕。

12. 感谢你自愿努力来娱乐我。

附上跟先前同样的诚挚之意，

米尔顿·艾瑞克森医生

（笑声）（珍继续读下一封信。）

四月九日

乐齐先生：

我建议你在四月十九、二十日左右写信给我，表达你要求跟我约个见面时间的希望与目的。

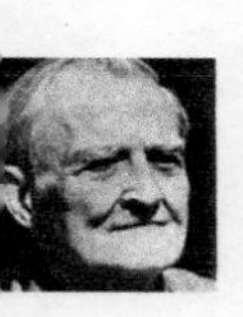

诚恳的，

米尔顿·艾瑞克森医生

（下一封信）

四月十九日

艾瑞克森医生：关于我“要求跟你约个见面时间的希望与目的”——

我的希望来自几个月前跟L医生的一次讨论，她详述你通过催眠，何等迅速而无情地解除了一位滑冰冠军的长期情绪障碍，L医生对你的专业感到敬畏，并且觉得你可以帮我。

我的希望（虽然可能只是我自己的幻想）是，透过催眠，我们可以接触并解除我童年早期的家庭情况，这大概是我始终没有完全长大的缘故。我希望能够成长到为自己的人生负起完全的责任。我想抛弃几乎长达一生的失败和口吃。我想跟我的兄弟姐妹之一解决手足对立的问题。我想要有能力去爱，而不是讨厌和害怕他人。我想要爱我自己！（目前，我做不到）我需要给自己重新设定一个正面的未来展望。

假如在你的协助下，这个过分的要求得以实现，那么我就可以自由地创造和贡献，我衷心渴望如此。目前我的处境并非如此，因为我的努力必然以失败和挫折告终。

L医生觉得我可以接受催眠。我预见得到一些可能的困难，因为先前的尝试证明是失败的，我害怕我面对的是个心灵的困境，那样一来除了我自己，谁也帮不上忙。不过，我仍然希望有最好的结果，并且期待可以见到您，并跟您合作。

我会在四月二十二日星期四早上九点打电话给您。

充满希望和诚恳的，

乔治·乐齐

艾瑞克森：他的确打了电话来，充满希望和诚意。当然了，艾瑞克森太太接了电话，告诉他："艾瑞克森医生不接电话。"

珍：（下一封信）

四月二十三日

乐齐先生：

你请快递送来的信少贴了二角钱邮票，在信尾你坚决要来一场电话对话，不管我先前要求你只做通信联络，不要尝试口头联络。

你表达了一个希望，想"接触并解除我童年早期的家庭情况"，却又把它当成可能的幻想。这纯粹只是要求查看一个无法改变的过去，不是治疗。

你表达了一个希求，而不是一个意图，去解决童年的手足对立，可是你却没有提到想要符合成年最简单的需求。

你把要求治疗的基础放在你对L医生的信仰和希望上，这肯定跟你的负面期望和犹豫不决的渴望恰恰好相反。

假如要收你做我的病人，你就需要证明你有能力为自己负起一点责任。

真诚的，

米尔顿·艾瑞克森医生

（下一封信）

四月二十八日

艾瑞克森医生：

“假如要收你做我的病人，你就需要证明你有能力为自己负起一点责任。”请原谅我的无知，可是我不懂你确切的意思。简单地说，怎样才能够满足你上述的要求？

此刻我只能猜测如下：

去年我做了五个月的运动场管理员，养活自己。但因为管理政策改变，要求裁减员工，我下岗。从那时起我靠联邦失业保险津贴过活到今，并且继续找工作，演奏音乐赚点小钱。我目前正在跟一个乐团一起灌录唱片。这样您满意了吗？够相关了吗？

我的另一个猜测是，你可能会关心我是否筹得到足够的金钱来支付您的咨询费用，答案是：“是的，我筹得到。”

我希望并相信自己并没有错误地诠释了您的要求。还有，我希望我已经展现足够的证明可以满足你。我还把你的要求念给一些博学多闻的朋友听，两人都同意我的诠释。

假如您的要求已经满意地达成了，我愿意接受任何您方便的约谈时间。

静候佳音。

真诚的，

乔治·乐齐（随信附上二角邮资）

珍：（下一封信）

五月八日

乐齐先生：

心理治疗的目的是要改善病人神经质失调所导致的行为。在你所有的来信中，你一贯地坚决支持你的理解，强调你的失败的重要性，有时相当微妙，暗示你要保持目前处境不变的决心，同时又假装愿意合作寻求治疗，还主张要我符合你的要求，并接受你的诠释。

你上封信有句有意思而又相互矛盾的引文："我还把你的要求念给一些博学多闻的朋友听，两人都同意我的诠释。"（下面的线是我加上去的。）

我已经没有任何对你来说有价值或有趣的话可以写给你了。

诚恳的，

米尔顿·艾瑞克森医生

艾瑞克森：假如我想要的话，我也可以写信给他，得到相同的响应。

我收到一个女性的来信，她曾经说："我已经密集接受精神分析三十年了，现在快要完成四年的完形治疗（Gestalt）。到那个时候，我可不可以成为您的病人？"那些人是没有希望的，他们是职业病人，那是他们人生的唯一目标。

而那个律师……他在年薪这件事情上做得不错。他花钱，却得不到任何有价值的东西。他的汽车还在贷款，他也积欠房租，连支付孩子的赡养费也会拖延，可是，他一年赚三万五千美元，车子竟然还不是自己的。他本来结了七年的婚，却没有过得比他刚刚找到工作时更加幸福。事实上，是更糟。他是娶了二十五万美元。如今，他连这个都没了。他是个天生的输家，生来就是注定要输，要失败的。

我在这方面学会的第一课是在医学院时学到的。我接受的任务要检查两名病人，记录下病历。我先去看最近的一个病人，一个七十三岁的男性，父母靠福利救济金过日子，他也靠这些救济金长大，变成了不良少年。这辈子，他从来没有做过一天诚实的工作，他偷窃，也在监狱服刑了一段日子。他去坐牢是因为他是个流浪汉，毫无谋生的技能。他曾经被送到州立综合医院，接受最好的医疗，一毛钱也不用付，可是他老是回头去当小偷，成天无所事事，到处游荡，啥事也不做。然而，他却活到了这把年纪，七十三岁了。他有轻微的生理疾病，几天就可以治好，然后就可以再回去靠大众的纳税钱过活。我心想："为何一个终生游手好闲的人可以活到七十三岁，而对社会大有贡献的人却只活到四十几岁、五十几岁、六十几岁？"

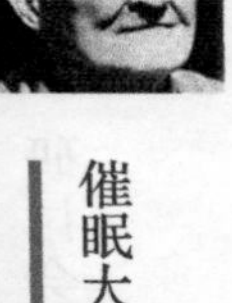

接着我又去探视下一个病人，她大概是我这辈子见过最美丽的女子，芳华十八，个性风趣，我跟她聊天，聪颖的她海阔天空地谈起了古代的大师切利尼（Cellini，译者注：十六世纪意大利的雕刻家、作家）、古代历史，以及过去所有的优秀文学作品。她极聪明、美丽、迷人、才华洋溢。她会写诗、写故事，会画画，还是个出色的音乐家。

我的检查从头皮、耳朵开始，然后我注视她的眼睛，放下检眼镜，向她解释我忘了做几件差事，一会儿就回来。

我回到医生休息室，坐下来跟自己说："艾瑞克森，你最好面对人生的真相，那个老游民会康复，还会活下去，他这辈子都是社会的负担，永远都不可能老老实实做一天的活儿。然而，这位美丽、迷人、极其聪明、才华洋溢的女孩，她的视网膜却显示她在三个月内就会死于布赖特氏症（Bright's disease）。艾瑞克森，你最好面对现实，你这一生都要面对生命的不公。美貌、才华、脑力、才能，全都白白浪费了。而一个毫无价值的无赖却存活了。他是个天生的输家，而她生来就注定要死亡的。"

电视上的一部猫食广告片里，有只猫在玩一团线，这提醒了我应该让你们看个东西。你可不可以把那块木头递给我？

某州立大学的艺术系主任来看我，看到这座雕刻，拿起来检视了一下说："我在州立大学当艺术教授，我靠雕刻维生，我的作品在欧洲、亚洲、南美洲和美国都获得肯定。"（他是个著名的雕刻家）"这座雕刻是个艺术品。艺术表达人生，表达人类的思想、人类的行为、人类的经验。我不了解这个作品，可它是个艺术品，是非常有意义的艺术品，可是我不了解它。”所以，传阅一下，让大家都瞧瞧。（艾瑞克森把它递给席佛德）

（附注：这座雕刻是原住民的海牛雕刻）

换句话说，它告诉你一个民族的故事，这个故事述说他们如何生活，生命中重要的是什么，为何它在生活中是重要的，在那个特殊的民族里，所有人是如何管理自己的。

席佛德：我可不可以问另一个问题？我是个沟通分析师（TA，transactional analyst），这个理论一个重点是：人生蓝图的基础来自一个非常早的决定，那可能是个决定，不是心理的，而是比较基本的。大部分都是可以改变的。我们看看你所说的那个人，原则上说来，他做输家的决定是可以改变的，只要退回到做下输的决定那个阶段。当他发现做比较好的选择和决定时，可以获得支持，就可以改变他的人生。你觉得怎样？

艾瑞克森：有可能，可是怎么做呢？

我来跟你们说说乔的故事。当年我才十岁，住在威斯康星州的农场上，一个夏天的早晨，家父派我去邻近的小村庄跑腿。快到村落时，有几个同学瞧见我，跑来告诉我：“乔回来了。”我当时并不晓得乔是何许人也，他们告诉我的是从他们父母那听来的故事。

乔的故事并不动听，他因为好斗、具有侵略性和毁灭性，被学校退学。他会用煤油浸泡猫狗，再放火烧了它们。他两度企图烧掉父亲的谷仓和住家，还拿干草叉戳猪、小牛、乳牛和马儿。

他十二岁时，他的父母终于承认管教不了这个儿子，上法庭把他托付给一所管教不良少年的专门学校，一般家庭管教不了的不良少年都送到这里来。在学校待了三年后，他们准许他回家探望父母。他在返家途中又干了一些坏事，警察逮捕他，把他送回学校。他一直在那里待到二十一岁成年。

二十一岁那年，依法他自由了，出来时穿着监狱里的衣服和鞋子，身上带着十美元。当时他的父母已经过世，家里的房产也都处理掉，所以他只有十块钱和监牢的衣服与鞋子。

他到米尔瓦基市去，立刻就犯下持械抢劫和盗窃罪，被警察逮捕，送进了感化院。在感化院里，他们试着用对待其他收容人的方式对待他，可是乔宁可跟人人为敌，在餐厅打架挑起暴动，砸毁桌椅。所以他们把他关在小牢房里，连吃饭都在那里。每星期，两三个跟他一样大块头的警卫，才在天黑后放他出来散步或运动一两次。服刑期间，乔都待在绿湾的男子感化院，没有因为行为良好而获得任何休息。

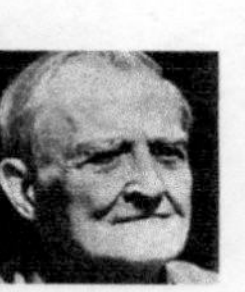

他被释放时，一进绿湾的市中心便又犯下盗窃和其他重罪，旋即被送进州立监狱。州立监狱试图把他当成一般罪犯，乔可不要这种待遇。他只想痛殴其他罪犯，打破窗户，制造麻烦。所以他们把他送进土牢。

土牢位于地下室，地下室还不到两坪，水泥地向土牢前的排水沟倾斜，没有任何卫生设备，他就这样被关在那里，穿或没穿衣服。我去过那种土牢，里面既不透光又隔音。每天只有一次，通常是凌晨一两点，一盘食物会从一个小洞塞进来，可能是面包和水，或者一般的监狱伙食。两个跟他一样高大（他有一米九高）的警卫，在天黑以后，左右各离三米远地押着他出去运动，这样他才不能再殴打其他受刑人。

乔一直在土牢度过。在那蹲一段时间足以驯服任何人，那儿不见光、隔音、没有卫生设备。在服完三十天的土牢后，他出来时发狂地打架，当然又被送回去。事实上，他在州立监狱时一直都在蹲土牢。一般人在土牢待上两回，就足以得精神病或者发疯，乔却在里面待了好几年。

好不容易出狱，他又在村庄里犯了一些罪，被逮捕、送回州立监狱去、在土牢蹲了一个刑期。

在州立监狱坐完第二次牢后，他被释放，回到罗威尔小村庄，他父母以前经常到那买东西。村子里共只有三家商店，前三天他都站在收银台旁，暗暗计算当天的收入。

后来三家商店都遭窃，经过小村落的河流上有艘汽艇也不翼而飞。人人都晓得是乔做的。

我是在第四天来到小村子。乔坐在一张板凳上，眼睛眨也不眨地盯着空中。我跟玩伴围成半个圆圈围着他，瞪大眼睛瞧着一个活生生的罪犯。乔完全不理我们。离小村子约三公里处，住着一个农夫和他的妻子与女儿。他拥有两百亩肥沃的农地，换句话说，他是个非常富有的农夫。要耕作两百英亩，至少需要两个人力，他雇了一个工人帮忙，那天早上刚刚辞职，因为工人家里有人过世了，要回米尔瓦基去，他告诉老板他不打算回来了。

嗯，这个农夫有个女儿伊黛，芳华二十三，是个很迷人的女孩，受过所谓的良好教育，是个八年级毕业生，她身高近一米八，非常健壮，可以独力宰杀一头猪，会耕田、耙草、种玉米，做任何长工做的活儿。她还是个绝佳的裁缝，常常帮年轻女孩做新娘礼服和婴儿服。她也是个出色的厨子，远近驰名，是整个村里最会做糕点的人。

那天早上，当我在上午八点十分到达村子时，伊黛也在父亲的差遣下进村子来办事，她绑住马和四轮马车，走下大街。乔站起来，挡住她的去路，上上下下打量了她一遍。伊黛也抬头挺胸地站在那儿注视着乔。最后，乔终于说：“我有没有这个荣幸邀请你去参加礼拜五晚上的舞会？”在那个地区，罗威尔小村庄，礼拜五晚上的舞会在市政厅举行，人人都会来参加。伊黛说：“可以，只要你是个君子的话。”乔退开到一旁，让伊黛去办事。

星期五晚上，伊黛去参加舞会，把马车和马绑好，进市政厅去，乔已经在里面等候了。那天晚上他们一起跳了每一首曲子，让其他年轻人既羡慕又忌妒。

第二天早上，三家商店的老板都发现遭窃的商品还回来了，汽艇也物归原处。有人看见乔往伊黛父亲的农场走去，后来才听说，乔去求伊黛的父亲雇用他当长工，伊黛的父亲说：“做长工是很辛苦的，从日出工作到日落，星期天上午你可以上教堂，可是下午还要再劳动半天，没有假日，一个月只有十五块钱工资。我会在谷仓里给你弄个房间，你可以跟我们全家一起吃饭。”乔接下了这份差事。

不到三个月，每个农夫都希望也能雇用一个像乔这么勤快的长工，因为用乡下的说法，乔是个“做到死的傻子”，他就是一直干活儿，做个不停。帮老板做完一整天后，他还会去摔断腿的邻居家，帮忙做那一家的活儿。乔变得十分受欢迎，所有农夫都巴不得有个像乔一样勤快的长工。乔的话不多，人很和善。

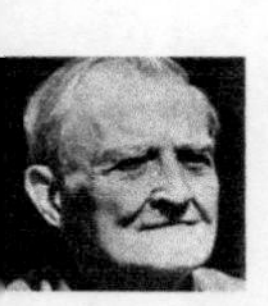

一年后，地方上传出闲话，有人看见乔在星期六晚上跟伊黛驾着马车出游，那是追求女孩子的标准程序，也叫作“求爱”。

第二天早上又传出另一闲话，因为乔带着伊黛上教堂做礼拜，那只意味着一件事。几个月后，乔跟伊黛结婚了，乔搬出谷仓，迁入大宅，成了她父亲终生的长工，人人都敬重他。乔和伊黛没有小孩，乔开始关心起地方上的事。

当艾瑞克森家的小孩宣布要上高中时，地方上的人都很难过，因为艾瑞克森家这个孩子似乎可以做个好农夫，他们认为高中教育会毁了他。只有乔鼓励我去上高中，他也鼓励许多孩子上高中。当我宣布要上大学时，乔又鼓励我，同时也鼓励了别的孩子。

所以，有人开玩笑地把乔的名字放进学校的董事会投票名单上，人人都投给了乔，结果他得到最高票，自动成为学校的董事会会长，人人都去参加学校董事会的第一次会议，每位父母，事实上是每个公民，都来听听看乔会说些什么。

乔说：“大家用最高票选我做学校董事会的会长，我对教育完全外行，只晓得你们希望孩子好好长大，守规矩，最好的办法就是把他们送来上学。你们聘请最好的老师，为学校买最好的设备，而且不心疼纳税钱。”乔获选连任，当了好几届的董事会会长。

后来，伊黛的父母过世，她继承了农场，乔不得不另外找个帮手。他到少年感化院去，要求一份肯向善的出狱人的名单，有些人只做了一天就不干，有的人撑了几个礼拜、一个月，还有的人做了好一阵子，直到他们认为自己已经准备好重新进入社会。乔活了七十几岁，伊黛晚他几个月过世。左邻右舍都对遗嘱好奇不已。遗嘱上说，大农场可以分成几座小农场出售，多出来的土地可以卖给有兴趣的人。所有的钱都给一家银行信托管理，供感化院的院长用来帮助肯上进的出狱犯人。

他所接受的心理治疗只有：“可以，只要你是个君子的话。”

我接下州政府心理师的工作时，必须检查所有惩治和服刑机构的受刑人。乔来向我道贺：“瓦克夏有份陈年的记录，你应该读一读，绿湾和（艾瑞克森说了另一所监狱的名字）也各有一份古老记录。”我晓得他是指**他的**记录，所以我读了。那真是最黑暗的记录，他一生的前二十九个年头，一直在惹是生非，后来一个漂亮的女孩子说：“只要你是个君子，就可以带我去参加舞会。”不是别人改变了乔，是他自己改变的。治疗师改变不了病人，是病人自己改变了自己。

我有一个状况类似的病人彼特，到三十二岁时，他已经被监禁了二十年。彼特离开亚利桑那州立监狱后，来到凤凰城，他喝醉酒，钓到一个带着两个孩子的离婚妇女。他跟着她回家。

她有份工作，他就靠她养活了七个月。他在酒馆当保镖，换杯酒喝。他常常喝醉酒、跟人打架，因此被酒馆开除，一家换过一家。七个月后，这个女孩受够了他隔天早上的找碴和宿醉，她告诉他：“滚吧，滚远一点。”他回去每家酒馆，求他们再赏他一碗饭吃。

他们说：“不行，你砸了太多东西。”他回头去找女朋友，求她再给他一次机会，“免谈”是她唯一的回答。所以，那年七月，在摄氏快四十三度的高温下，他从女朋友家徒步走到我的办公室来。

他以前来看过我两回。出狱不久，帮助犯人重新就业的中途之家送他来找我做心理治疗。他来看了我一个小时后说：“你晓得该把那个塞在哪儿。”就走出去了。他女朋友又把他送回来，他客气地聆听了一个小时，又客气地说：“你晓得该把那个塞在哪儿。”又走了。

他的女友跑来找我做心理治疗，我们谈了一些事情，她说起自己等不及要看十一岁和十岁的女儿长大，上街去赚钱养活自己。我问她，她是不是要女儿变成妓女或流莺。她说：“假如我能做，她们也能。”她明白我不同意她的看法，所以离开了。

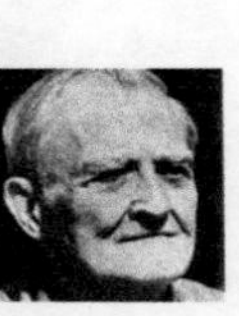

被扫地出门后，彼特从她家走了将近十公里到我的办公室，他说：“你以前想告诉我的是什么？”我又跟他说了一个小时，他客气地说：“你晓得该把那个塞在哪儿。”又走了。

他回去找女朋友，求她让他跟她住在一起，她说：“不行。”他又回头去求每家酒馆，还是：“不行。”所以彼特又走回我这儿来。摄氏四十三度高温下走了快三十公里，彼特的宿醉糟透了。

彼特进来时说：“你以前想告诉我的是什么？”我说：“真抱歉，彼特，可是我已经把它塞在某处了，现在我能跟你说的只有：我有个带篱笆的大后院，外面有块大床垫，你可以睡在那儿，下雨时把它拖到屋檐下，不过我看这天气是不会下雨的，晚上你要是会冷，我可以给你一条毯子，不过我看这天气也是不会冷的。屋外有个水龙头，你可以去那儿喝水，早晨，你来敲敲厨房的门，我太太会给你一罐猪肉烤豆子。”

我们走到侧门，我说：“还有，彼特，假如你想要我没收你的靴子，防止你逃走的话，你得求我才行。”他没有求我，所以我也没有没收他的靴子。那天下午，我最小的女儿和外孙女从密歇根开车来。女儿把车子停在车棚后来问我：“那个男人是谁？就是那个裸着上半身、看起来好像病了、坐在后院的人？”我说：“那是彼特，我的酗酒病人。

他在那儿想事情。”她说：“他胸前有道长长的疤痕，我对医学很感兴趣，我想去外面跟他聊聊，看看他那道疤是怎么来的。”我说：“没关系，你们可以出去跟他说说话。”

彼特坐在草坪的椅子上，既自怜又寂寞，很高兴跟我女儿和外孙女说说话，他告诉她们自己的经历，这是我不知道的，他就这样跟她们说了又说。

我女儿发现他在一次盗窃事件中心脏曾经中弹，被送到急诊室做了开胸手术，血从他的心脏抽出来，心脏再缝合，自从那一次以后，他就在牢里度过大半辈子。

她们母女一直跟他聊到傍晚，我女儿问：“彼特，今天晚上你想吃什么？”彼特说：“我很想喝酒，可是我很确定这是不可能的。”我女儿大笑说：“是不可能，不过我来帮你做晚饭。”她是个美食家兼烹饪高手，她帮彼特做了他从来没吃过的晚餐，他很喜欢。

第二天早上，她又帮他做了一顿丰盛的早餐，母女又跟他聊了一整天，她们跟彼特混得很熟。

在我家后院待了四天四夜后，彼特要求我准许他去女友家，说他有辆旧车停在她家的车道上，他可以把车子修好，卖二十五块钱。喔，我没有法律上的权利把彼特留在我家后院，他想出去，是他的权利，所以我告诉他去吧，后来他口袋带着二十五块钱回来。

他说想要好好思考一些事情，又在我家后院过了一夜，第二天早上，他要求出门去找工作，回来时已经有两份差事可以选择，一份工钱不差，事情又轻松，可是工期长短不确定；另一份是苦差事，在工厂里干活儿，酬劳不错，工时长，但是稳定。

彼特说，他想考虑一下，该接下哪份工作。他又在后院待了一夜，到了早上，他说要去工厂上班，身上的二十五块钱可以租一间廉价的房间，买汉堡和热狗吃，撑到第一个发薪日。

他出来后的第一个星期四，打电话给女朋友："戴上帽子，我接你出去玩。"她说："免谈，你甭想带我上哪儿去。"彼特说："就是得抱着你出门，我也做得到。"她说："你到底想带我上哪儿去？"他说："去匿名戒酒聚会，咱们俩都去。"

他跟女友定期去参加聚会，过了两个星期，彼特第一次发言时，他的自我介绍是这样的："任何酒鬼，无论他是个多么没有价值的无业游民，都希望清醒，也可以保持清醒，他只需要后院的一块发射台。"（笑声）

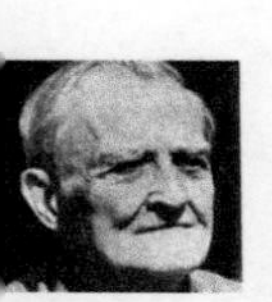

至于他的女友，她跟彼特去参加戒酒聚会一阵子后，也跑来找我做心理治疗。她决定让女儿上高中，再上商业学校学速记和打字，老老实实找个正经工作过日子，因为她们应该过得比她更好。就我所知，彼特已经清醒地辛勤工作四年多，朝第五年迈进了。我真正给他的所有心理治疗，只是带他入门。我说："假如你想要我没收你的靴子，防止你逃走的话，你得求我才行。"在州立监狱工作教我看到囚犯的自尊心，做法就是诉诸他的自尊心。

我想，治疗师只是提供你一个机会，在有利的环境里好好思考你的问题。完形治疗、精神分析和交互分析所有的原则许多理论家写在书上，仿佛每个病人都是一个样的。到目前为止，我五十年来的发现是，每个人都是不同的个体。我总是把每个人当作独特的，强调他或她自已的独特性。

在彼特身上，我诉诸了他的囚犯自尊心，借此把他留在后院，让他好好想清楚。彼特告诉过我，我女儿和我的外孙女不属于这个星球。她们跟他所见过的任何女性都不同。她们不属于这个星球。（艾瑞克森微笑）

几年后我女儿从医学院返家，她说："我要检查彼特的心脏。"我们打电话给彼特，他赶来我家。她为他的心脏和血压做了最彻底的检查，告诉他："彼特，它很正常。"他说："我一开始就这么告诉你

了。”（艾瑞克森微笑）

我们无法改变过去，但是对过往的心得十分具有教育意义。病人活在今天，每一天都为你的人生带来改变。

想想这个世纪的改变就好了。在19世纪初，人们骑马或搭火车去旅行，任何妄想上月球的人都会被当成疯子关进州立医院去。他们叫亨利·福特（Henry Ford，译者注：美国汽车工程师和制造商，也是福特汽车公司的创办人）去买匹马，并告诉他："那部喝汽油的四轮车永远、永远也无法取代马。"这个国家的铁路发展历经许多暴动，我在波士顿的图书馆里读过许多反对铁路的宣传文章，可是，我们还是有了铁路，还有了汽车，当灰狗巴士开始上路时，人们对巴士的偏见也还很盛行，如今巴士路线却遍布全国。

1920年，众说戈达德博士（Goddard，译者注：美国的物理学家，火箭技术先驱）应该关进疯人院，因为他谈到要发射火箭到月球去。1930年，我读到一位物理学家写的一篇论文，证明假如一架飞机的飞行速度比音速快，就会解体成分子，飞机驾驶也会面临同样的命运。如今，突破音速障碍的喷气客机早就不是梦想，飞机驾驶员活得好好的，飞机也飞得好好的，一点损伤也没有。

最近，我才刚刚发现，隔壁修车"要一两个星期才能把你的车子修好，可是假如你想在火星上修理一部非常精密的机器，只要一个周末就够。"（艾瑞克森微笑）

（席佛德一脸茫然。）

艾瑞克森：在火星上，修理一部非常精密的机器，只要一个周末。

席佛德：是哪种机器?

艾瑞克森：降落在火星上的水手号宇宙飞船。

席佛德：我懂了。

艾瑞克森：可是在隔壁的修车厂，你要等上一个礼拜。

珍：你的意思是说，在处理病人时，你宁可不看他们的过去，只要从他们目前的处境着手就好。

艾瑞克森：是的，从他们目前的处境着手就好。那是他们今天要生活所在。明天，他们将会活在明天里……下周、下个月和明年。你还不如把过去忘掉算了，就像你忘了自己是如何学会站起来，如何学会走路、说话，这些你全都忘光了。以前有一度你念书还要看注音，如今却可以一页接着一页大声念出来，从来不用刻意注意音节或发音。当她念信时，（指珍）她用这个方式来表示引号。（艾瑞克森用手指头比出引号的手势）以前你花了好长的时间才搞对标点符号，现在你……（艾瑞克森再次比出引号的手势）

珍：所以你认为一个人的情感发展，跟他们生理发展和语言发展都是如此？

艾瑞克森：乔有个糟糕的情感发展，长达二十九年，可是伊黛说："只要你是个君子就可以。"

珍：所以，他就这样做了一个决定。

艾瑞克森：你们一生有几次做出像这样的决定？

席佛德：只有几次。

艾瑞克森：几次？那可真多。而且你不必晓得是如何学会站起来和走过马路，你甚至不晓得自己是怎么过马路的。你不晓得自己是走直线，还是走走停停，东瞧瞧西看看，你只是自动地走过去。

我的学生问起催眠自动书写，这是你们都做过的事。我晓得，虽然你们对我来说都是陌生人，好比，我可以告诉你，你就做过某些自动书写。（艾瑞克森瞧着珍）你知道我说得没错。今年一月，你写1978年。每年一月份，你们都自动写下去年的年份，这是不自觉的。每年一月，我都收到许多写错年份的支票。

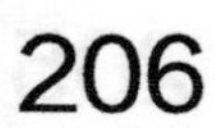

我常常一边跟学生说话或者想着某个学生，在他的书上签名，写错了年代，有的写上“1953”，有的是“1967”。因为跟那个人说话时，我想起了1953年或1967年的什么事。当我帮他签名时，就写下那个日期，因为我想起了那个人，而想起那个人时，我也想起对他来说重要的那一年。

我们不知不觉地做了许多这一类的事。

好啦，有的人一下子就学会了自动书写，有的人觉得这是要学习的。所以我告诉他们，把笔放在纸上，看着你自己的手动起来。动作有上有下，也有弯曲的。不久手就轻轻浮起，你让手漂浮起来。有些人，很多人，觉得他们必须像学普通写字一样，经过学习的过程才会自动书写，所以他们露出他们的信念。

多数的神经官能疾病来自人们觉得自己不适当、没有能力。他们真的珍惜自己的能力吗？我想，你们每个人都有第一次催眠的经验，你们会纳闷：“我做对了吗？他的反应对吗？接下来我该怎么做？”

好吧，找个我真的不认识的人。（艾瑞克森瞧着一个妇人，然后向席佛德说话）你跟她换位子看看。（艾瑞克森低着头说）你有没有被催眠过？

妇人：有，你帮我催眠过。（她拍拍艾瑞克森的手臂）

艾瑞克森：好吧，你挑一个还没有被我催眠过的人。

妇人：你可以试试邦妮。（邦妮是从凤凰城来的治疗师）

艾瑞克森：（对着这个女人）你跟她换位子。（邦妮坐下来）好，首先，你们注意我并没有请她坐在这张椅子上。（艾瑞克森指着椅子，邦妮点头说“是”）我只是请**她**坐在**那张**椅子上。你坐在那边，可是我并没有请你过来，对不对？

邦妮：对。

艾瑞克森：你进入催眠了吗？（邦妮微笑）有没有？

邦妮：我觉得好像有一点。（点头）我感到很镇定很放松。（她再次点头）

艾瑞克森：你会说你是在催眠中吗？（邦妮点头说是）她是个和蔼可亲的人。（艾瑞克森举起她的右手，让它就这样举着）今天是你头一次见到我，对不对？

邦妮：嗯。

艾瑞克森：你习惯让陌生男人把你的手举在半空中吗？

邦妮：才不呢。（微笑）

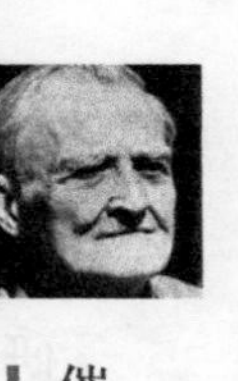

艾瑞克森：你没办法拿我来证明。（艾瑞克森发笑）看你能撑多久不闭上眼睛？

邦妮：（眨着眼睛）我看我现在就要闭上了。

艾瑞克森：闭上吧，你也会进入催眠……感到很舒服，睡得深沉一点……（邦妮放下她的手）轻松一点。你觉得越舒服，就会进入催眠越深，你不会寂寞的，别人也会进入催眠的。

其他人可以瞧瞧四周，看看有几个人捕捉到了清醒状态的运动神经的机动性。你们全都显示出心理活动减少了。你瞧瞧他们的眼睛，他们没有平常正常的眼神，有一种不一样的……眼神。

（艾瑞克森对着席佛德说）你发现自己的眼睛张不开了。（艾瑞克森缓缓地坚忍地点点头）所以，你不妨现在闭上眼睛吧，要一直闭着。将来，你会发现突然的洞见、突然的了解，一种从来没有过的想法。那只是你的无意识心灵在告诉你的意识心灵你早就知道的事情，因为我们都用自己的方法学习。乔学到一点，只要瞧着伊黛就彻底改变了他的一生，彼特则是坐在后院里发现这一点的，他甚至不晓得自己为何继续在那儿坐下去。（邦妮睁开眼睛）他并不晓得，我有多么彻底地了解囚犯的自尊心，可是他已经深陷其中，乐此不疲了。是他自己改变了一辈子做个无用之人的命运。

现在，我要告诉你们一个故事，1930年，大路易丝是罗得岛普罗维登斯地下酒吧的保镖。大路易丝身高将近两米，全身都是肌肉，骨骼强壮。她在地下酒馆当保镖，有个小小的嗜好，喜欢晚上出去散步，假如巧遇落单的警察，她会把他揍个半死，送他进医院躺着，那是她的小小嗜好。

普罗维登斯的警长受够了大路易丝老是把他的手下打进医院，所以他上法庭去，用危害他人的罪名把她送进疯人院。

路易丝在州立医院里待了六个月，她晓得自己并没有发疯，自己的小嗜好也没有什么不对，她只打警察，所以每个月她在病房里砸毁五百美元的设备出气。院长对此十分头痛，因为医院没有预算供大路易丝继续发火出气。

有天早上他跟我说了大路易丝的事，我说假如我治得了她，有没有什么限制。他说："你爱拿她怎么办都行，只要别杀了她就好。"

我去病房看她，以前我只管男病人。我向大路易丝自我介绍，告诉她，在她砸毁任何东西以前，我希望她可以坐在板凳上跟我说说话。她说："你是说，你想要抓住我，好让二十个管理员冲进来打倒我吗？"我说："不是的，路易丝，我只想跟你说说话。十五分钟以后，你可以做你想做的事，没有人会干涉你。"

有一天，护士打电话给我说："大路易丝想见你。"她在床前来回踱步。我说："坐下，路易丝，跟我说话。"她说："你是不是叫管理员准备好了要进来把我扑倒？"我说："没人会进来扑倒你，事实上，没人会干涉你，坐下来跟我谈谈新英格兰的冬天。"大路易丝狐疑地坐下来。

十分钟以后，我跟护士打暗号（艾瑞克森挥挥手），不过大路易丝并没有看到。护士打了一通电话，大约一二十个实习护士冲进病房来，有一个抓把椅子就开始砸东边的窗户，四个咯咯笑的实习护士冲到桌子前面，每个人抓起一只桌脚，用力把桌子拆了，另外一个砸烂了墙上的电话，她们真的动手砸毁了一切。我彻底交代过她们该怎么做，她们全都乐不可支。

大路易丝跳起来说：“女孩子们，不要。女孩子们，不要，请你们不要这样。”女护士们还是继续砸，路易丝一直求她们住手，因为不喜欢看见自己的行为。那是路易丝最后一次破坏任何东西。两个月后，大路易丝打电话给我。她说：“艾瑞克森医生，我受不了跟这些疯子一起住在病房里，你能不能帮我在医院洗衣部找份工作？”喔，大路易丝以前在洗衣部试做过，可是她在那儿砸毁了太多东西。我说：“可以，路易丝，我可以帮你在洗衣部安排一个差事。”我们有了很好的默契。路易丝在洗衣部表现得好极了，还升任成为负责人，她以病人的身份出院，受聘为正式员工。

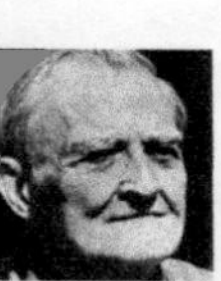

好啦，医院维修部门有个跟路易丝差不多身高的木工来看她，觉得她长得很好看，所以他们结婚了，就我所知，路易丝管理了洗衣部十五年，把事情做得有模有样。木工也干得不错。当然啦，每到周末，路易丝和木工总是上演喝啤酒的小插曲以及一般的家庭争吵，他们会在家里小小打一架，可是从来不跟其他人吵架，他们是优良的员工。

我不晓得路易丝的过去发生了什么事，促使她长成那个样子，我并没有让她看她过去的行为。

她就像《哥林多前书》十三章十一节上面所建议的：“**我做孩子的时候，话语像孩子，心思像孩子，意念像孩子，既成了人，就把孩子的事丢弃了。话语像大人，作为也像大人。**”

我让路易丝好好瞧瞧她幼稚的行为，那就够了，我让她在本来不会如此做的人身上瞧瞧自己幼稚的行为，她所需要的治疗就只有这些，关于治疗的教科书都试着用一大堆概念来打动你们，这些概念应该从你们的病人身上获取，不该来自教科书，因为书上只教你用某些方法做事情，好比E应该放在I后面，除非是在C后面等。每条规则都有例外。我想真正的心理治疗，（艾瑞克森瞧着邦妮）是晓得每个病人都是一个独特的人，唯一而且与众不同。

艾瑞克森：（对着邦妮说）你还喜欢你的催眠吗？

邦妮：很好。

艾瑞克森：好，我没有唤醒你，因为我想说明一个论点。你想在催眠状态里待多久就待多久。除非有个目的，否则何必继续催眠下去呢？我故意让你毫无目的地留在催眠里。

（艾瑞克森瞧着地面）有一回我在旧金山示范催眠，催眠了一个牙医的助理，我叫她醒来，她也展现出清醒的模样，人人都以为她已经醒来了，可是接下来两个星期，她日夜都处在催眠状态下。

后来我又去了一趟旧金山，再度遇见她，当时她已经醒过来。我说："上次我叫醒你的时候，你并没有醒过来，假如可以的话，我想知道你为何要留在催眠状态下。"

她说："我很乐意告诉你。过去一段时间以来，我跟老板产生了感情，他的太太拒绝离婚，我想他既然想跟我在一起，就应该离婚，要不然就忠于他的妻子。我留在催眠状态下，因为我晓得只有在催眠下才可以告诉他我真正的感觉。可是，那时他太太已经决定不要这桩婚姻，主动提出离婚，按照她的条件。我老板跑来告诉我这个消息，我晓得可以从催眠中出来了。现在我们结婚了，他的太太很开心，我很开心，牙医也很开心。"

还有一回，我在洛杉矶催眠了两个牙医助理，我注意到他们也没有在我叫他们清醒的时候脱离催眠，可是在其他人眼中看来，他们似乎已经清醒，我就晓得他们留在催眠中是有原因的。

两周后我又去同样的地点演讲，这两个牙医助理也在场，我私下问他们："你们两个为何在催眠中待了整整两个星期？"他们说："我们是在做实验，想知道我们能不能在催眠状态下工作，就像清醒的时候一样，如果你认为两个星期的时间已经足以证明，我们现在就清醒过来。"我告诉他们，任何被催眠的对象都可以像清醒时一样工作，可能还会做得更好，因为分心的事情比较少。

假如要请司机载我穿过危险的交通，我会让他进入深沉的催眠，我要司机专心注意交通问题，可不要在一个刮风的日子，让他分心去注意被风卷起裙子的女孩子，我只要他看见交通问题，不要他分心注意车内的谈话，我不要车外的任何事情让他分心，不要开车以外的事情分散他的注意力。

我有个儿媳妇为了硕士论文考试苦恼了两年，她觉得自己铁定过不了关，她丈夫告诉她，她一定可以轻松过关，我告诉她："耶，媳妇为何要相信她丈夫的话？他不是什么事都懂。耶，我媳妇为何要相信她公公的话，他也不是凡事都懂。"她才晓得自己的硕士论文考试有多难。

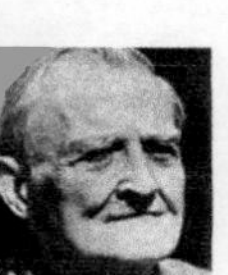

不过她的确来向我求救，我告诉她："进入催眠状态吧，忘了你的硕士考试，将来有一天，你将会走进亚利桑那州立大学某间教室，你会看见一些复印出来的考试卷，和一些作答的答案卷，找张舒服的椅子，不要理会其他人，花点时间做个白日梦，想想你去新英格兰的旅行，想想你去南卡罗莱纳的度假之旅，还有其他的假期，不过你随时可以注意到自己的手在写字，不过你对那部分不是真的感兴趣。"

她从学校回家来，完全不记得自己去过那儿。两周后，她在浏览信件的时候告诉她丈夫："有件事情搞错了，注册组寄信来说我已经通过硕士考试，可是我还没去考试呀。"我儿子说："再等几天吧，或许他们就会把你的文凭寄来了。"她说："这怎么可能？我还没有参加硕士论文考试呢。"她并不需要知道自己已经考过试了，需要知道的是注册组。现在几点了？

克里斯廷：四点二十。

艾瑞克森：我们就在这里打住吧。今天有些新来的人。（对着一个妇人）你相信阿拉丁神灯吗？（哄堂大笑。转向另一个人）你相信吗？（艾瑞克森带着新来的人进家里去参观他的收藏）

星期五

你的病人是活在今日的状况，所以你的治疗要定位在病人的今日与明日，并且希望能延伸到下周与明年，你可以让他们用实际的方式为自己着想。

说明：来自纽约的精神科医生席德罗森（Sid Rosen），以下简称席德，是艾瑞克森医生的老同事，参加了今天的演说。他坐在绿椅子上。

艾瑞克森： 我与我妻子今早谈到一个问题，关于我们在小时候所接受到的定位（orientation）。我们谈到城市儿童与乡村儿童在定位上的不同。

乡村儿童被定位为日出即起，整个夏天都在工作，直到日落，工作时永远放眼未来。种植作物，等待作物成长，然后收成。在农场上的一切都是定位于未来。

城市儿童被定位于**此时**的事物上。在药物泛滥的社会中，“此时”的定位到处可见，非常狭隘。

当你见到父母时，先想“他们是什么定位”：是放眼未来吗？一个乡村儿童会很自然地放眼未来。

我要举个人的经验为例。有一年夏天，我为十亩的土地清除树丛。父亲在秋天时翻土，翌年春天又翻了一次，种下燕麦。燕麦长得很好，我们预期有很好的收成。夏天一个周四晚上，我们去看燕麦的情况，想知道何时能收成。我父亲检查了每一株后说：“哇，这不是每亩三十三株，而是至少一百株，下周一就可以收成了。”

回家时，我们很快乐地想着大约有一千株燕麦丛在财务上的意义。然后开始下雨了。周四整晚都在下雨，周五下了一整天一整晚，周六也是一整天一整晚。周日一整天。到了周一早上，雨停了。我们涉水回到田地，一片平坦，没有直立的燕麦。父亲说："我希望有足够的燕麦泡水成熟发芽，这样秋天就有绿地让牛来吃。明年又是新的一年。"

那就是放眼未来的定位，在农场上是非常非常需要的。

现在的城市儿童只有"此时"的定位，他们通常比乡村儿童更早得到关于未来的定位。乡村儿童的未来定位是一直持续进行的，必须一直种植燕麦，通常会比城市儿童稍晚种植。城市儿童此时就会去做，而乡村儿童会等待。

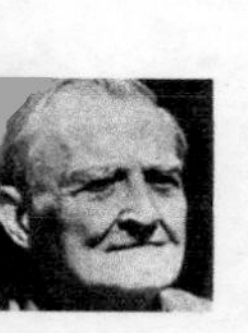

在药物文化中，似乎没有任何关于未来的定位。有人死于嗑药过度，但那只意味毒贩给了太纯的海洛因，于是他们会去找那个毒贩，也好自己爽一爽。有些人服用天使尘（Angel's Dust）导致精神错乱，但是他们会继续使用，再一次精神错乱，甚至第三次精神错乱。要花很久时间，他们才会有未来的定位。

现在，有人请我概括描述出一个人在性生活上的成长与发展，至少部分地描述。（原注：在这段谈话之前，我请艾瑞克森在今天演说中谈这个主题。）

性是一种生理现象。对于男性而言是局部的问题，他不会因此多长一根胡须。性对他只是一个局部的经验。

对女性而言，在生理上，性经验意味着受孕，怀胎九月，生产，哺乳六个月到九个月，然后在我们的文化中，在接下来的十六到十八年间照顾这个孩子。

当女性开始活跃的性生活时，内分泌系统会先改变，骨骼钙质会改变，发际线会发生些微的改变，眉毛下的骨骼会稍稍突起，鼻子也许会增长几分之一毫米，嘴唇变得更丰满些，下巴的线条也会改变，变得比较沉重，胸部与臀部的脂肪层会增大，密度也可能会增加，身体的重心因此而改变。

结果，她的仪态也会改变：走路时摆动手臂的方式与身体的运动方式都不一样。如果你懂得观察，就会立刻发现这些变化。因为她的整个身体在生理上都发生改变。你会看到怀孕的发展，看到她的身体如何变大。整个怀孕过程，哺乳时都会不停改变。我有一个姐姐努力了十三年想要怀孕。她不认为我这个弟弟懂任何医药，在手足之间这是很常见的。所以，她尝试当初生婴儿的养母，照顾他们直到有人收养，她自己不想收养。最后，在当了十年的初生婴儿养母，她前来征求我的建议。

我很简单地告诉她："你一直尝试想要怀孕，可是缺乏某种东西。如果你愿意收养一个儿童，真正感觉到生理上的拥有，让那个儿童在生理上给你一种特殊的生理意义……我不知道还能怎么描述，只要你收养一个儿童，三个月内就会怀孕。"她在三月收养了一个男孩，六月就怀孕了。后来她又怀孕了几次。

本周稍早我曾提到，到伍斯特州立医院任职时，A医生带我去巡视病房，然后请我到他的办公室，"请坐，艾瑞克森。"他说："艾瑞克森，如果你对精神医学感兴趣，其实很占优势。你有条跛脚，我不知道怎么造成的，我自己是在一次世界大战受伤。跛脚对你从事精神治疗有很大的价值，它能激起女性的母性本能，她们会很乐于对你坦白交心。至于男性病人，你不会让他们感到恐惧、敌意或愤怒，因为你是个跛子。他们会觉得比较优越，不会产生竞争意识，更不会把你看成一个男人。你只是个跛子，对你坦白是很安全的。所以，不要有表情，闭上嘴巴，睁大眼睛，打开耳朵，等到有一些真正的证据支持你的推论和见解，再来做出你的判断。"

谈到性的成长与发展时，初生的婴儿是非常无知的。他会有吸吮的反射动作，也会哭。但那是无意义的哭。我想那是对于新环境的不适。

接着，婴儿会开始感觉到一股温暖潮湿不时出现。那是很舒适的感觉。婴儿要很久很久后才会发现，在温暖潮湿的感觉之后，总是会有冰凉潮湿的不舒适感觉。最后，婴儿懂得这两者是有关系的。

抱起一个很饿的婴儿，摸摸他的肚子，把他放回床上。如果他会思考，可能会这么想："那真是很不错的一餐，很有感觉。"吃饱睡觉，直到下一次饥饿来袭，他会想："那一顿并没有维持很久。"第二次把他抱起，拍他的背，他又感觉很舒服，把他放回床上，他又开始睡觉，直到下一次饥饿来袭。然后他哭着要吃东西，因为拍背也不是可以维持很久的食物。

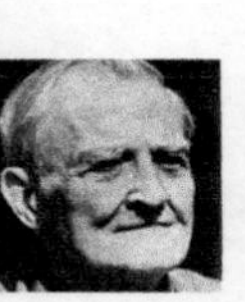

过了一会儿，母亲发现无意义的哭声有了意义："我饿了""我冷了""我好寂寞""我需要摸摸""我需要抱抱""我需要注意力"……每一个哭声都不一样，婴儿开始了解不同的事情。

太多母亲想训练小孩用尿盆，但是如果太早开始训练，很快就会失效，母亲也无法理解原因。

通常小孩躺在地毯上或在游戏围栏中，会突然坐起来环顾房间，（艾瑞克森示范那样子）他看起来很好奇。母亲以为强尼要尿尿了，冲过去抱起他，放在尿盆上。强尼发现了尿尿之前的第三个警告信号——下腹部的压力。他不知道如何确定下腹部的压力，只能环顾房间。所以当幼儿认出了腹部压力，知道随后会有温暖潮湿的感觉，然后是冰冷潮湿的感觉，就会表示出来。

注意一件事，幼儿并不熟悉他的身体，不知道手是他的，不知道是他在操作双手。他认不出他的膝盖或脚，那些只是对象，所以他必须一再去感觉它们。学习辨识自己的身体是非常困难的一件事。

我知道有多困难。十七岁时，我曾经全身瘫痪，只能移动眼睛——听觉或思考都没有问题——护士会把一条毛巾放在我脸上，让我看不见，然后碰触我的手，要我说出是什么部位，我必须猜是左腿、右腿、肚子、右手、左手，甚至我的脸。花了很久的时间，做过大量的蒙眼练习，我才能知道我的脚趾或脚在什么地方，辨识出身体的个别部位。所以我很能够感同身受婴儿的体验。

当婴儿开始玩弄玩具时，并不是真的知道他的手在哪里。他看到好玩的东西，想要拿起来。奇怪的是玩具不会跑掉。终于有一天，他去碰触另一只手，这时候他的表情会非常有趣……（艾瑞克森用左手去碰自己的右手）同时得到脊椎刺激与手掌感觉，两者似乎有关联。儿童学会用一只手去触摸另一只手。（艾瑞克森再次示范）他会好奇地检查每一根手指，发现每根手指都是这个的一部分和这个的一部分……（艾瑞克森摸摸自己的右手腕、肘到手腕处和肘）连贯到手臂与肩膀。

我有八个小孩，我观察他们每一个是如何发现自己的身体。他们都有共同的模式，有些人先发现手，然后才发现脚。

初生婴儿的头是身体的七分之一，当身体越长越大，刚开始时，手只能举这么高，（艾瑞克森摸头示范）后来他可以高举过头。这对婴儿而言是很奇怪的经验。

父母会很骄傲地教导婴儿："这是你的头发、你的额头、你的眼睛、你的鼻子、你的嘴、你的下巴、你的耳朵。"他们以为婴儿真的知道什么是他的头发、他的眼睛，而且习惯让小孩用右手来学习这一切，于是小孩变成了右撇子。

强尼其实不知道耳朵在哪里，父母只教他"在手的上面、下面或旁边"。（艾瑞克森用左手碰脸的左半边）侧边学习是很困难的一件事，（艾瑞克森用左手碰右耳）然后他必须用另一只手做另一边的侧边学习。（再用右手碰左耳）你看着婴儿把手举起来摸耳朵，（艾瑞克森将左手举过头去碰自己的右耳）脸上的惊讶表情仿佛在对自己说："原来这就是我的耳朵。"他必须用一只手认识对侧耳朵。（艾瑞克森用手比划着）看到婴儿用侧边的方式来感觉头顶与耳朵是很有趣的，他仍然不知道耳朵在哪里，直到把手绕过后脑，碰到另一边的耳朵，（艾瑞克森用手示范）突然发现："我的耳朵在这里。"他必须从前面、从下面、从上面、从后面来知道耳朵的位置。这时他才算是真正知道了。还有许多其他事情要学习。婴儿躺在摇篮中，父母站在他上方，所有的动作都在上方。（艾瑞克森示范着）

我儿子罗伯曾因车祸住院几个月。他回家后把石膏拿掉，坐在沙发中，翻身看到地板，他说：“老爸，地板距离天花板好远，我很怕站起来。”我说：“你知道天花板有多远。现在你必须学习知道地板有多远。”他花了几天时间才了解这段距离。（艾瑞克森看上又看下地目测从地板到天花板的距离）

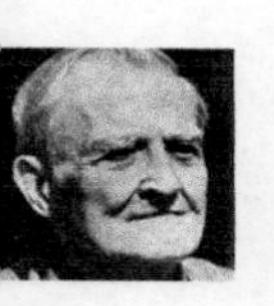

所以对初生婴儿，他的头有这么高，身体越长越大，（艾瑞克森示范着）手也越伸越远，（艾瑞克森的左手从头开始下移到膝盖）身体各部位的相对位置每天都不一样，至少，每周都不一样。

小强尼必须辨识身体的每一个部位。他很惊讶地发现必须用阴茎来尿尿。之前那只是一种温暖潮湿的感觉。

当他会走路时，他会想站着尿尿，像爸爸一样，结果尿得整个厕所都是。于是他上了第一课：“使用小弟弟时要瞄准方向。”他学习尿在尿盆中。这是学习的一部分。

然后他必须学习尿尿的时间。他发现从走廊到厕所很容易，从客厅到厕所比较困难，从厨房到厕所就更困难，从阳台、院子到厕所更是。最后他学会了上厕所需要的时间。

然后他要学习第二堂重要的课程。他及时来到厕所，但是有大人在使用，所以他尿湿了裤子。（艾瑞克森笑了）母亲以为他是生气尿裤子。他会尿裤子是因为还不晓得尿尿对于一般人的重要性。（艾瑞克森又笑了）

这一切学习都是片段地发生。他学到了尿尿的社会层次。

完成了厕所训练后，母亲给强尼穿上新衣服，告诉他：“坐在椅子上，不要动，不要弄脏。我们要去教堂。”强尼又尿裤子了。为什么？因为穿了新衣服，他的阴茎与这些衣服还没有建立关系。母亲应该带他到厕所，帮他找出他阴茎与衣服的关系。但是母亲认为强尼是在找麻烦，他明明会自己上厕所，但是母亲忽略了他穿上新衣服，他的阴茎与这些新衣服还没有建立关系。

给你们一个好例子来说明。一位将军正在检阅一群女兵：“收紧你们的小腹，不要在上衣口袋中塞手帕。”有人告诉他，那不是手帕。我们都会忘记成长中的许多事情。

强尼学会了及时去上厕所，学会了引导尿尿的方向，学会了尿尿的社会意义；尿尿不仅是在家中的厕所，也可以在其他地方。

我要说一个病例。有两家人住得很近，就在小学对面，有自己的家族事业，分别有一个男孩、一个女孩。两个小孩小学毕业后，父母们卖掉房子，到高中对面买了房子。男孩与女孩高中毕业后，没有上大学，进入家族事业工作，彼此相恋，两家人都很高兴。一个晚上，父母为他们举行了婚礼。

两家人为小两口租了公寓。晚上十点半，小两口来到新家，脱掉衣服上床。没想到生活大乱。厕所是个陌生的地方。他们都被训练成只用家中的厕所，因为父母不希望他们使用学校厕所。他们这辈子从来没用过陌生的厕所，只好穿上衣服，回家，使用家中的厕所。

他们共度了春宵，没问题。但是第二天早上，还是必须回家上厕所。

他们来见我，学习“如何使用陌生的厕所”。我教他们随时随地都可以上厕所，只要顾到隐私就好，不需要是熟悉的厕所。

席德：你怎么教他们？告诉他们相关的故事？

艾瑞克森：我带他们到我的厕所，说有八个小孩与两个父母使用，还有其他的病人也使用。我公开讨论这件事。

我女儿与一位年轻人去参加宴会。那人的父亲过来跟我说："艾瑞克森医生，我儿子带你女儿去宴会。我不想侮辱你，但你要知道我们是属于不同的社会阶层。"我说："我知道你们继承了大笔的遗产，因此你们是不同社会阶层。"他非常客气地说："好，现在我们都清楚了。我希望你让你女儿知道，不要抱有任何期望。"

宴会之后，他过来道歉："我儿子带你女儿去宴会，我为在场所有成年人感到惭愧。座位上有半打的叉子与汤匙，所有人都斜眼看旁边的人会用哪一个汤匙。你的女儿则环顾四周，她很坦然地环顾四周，完全没有想隐瞒她的无知。"

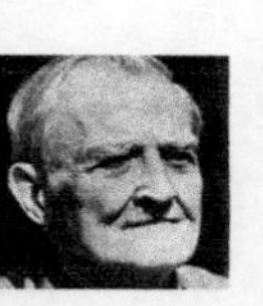

他说："我妻子想知道你女儿到哪里买到那么美丽的晚礼服。"我把十二岁的女儿叫进来说："这位先生想知道你到哪里买的晚礼服。他向我道歉，因为我要花钱为你买那么好的晚礼服。"我女儿说："我自己买布料做的。"他又道歉了，他妻子想知道我女儿在哪里买的，他难以想象有人可以自己做晚礼服。

我有七个姐妹与四个女儿。她们都经历过相同的过程。晚上，她们会跑到后院角落尿尿。野餐时也会试验。她们必须学习到了外面也可以尿尿。试验了才会知道。

我要说个关于我一个儿子的故事。他上高中时说："爸，我要到伊娃家做功课。她的数学与历史很好。"

然后他与伊娃去溜冰。起先是分开溜，很快就牵手一起溜，开始从事有韵律的身体活动。溜完冰后，他们会一起去吃快餐，得到黏膜的刺激。这成为溜冰很重要的一部分。

到了夏天，他带她去游泳。第一次与伊娃游泳后，他说："爸，你知道女孩子有多少皮肤吗？"我说："与男孩子一样多。"

小孩喜欢看我早上刮胡子，因为我用的是理发厅的剃刀。我总是说："小女孩长大时不会长胡须，而是胸部鼓起来，男孩子长大时才会有胡须。这就是男生与女生的差别。”

我儿子询问伊娃身上鼓起来的东西时，我说：“你有多注意？”他说：“男生都喜欢不经意碰撞女生的胸部。”我说：“没错，还有呢？”他说：“还有，她们的屁股也比男生大，男生也喜欢去碰女生的屁股。”我说：“没错，那就是成长的一部分。”

最后，我儿子把伊娃称为“他的女孩”。他带她游泳、跳舞。当然，他们总是去吃汉堡与热狗，加上所有的配料，还有各种口味的冰激凌。

冬天，一个周五早上，气温零下十摄氏度，我的大儿子说：“童子军要在周末晚上露营。你愿意载我们去吗？”我说：“当然可以。”我准备在他们放学回家后载他们去。我儿子说：“我们要到十点半才出发。这次露营从午夜开始。”我已经答应要载他们。我这样一个成人在零下十摄氏度去雪中露营，似乎不是很聪明的一件事。

上车后，我儿子又说：“我答应其他男孩你会去接他们。”其他男孩都在集合点等待。把行李都装上车厢，他们爬上了车。

开往露营地点时，一个男孩问我的二儿子：“蓝斯，你今晚做了什么？”蓝斯说：“我参加学校的餐盒义卖会。”他们都取笑他花了很多钱去买女生的餐盒。另一个男孩问：“你买了谁的餐盒？”他说：“凯伦的。”所有的取笑都变成了仰慕：“哇，真希望我也能想到。”“你真酷！”“你真厉害！”

大家都说出了佩服的赞美。我心想，买了凯伦的餐盒为什么这么了不起？

可是我保持沉默。在露营地，他们爬上了三米高的雪堆，开始架帐篷，睡进睡袋中。他们在周六早上吃了早餐，在营火边吃了午夜点心。

我在周日傍晚接他们回来。送男孩回家后，我问蓝斯：“蓝斯，你告诉其他男生你去餐盒义卖会，他们都取笑你，说你是笨蛋、傻瓜、呆头。他们真的很不客气。但有人问你买了谁的餐盒，你说‘凯伦的’，他们就都希望也像你一样。我要问你几个问题，你要好好回答我。凯伦漂亮吗？”“不漂亮。长得很普通。”“她运动很行吗？打球吗？”“不会，她是全校最笨拙的女孩。”“她的个性很好吗？”“不，没人喜欢她。”“她很聪明吗？”“不聪明，全校最笨的女孩。”我问光了凯伦餐盒可能吸引人的问题，可是，“现在告诉我，为什么你要买凯伦的餐盒？”“她是全校最胖的女孩。她有四个橙子、四根香蕉、四块蛋糕、四块派、八个花生果酱三明治。我吃得比她还要快。”（艾瑞克森和大家都笑了）

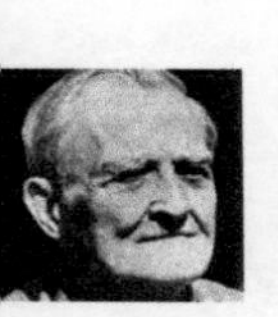

这是很好的证明，通往男人的心，要先经过他的胃。

柏特（艾瑞克森的大儿子）在十七岁时加入了海军陆战队。他服完了役后回家。

一天，他说：“爸，你觉得琳达怎么样？”我说：“我没有意见。”他说：“爸，你知道我的意思，你觉得琳达怎么样？”我说：“我觉得她是个很漂亮、很聪明的女孩。”他很不高兴地说：“听着，爸，你知道我的意思，为什么不回答我的问题？”我说：“既然你知道你的问题，为什么不直接问我，让我知道你的意思。”

他说：“爸，琳达结婚后，会不会很快就生一堆小孩？会不会整天都戴着发卷？会不会穿着浴袍与拖鞋到处走？丈夫回家后，她会不会抱怨说无法管小孩或无法修理洗衣机？”我说：“柏特，你认识她母亲，我也认识她母亲。我想琳达有很好的老师，她会把她这辈子学到的东西都实际应用。”

两年后，柏特碰到了当童子军时的朋友。他说：“对了，柏特，我娶了你的高中女友琳达。你何不来与我们共进晚餐？”柏特说：“我很乐意，鲍勃，但你不认为我们应该先打电话给琳达吗？”鲍勃说：“不，我们来给她一个惊奇。”

当天晚上他们走进他家。琳达说：“嗨，柏特，鲍伯，孩子们整天都有点病恹恹的，冰箱没有东西可以吃。”鲍伯说：“没关系，我带柏特去吃汉堡。”他已经很习惯了。

一天，我带两个孩子去游泳。他们在卧室换泳裤，脱掉裤子时，蓝斯看到柏特，他说：“老天，柏特，你变老了。”柏特很谦虚地承认是。他有两根阴毛，这就是变老的迹象。

柏特想结婚。当他觉得已经够大，可以结婚时，他买了一辆旧卡车，有个生锈的车顶，开始到处与女孩子约会。他们坐着卡车时，铁锈会从车顶掉到女孩头发里。他会说她看起来真美。女孩接下来都不会再跟他约会。她们希望能有比生锈的卡车更好的东西。

他在花园城买了个房子，告诉自己：“我很年轻强壮，可以做两份工作，买下这个房子。如果我的新娘喜欢，我们就全额付清。如果她不喜欢，我们就去买她喜欢的房子。”

一天他看到对街有一个金发女孩在照顾弟妹。他仔细观察那位女孩。他喜欢她照顾弟妹的方式。他仰慕她，她真的很会带小孩。

于是他租了一匹马，犁了前院，做成一个花园，松土，让小萝卜发芽，让豆子在藤上绷裂，让番茄成熟到烂掉。

一天，那位女孩羞怯地过来说：“艾瑞克森先生，我知道你有两份工作。你的花园很不错，但是所有的作物都要浪费掉了。你介不介意分给我一些？”柏特说：“不介意，那样很好。”所以她开始把花园中的作物都做成罐头。他的花园很大。

然后他开始忽略松土。一天，那女孩说：“艾瑞克森先生，我知道你很忙，你介不介意我来帮你松土？”柏特说她真是好心。柏特知道他想要一位懂得如何在农场过活的妻子，她会喜欢在菜园工作，知道如何把蔬菜水果做成罐头。

现在他们住在阿肯色州西边的农场，有六个农场帮手与一个厨房帮手。莉莉安看起来仍然像年轻时一样美丽。

当她生下第一个男孩时，她很高兴。当第二个、第三个、第四个、第五个都是男孩时，她很失望。医生告诉她第六个会是女孩，她哭着说："你为什么要骗我？我生不出女孩。"医生证明她错了。

这个唯一的女儿之后，他们又生了个儿子。现在最大的男孩已经大学毕业。柏特说他不想上大学，因为他在教室中看到其他学生都在犯错。他可以在家里自己进修。他对种植作物感兴趣，整排的书柜上都是有关农业的书。

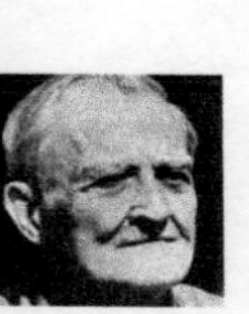

他在陆战队时，很仔细地考虑未来，很了解经济萧条的日子，鞋匠有接不完的工作，所以他在休假时学习修鞋子，每晚都有工作。他也学习如何修补树木，大多是在陆战队的闲暇时刻学的。

当他从陆战队退伍，他说："我必须到底特律找工作。"我说："你知道目前的失业情况，退役的军人都要找工作。"柏特说："我知道，我会找到工作的。"

他来到市区。暴风雨刚走，许多树都被吹断了。市政府的园艺人员在修剪断裂的枝干。

柏特打电话给其中的一位工头："你介不介意我为树干打桩？"工头说："没关系，反正你不会使情况更糟。"柏特在打桩上表现得非常专业。工头说："你似乎很有天分。穿上这些装备，我带你爬上一棵树，看看你知不知道如何修剪断枝。"他带柏特爬上树，指着一根很容易锯掉的树枝。柏特做得非常专业。

工头说："你真的很有天分，试试另一根。"柏特看到一根很困难的树枝。他仔细测量，然后很专业地完成。工头说："我正缺少有经验的树木修剪工人。你很有天分，来接替我的工作，我会去另一组修剪工人那里当工头。"于是柏特找到了一份工作。

席德：我有点不耐烦，现在我知道为什么了。我觉得你是在侮辱城市人。你在刚开始时区分了两种人，乡村儿童与城市儿童。今天说的故事大多是乡村儿童比较能够计划与得到计划的利益。我不知道这些故事是否也能帮助城市的病人？

艾瑞克森：对城市人不要太强调这种区分。

席德：我知道有一个故事是一个人在餐馆力争上游。那个故事比较适合想要找工作的人。

艾瑞克森：我还没说过那个故事。有一个墨西哥男孩只有小学毕业，他来找我："身为墨西哥裔，我只有小学教育，没办法找到任何工作，没有人愿意雇用墨西哥人。"

我说："璜，你真的想工作吗？"他说："当然。"我说："我告诉你怎么找工作，你要完全照我的话去做。我知道凤凰城有一家餐厅。你去那里说要免费帮他们工作，想学习如何打扫厨房。不要接受任何酬劳、任何食物。回家吃你母亲为你准备的食物。"

我说："现在你每天两次仔细地把厨房打扫干净。他们会开始占你的便宜，要你削马铃薯、切蔬菜，不会给你酬劳。但他们会让你做更多工作，开始依赖你。一年之内，你就会得到一份工作。但是你必须努力去挣得。"

璜很有自尊地进行任务。很快他们就发现让他打杂实在是浪费。在餐馆忙碌时刻，他们让他担任送菜的侍者。厨师很喜欢璜，因为璜很会帮忙整理蔬菜、帮助烹调。

市中心要举办一场商业大会，开会的人大多会来餐厅用餐，我告诉璜："下周一有商业大会。你告诉餐厅经理，你想你可能会在另一个城市找到一份有薪水的工作，希望他不会介意你过去工作。"

我不知道当时的薪水，只是告诉璜，那份新工作的薪水比一般行情少很多。经理说："我可以提供你更好的待遇。"每周多出一块钱。于是璜得到了全时的工作。

一年后，厨房非常倚重璜。厨师教导璜烹调，他学得很好。然后又有一次商业大会。我告诉璜："告诉经理，你可以在另一个城市找到薪资更好的工作。"经理说："我可以出更高的价钱，你可以永久在这里工作。"

璜后来成为凤凰城薪资最高的厨师之一。现在他拥有自己的餐馆，可以容纳两百七十名客人。他正在建造第二家餐馆，至少可以容纳三百人。

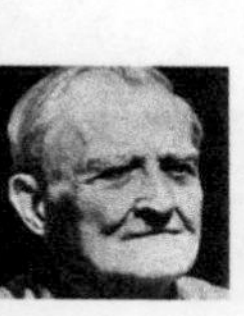

席德：我喜欢这个故事，比较平衡。你是否觉得城市人也可以从园艺的故事得到启发，虽然他们对于花草树木并没有太多经验？

艾瑞克森：我时常叫沮丧的病人去为某人挖土种花。我送一个人去他的小姨子家，他们没有小孩，我知道她想要一个花园。我对那个沮丧的病人说："你的小姨子想要一个花园。你去弄些工具，为她做一个很棒、很大的花园。"等到他完工时，我又找到了另外一对夫妻。病人开始对这项工作产生兴趣，回家后，清理了自己的后院，为妻子在新家做了一些橱架——当初就是因为买新家才让他沮丧。现在他每次来到凤凰城，都会想去看看他盖的那些花园。

席德：我想要在纽约找出与攀登女人峰类似的活动，例如要几个病人去爬布鲁克林大桥，那样有帮助，（艾瑞克森点头）还有几个人则是慢跑。我给了他们特别的指示，要他们如何开始慢跑。那是很棒的抗抑郁疗法。

艾瑞克森：华盛顿大桥。

席德：华盛顿大桥很好啊。

艾瑞克森：荷兰隧道（Holland Tunnel）。

席德：荷兰隧道和帝国大厦。

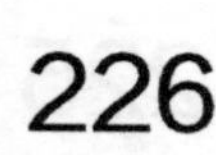

（艾瑞克森点头。）

席德： 不过我不会要任何人去走荷兰隧道，不窒息才怪。

艾瑞克森： 我就走过啊。

席德： 徒步？

艾瑞克森： 开车，很慢的。我想徒步还会更快点。

席德：（笑）那倒不假。

艾瑞克森： 对于沮丧的年轻人，如果他们有艺术天分，我会要他们去画帝国大厦，画纽约市摩天大楼的素描。（席德点头）画一幅哈德逊河，上面要有帆船。

席德： 中央公园的池塘。

艾瑞克森：（点头）找一棵树……

席德： 他们都很喜欢有这些功课……

艾瑞克森： 在中央公园找一棵很好的歪树，上面要有松鼠。

席德： 面包树？

艾瑞克森： 面包树。

席德： 这里没有面包树。

艾瑞克森： 在20世纪60年代的性革命，男人与女人开始同居，享受性爱自由。我只能说我同意玛格丽特·米德博士，不管是狭义或广义，家庭制度已经存在了约三百万年。我不认为六十年代的革命会影响三百万年的制度。你觉得呢，席德？

席德： 我同意。我喜欢你强调人们总是会重复的模式或事情……儿童与一代一代的人们。让人听起来觉得很自在，也很有启发性。

艾瑞克森：现在，从另一个观点来谈。如果我搭火车从旧金山到纽约，觉得很孤单，想找人谈话，周围都是陌生人，我会不会与那个阅读电影杂志的美丽女孩谈话？不会。我会不会与那个读小说的女孩谈话？不会。我会不会与那个打毛线的老妇人谈话？不会。我会不会与那个读法律书籍的男人谈话？不会。我会不会与那个带着听诊器的男人谈话？不会。因为我们只会谈行业的话。

我会立刻去攀谈的人，不管男女，不管年龄，任何只要佩戴着威斯康星大学领章的人。他们会知道野餐的地方、科学厅，州立大街、篮球以及天文台山丘。他们能使用我年轻时的语言，我的情感语言，我的回忆语言。我们会有共同的语言。

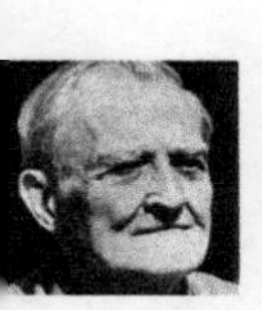

当然，如果我看到有人在雕刻，也会停下来与他交谈。如果我看到一位女士在缝毯子，我会想到我母亲，因为她曾经为我们，还有她的孙子女、曾孙子女缝了很多毯子。那是我的语言之一。

所以当你看到病人、倾听病人时，找出他是什么定位，让他知道如何去定位他自己。（注：此时，艾瑞克森本来想重复那个有关一位智力发展迟缓的女孩做了只紫色填充布牛的故事。）

此外，还要考虑到性的发展：女孩也经历类似的阶段，但是在很多方面不一样。看到四位高中女孩手挽着手走路，占据整个人行道。我觉得让路给她们是很愉快的一件事。女孩要学习什么？身体四周的压力。

在入伍训练时，已婚的男人与带着女友的男人一起宣誓从军。我听见妻子说："吻我吻到嘴唇流血，因为你可能再也吻不到我的。抱我抱到肋骨断掉。我要记住这个拥抱。"但如果那世上最轻柔的亲吻来自一个强暴犯，就会如火焰般灼伤，永远也无法忘却，女人的一生因此毁灭。这是有情绪的背景。如果病人有无法让人理解的恐惧症，你要有同理心，设法让病人把这种恐惧击垮。

有一次我到曼菲斯演讲，请我演讲的男女主人在结束后说：“演讲蛮长的，我们去吃饭吧。有家很棒的法国餐馆，我们每周去那里用餐两次，有二十五年了。”

我把这段话当成是一种病态的显示。每周在同一家餐馆吃两次，吃了二十五年……我同意了。

我心里已经有谱，点蜗牛。他们看着我吃。（艾瑞克森做了个鬼脸）当我吃到最后一只时，我说服男主人也尝尝看。他尝了说：“很好吃。”我也说服他妻子尝尝看，她也觉得很好吃。于是我又点了一份蜗牛。他们也点了一份，吃得很愉快。

六个月后，我再去演讲，还是他们招待我。演讲到很晚，女主人说：“我们不要在家吃饭，去餐馆。我知道一家很好的德国餐馆，还是你喜欢其他的？有一家鲸鱼餐厅很不错。”她又说了几家。我与他们去了德国餐厅。吃到一半时，我问男主人：“对了，你们最后一次去那家法国餐厅是什么时候？”他说他忘了，六周还是两个月之前。“亲爱的，我们上次去那家法国餐厅是什么时候？”她说：“我想是两个月前吧。”

经过了二十五年，每周两次……（艾瑞克森笑）真是病态。

席德：他们是不是也都点同样的食物？

艾瑞克森：我没有问，但我知道他们会避开什么食物。一旦尝过蜗牛后，他们就敢去所有其他的餐厅了。

在旅馆游泳池旁看人下水，有人会先用一个脚趾碰水，再用另一个脚趾，最后才把全身弄湿。刚成为医生时，年轻的汤姆与玛莎这对夫妇，都是初级精神科医生，对我很友善，邀请我到医院农庄旁的湖游泳。我穿上游泳裤与浴袍，上了他们的车。玛莎在车上很沉默，前往湖边的路上没有说话。汤姆很殷勤健谈。我不知道为什么。

我们来到湖边，玛莎跳下车，把浴袍丢在车后，来到湖边，跳入水中游水。没有对我们说一个字。汤姆高兴地下车，把浴袍放在后座。我也是。我们走到水边，汤姆的脚趾一碰到湿湿的沙子就说："我想我还是明天再游。"

于是我下水与玛莎一起游。回医院的路上，我问玛莎："汤姆洗澡时会放多少水？"她说，"不到三厘米深的水。"

汤姆在那一周获得资深医生的升迁机会。他告诉上司："我想我还没准备好。"上司说："我如果不认为你准备好了，就不会给你这个机会。你如果不接受，就准备另谋高就了。"

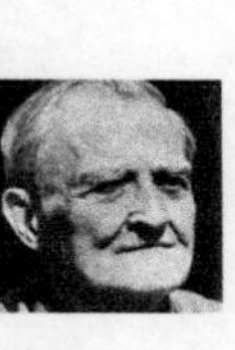

汤姆与玛莎走了。我知道玛莎很爱汤姆，汤姆也很爱她。玛莎渴望有很好的家与子女。二十五年后，我来到宾夕法尼亚州演讲，一个灰发老人与憔悴的老妇人走向我说："你记得我们吗？"我说："不记得，但你好像觉得我应该记得。"他说："我是汤姆。"她说："我是玛莎。"我说："你什么时候要去游泳，汤姆？"他说："明天。"我转身问玛莎："汤姆在浴缸中放多少水？"她说："很糟糕的，还是只有不到三厘米。"我说："你现在做什么工作，汤姆？"他说："我退休了。""什么职位退休的？""初级精神科医生。"如果我有时间，我会设法把汤姆推入湖中的。

席德：玛莎呢？

艾瑞克森：这样玛莎就可能有小孩。

只要你一旦突破了限制、恐惧的模式，就会冒险进入其他领域。病人通常都会限制自己，使自己错过许多事情。

昨晚加州一位朋友打电话来："我刚发现了治疗青少年愚蠢的良药。把他们放进冷冻库，等到二十一岁时再解冻。"（艾瑞克森笑）

我儿子蓝斯对我很有意见，因为他很讨厌我的缺乏智慧，很坦白地

说我很愚蠢。他上了密歇根大学，后来告诉我："爸，我只花了两年就明白你其实是很有智能的。"不久之前他打电话给我："爸，你报仇了。我的大儿子才刚刚发现我还有点脑筋，有三个儿子还不知道。"

男性听众：我父亲也常告诉我这类故事。（艾瑞克森点头）

艾瑞克森：现在我要说一个病例。相当复杂，也相当单纯。

罗伯·狄恩从海军官校毕业，成为一个中尉。那时候还有战争，他获得一个月的假期，销假后要到一艘驱逐舰报到。

他找到海军精神科医生主任，说明自己的问题。医生主任了解他的问题，告诉他："中尉，我没办法帮助你。我无法改变你的派令，让你留在陆地上工作。你奉命要上一艘驱逐舰。我只能为你举行一次军法审判，军法审判会送你去医院，你的情况会恶化，终其一生成为一个精神错乱的人。但是你也可以利用这个月的假期，去霍普金斯医院，看看是否能找到私人的协助。"

罗伯去了。他们询问他一会儿，告诉他："我们无法帮助你。密歇根有一个人叫艾瑞克森，他也许能帮助你。"

于是罗伯打电话给在纽约的父亲，他父亲打电话给我，问我愿不愿意见他儿子。我说我会到费城。他可以来费城说明他儿子的情况，我会考虑。

父亲来到我住宿的旅馆。过程十分有趣。他进来自我介绍："我只有一米五二，花了一番工夫才加入军队，去打一次世界大战。结果陆军一直让我干二等兵，直到大战结束。我退役时发誓，如果结婚生子，就要他成为军官，最好是海军军官。因为美国陆军觉得我没用。"

我说："很好，罗伯有什么问题？"他说："他有个所谓的害羞膀胱。有人在场时，他就尿不出来。他是个傻瓜。他说他从小就有害羞的膀胱，在军校过得很辛苦。对了，我觉得你们精神医生收费都很高。

你为什么住这么便宜的房间？你很吝啬吗？”我说：“你还能告诉我罗伯的什么事吗？”他说：“他在军队中有些问题。你为什么不买些好衣服？你买不起更好的西装吗？”我说：“请说说罗伯。”“嗯，当罗伯回家度假时，加油站的厕所对他而言还不够好。他必须租旅馆房间，进去锁了门，才能上厕所。他从高中就会这样……你连一条好领带都买不起吗？”我说：“请说说罗伯。”

他说：“现在快要中午了，你能不能把你那身老骨头拖到旅馆的餐厅？”我说可以。

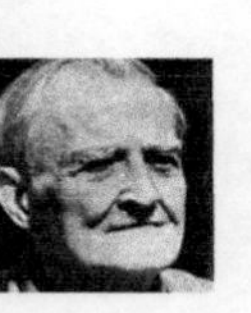

走去餐厅时，他问我跛着脚会不会让我很难堪：“你在街上会撞倒多少老妇人？压到多少小孩？”我说：“我走得很好。”

我们来到餐厅，他说：“旅馆餐厅的食物很烂。我知道下条街有一家好餐厅。你能拖你那身老骨头过去，不撞倒什么老妇人，还是要我叫一辆出租车？”我说我可以拖我的老骨头过去。

到了下条街，他抱歉说搞错了，还要过一条街。然后他数落我走路的样子、我的外表。任何能想到的事情，他都拿来数落我。

他说他是个房地产中介人，卖房地产，会用尽办法榨干客户身上的每一毛钱。

最后，走过十二条街口后，我们来到餐厅。他说：“我们可以在一楼用餐，但我比较喜欢楼上。你能把你的老骨头拖上去吗？”我说：“我想可以。”

于是他在楼上挑了一个桌子。女侍过来之前，他告诉我：“这家餐厅的厨师很棒，很懂得料理牛肉。但是他们的鱼总是半生不熟，马铃薯泥很稀，冰茶是用河水泡的，还用冰块来掩饰味道，很糟糕。”

女侍来了。我点了烤牛小排、烤马铃薯与热咖啡。当她把菜单给他时，他说：“取消他点的东西。给他鱼、马铃薯泥与冰茶。”然后他点我点过的食物：烤牛小排、烤马铃薯、热咖啡。女侍一直看着我，但我面无表情，心里觉得非常有趣。

女侍带了两份食物过来时，看起来很不自在。我说："把鱼与马铃薯泥给点这些东西的先生。给我牛小排。"她照做了，急忙离开。他看着我说："从来没有人这样对待我。"我说："凡事都有第一次。"

他吃了鱼与马铃薯泥，喝了冰茶。我享受了牛小排。吃完后，他说："好了，我带你来这家好餐厅，你来付账如何？"我说："是你邀请我来的。我是你的客人，你来付账。"他说："你付小费如何？"我说："那也是主人该做的事。"

他拿出一个大皮夹，装满了钞票，有千元、五百元、百元大钞，还有五十元、二十元、十元和五元。

他拿出满满的皮夹，掏出钞票，伸手到口袋掏零钱，留下两毛五的小费。我趁他不注意时，留下一笔蛮不错的小费，为了女侍不得不处在那个令人焦虑的情境里。（笑声）他问我是否能拖我的老骨头到楼下。我说就算是摔下去，也不需要他的帮助。我们来到门口，他说："你能不能拖你的老骨头回旅馆，还是要我叫出租车？"我说："我想我可以回到旅馆。"他说："小心点，不要撞倒老妇人或小孩，也不要在街上跌倒。"他在回旅馆的路上仍旧不停地数落我。

回到旅馆，我说："我还需要知道有关你儿子的一些事情。"于是他上来，我们走进我的房间。他问我是否能买个更好的行李箱。我在写笔记，写下他说的话。他说："你到底是怎么回事？你是不是连自己的笔都没有？你一定要用旅馆的笔与纸吗？"我说："我想知道更多关于罗伯的事。"他又说了一些罗伯的事，问我是否愿意治疗罗伯。我说："叫罗伯晚上六点来我在密歇根的办公室。"

罗伯来了，海军中尉，穿着制服。他从走廊看到办公室，说："你就是那个要治疗我的厉害人物吗？"我说："我是将与你合作的精神科医生。”

罗伯走进办公室，看到一位一百九十八公分高，穿制服的医学院学生——他也应召入伍，不过获准就读医学院，要在军中服务同样时间。罗伯说：“那个废物在这里做什么？”我说：“杰瑞是我的学生。”他说：“你算什么精神医生，需要学生来协助你？”我说：“很能干的医生。”

然后他在房间中看到一位密歇根大学的艺术教授，说：“那个脸没擦干净的老兄在这里干什么？”我说：“他是艺术教授，也会协助你的治疗。”

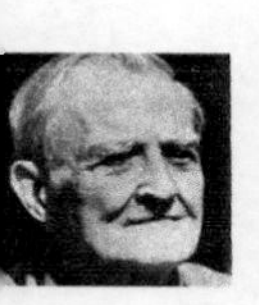

罗伯说：“我还以为看诊是私人的事。”我说：“没错。我需要很多协助才能保持私密。请过来坐下。”他坐下来。杰瑞关上门。然后我说：“杰瑞，请进入很深的催眠状态。”杰瑞照做了，我示范了我所知道的所有催眠手法。杰瑞是个很好的对象。

杰瑞还在催眠状态时，我转身对艺术教授说：“现在你进入催眠状态。杰瑞进入时知道你是清醒的。你在催眠状态中要好像是清醒的。你会与罗伯跟我交谈，但是无法听见或看见杰瑞。”于是艺术教授也进入了催眠状态。

然后我唤醒杰瑞，开始聊天。我对艺术教授说了几句话，他回答了。他对罗伯说了几句话，杰瑞转身对艺术教授说话。艺术教授说：“喂，罗伯。”然后问了我一个问题。杰瑞奇怪地看着这种很没礼貌的行为。他又问了教授另一个问题。教授对罗伯说话，没理会杰瑞。杰瑞睁大眼睛，微笑对我说：“原来你趁我被催眠时也催眠了他。”我说：“没错。”

然后我把杰瑞再次催眠，唤醒教授。我让杰瑞对第二次催眠没有记忆。杰瑞仍然以为教授是被催眠的。当教授对他说话时，他大吃一惊。

罗伯看起来很困惑，我与杰瑞、教授玩了各种催眠技巧。罗伯非常感兴趣，不再对我有敌意了。

最后我说：“晚安，罗伯，明晚六点见。”我告诉教授不用再来了，他已经达成任务。我告诉杰瑞：“你每天晚上都要来。”

第二天晚上罗伯来了。我说：“罗伯，昨晚我示范催眠给你看。今晚，我要让你进入很浅的催眠。也许很浅，也许是中度的，也可以很深。我只要你在催眠中去做杰瑞与教授示范过的事情。”罗伯说：“我愿意尽力试试看。”

于是罗伯进入催眠状态。我向他说明，他见过杰瑞示范过自动绘画与自动书写，表演过很多种的催眠后暗示。我告诉他：“你醒来后，右手会自动来到书桌上，拿起一支铅笔，画一幅图画。你不会知道自己这么做，因为你会专心与杰瑞谈话。”

于是罗伯醒来，开始与杰瑞谈话。他与杰瑞谈得很好，右手拿起铅笔，在一本笔记本上画了一个男人：头是一个圆圈，脖子是一条线，身体是一条线，手臂是两条线，腿也是两条线，手是两个圆圈，脚是两个圆圈；他在下面写“父亲”，我很惊讶地看见，他心不在焉地把纸撕下来，折了又折，变成一小块纸，然后放入口袋中。杰瑞与我看着他的动作，同时继续跟他聊天。

第二天晚上，罗伯红着脸走进办公室。杰瑞与我注意到他红着脸。我问：“你昨晚睡得好吗？”罗伯说：“我睡得很好。”我说：“昨晚有没有什么不寻常的事情？”罗伯说：“没有。”脸又红了。我说：“罗伯，我觉得你没有说实话。昨晚发生了什么事？”他说：“我上床时，发现口袋有一张纸。我不知道怎么跑进去的，因为我没有放进去，但是它在那里没错。我把它丢掉了。”他脸又红了。我说：“罗伯，你又在骗我了。你把那张纸怎么样了？”他说：“我打开来了。”我说：“你看到了什么？”他说：“一个很幼稚的男人图画，下面写了‘父亲’。”我问：“你怎么处理那张纸？”“我丢进字纸篓了。”他的脸又红了。我说：“罗伯，我要你说实话，你怎么处理那张纸？”“好吧，我告诉你，我把它丢到马桶，对它小便，然后冲掉了。”我说：“谢谢你告诉我实话，罗伯。”然后杰瑞与罗伯进行了很好的谈话。我让他回家，告诉杰瑞要准备什么。

杰瑞是个很聪明的医学院学生。当罗伯翌日进来时，两人互相问候。他们什么都谈，就是不谈他的问题。

第一晚见到罗伯时，他对我说了他的问题。从他有记忆以来，总是必须找个隐秘的地方才能小便。他不记得是什么时候开始的。他说军校生活就像地狱一样，他必须违反宿舍规定，因为无法使用宿舍的厕所，他害怕有人在他使用时走进来。他记录了学校所有厕所的使用时间，哪些厕所在哪些时段是没有人的。他必须溜出宿舍，使用学校的厕所。他做得很成功，没有被抓到过。

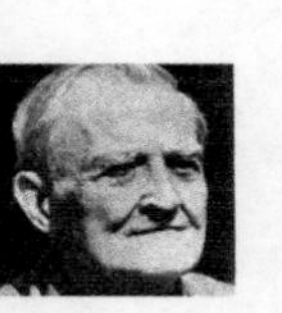

然后他说：“军校生活另一件难过的事是，为了做公关，军校生必须接受邀请到私人家庭度周末。他们在周五晚上来接我们，女主人会问我要不要喝咖啡、茶、牛奶、苏打水或酒。女主人一心只想给我们东西喝。我基于礼貌接受。早餐喝一杯牛奶或其他饮料，整个星期天都在喝喝喝。我必须保持礼貌，等周一回到军校，才能去找一个无人用的厕所。我从周五晚上、周六到周日都要忍受肿胀的膀胱。真像地狱。

“每当我听到厕所外面有脚步声，就像是雷声在脑中响起，我会全身僵硬。有时候要花一个小时，身体才能不再僵硬。

“军校生活真的很辛苦，可是我没有选择。父亲要我成为一个海军军官，我必须忍受下去。每次放假时，我父亲都会取笑我必须用旅馆的厕所。我上高中时他就对我很不满意，因为我都要上旅馆小便。“我不喜欢我父亲。他每天喝酒，周六与周日更是喝得大醉。他说我母亲是个爱哭的女人，因为她会上教堂。我不喜欢这样子，童年不能算是快乐。我父亲喜欢从客人身上压榨出任何可以压榨的。他喝啤酒，我无法忍受啤酒。因为维护母亲，父亲会找我的碴。”

我们继续聊天。罗伯突然望向窗户："下雨了吗？有一滴水流下窗户。"天上没有一朵云，窗户上也没有水。我记下这段象征性的话，知道有很重要的含义，但只能这样推论：雨是落下的水；尿是落下的水。罗伯是用象征性的方式来表示这件事。

然后我对杰瑞说："周末有什么特别的计划吗，杰瑞？"杰瑞说："如果你让我离开，这个周末我会去密歇根北边，那里有一条很不错的河，我以前去那里泛过舟，很刺激。"

我转身对罗伯说："杰瑞周末不会待在这里。你呢，周末想要做什么？"他说："我想回家看看我母亲。"我说："你会在家里干什么？"他说："如果没下雨，我会割草。"

对于一个即将上战场的人，如果不下雨就去割草，我觉得听起来很有象征性。

我说："好吧，周一晚上六点见。"我提醒他不要错过了回家的火车。

我打电话给罗伯的父亲狄恩先生，要他搭火车来底特律见我。我指定他要搭的火车班次。他发了牢骚。我不要他碰到罗伯。

罗伯父亲在第二天晚上六点来到我的办公室，看着我的秘书说："这个灰发的老太婆在这里干什么？"我说："她是我的秘书，为了你的儿子来加班，她正在速记你所说的一切、我所说的一切、其他人所说的一切。"他说："能不能叫这个老太婆离开？"我说："不能，我需要她记下办公室中的一切对话。"

看见杰瑞时，他说："那个废物在这里干什么？"我说："他是医学院的学生，协助我治疗你儿子。"他说："你算什么精神科医生，需要学生协助？"我说："很能干的医生。"

然后他注意到艺术教授："那个老兄在这里干什么？""他是个艺

术教授，也是来协助治疗你儿子。”他说：“老天！还以为看诊是私人的事。”我说：“我们都会保密，希望你也会。”

他又说：“你能不能叫那个灰发老太婆离开？”我说：“她不老，只是少年白，而且她是在加班，要一直工作到有人付钱为止。”他说：“她是你的秘书，我才不付她钱。”“她加班是为了治疗你儿子，所以你要付钱。”他说：“她是你的秘书。”我说：“她是在为你儿子工作，付她钱。”“我真的得付吗？”我说：“你当然得付。”

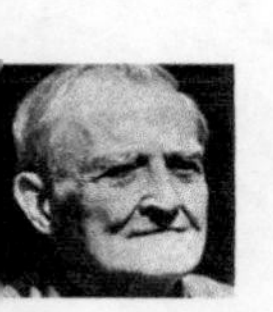

我在餐厅见过他的皮夹。他拿出来说：“一块钱如何？”我说：“别开玩笑了。”他说：“你是说我要付这个老太婆五块？”我说：“当然不是。我说过别开玩笑。”他说：“十块？”我说：“还差得远了。”“不是十五块？”我说：“没错。不是十五块，而是三十块。”他说：“你疯了吗？”我说：“不，我只是希望她得到适当的酬劳。”他抽出三十块给她。她写了收据，谢谢他，然后说晚安道别。

狄恩先生看看四周说：“这些家伙在这里干什么？你也要我付钱给他们吗？”我说：“当然。”“三十块？”我说：“别开玩笑了。每个人七十五块。”他说：“我想我可以学学你如何剥削客户。”我说：“好了，付钱。”他们都拿了七十五块，写了收据，向他道晚安。

然后狄恩先生说：“我想你也要我付钱，我猜是一百块。”“别开玩笑。”他说：“你不会要我付五百块吧？”我说：“当然不是，我要收你一千五百块现金。”他说：“我还真能向你学习如何剥削客户的最后一毛钱。”于是他抽出三张五百块钞票，交给我，我写了收据。

“好了，你还有什么要求？”我说：“对了。你喜欢喝啤酒，你妻子喜欢上教堂。她不希望你在周末喝醉，不喜欢你每天身上都是啤酒味。现在我要限制你每天只能喝四杯啤酒。”他说：“见鬼了，没关系。”我说：“不是你想的那样子，是两百多毫升的杯子——不是你想的那种大杯子。现在写一张一千块钱的支票给我。只要你喝醉了，我就有权利兑现这张支票。你每天只能喝四杯两百多毫升的啤酒，不能再多了。”

他写了支票说：“我就知道我可以向你学习剥削客户。”我说：“好了，罗伯现在回家探望母亲。我不要你去见罗伯，所以你不能搭以下这些班次的火车回家。”我给了他火车班次。

罗伯在周一上午回来，进来时脸红着。我说：“你周末过得如何，罗伯？”他说：“很好。”我问：“你做了什么？”“我割了草。没有下雨。”说的时候脸更红了。

我事先要杰瑞教我军队中的用语。罗伯站在我前面。我说：“立正，排队，向后转，齐步走。向左转。齐步走。立定。在饮水机好好喝一口水，前进到厕所小个便。向后转，齐步走。走到饮水机，喝一大口水，站直。齐步走，向后转。走进办公室，立正站好。”我说“立正”时，杰瑞跳起来，与罗伯排好队。他们照我的话做了。

接着我说：“稍息，罗伯。上周你问有没有下雨，窗户有没有水流下来？那些话都有象征性，我的推论是雨水是流下的水，尿也是流下的水。你回家割草，你说没有下雨。现在，罗伯，我要知道实情。”

罗伯说：“有点难为情。我割了草。也不知道为什么。我把割草机放回车库，车库的门往上开。对面邻居可以看到车库里面。我把割草机放回车库后，对割草机小便。然后我就明白了！

“小时候，我曾在车库中看到一台崭新的割草机，我对着它小便，没听见母亲进来，她掐住我的耳朵，用手遮住我的嘴，把我拖进屋中，好好骂了我一顿。真是漫长又可怕的教训。

“后来，我就无法在屋子里尿尿了，除非她在厨房忙，或我父亲在工作。后来去露营或上学时，我必须跑去找无人的地方尿尿。有人接近，我就会听见雷声。我不知道那其实是我耳朵在响。”

我说：“原来那就是你的问题，罗伯。立正。排队，向后转，向后转，齐步走。向后转，立定。好好喝一口。齐步走。小个便。向后转。齐步走。走到饮水机。好好喝一口，走回办公室。稍息，各位。罗伯，现在你还会有问题吗？”罗伯笑着说：“不会了。”

雨是落下的水。对小男孩而言，新的割草机需要经过洗礼才行。

那时是七月。到了新年前夕，我在纽约接到狄恩先生的电话。他说：“我醉得像猫头鹰一样，去兑现那张支票吧。”我说：“狄恩先生，你给我那张一千块支票时，我说我有权利在你喝醉时兑现它。可是现在我不想兑现。”他戒了酒，开始与妻子一起上教堂了。

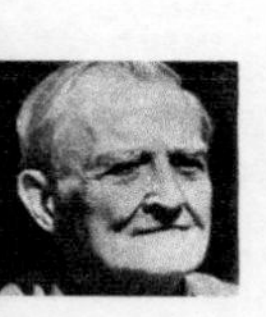

二十五年后，我被风雪困在纽约，从旅馆打电话给狄恩先生，说我是谁。他说：“你能不能来看看我们？”我说：“不能，我的班机明早四点起飞，这样对你不太方便。”他说：“我妻子会很失望，如果没有看到你。”我说：“请她从教堂回来后打电话给我。”他说：“我会的。”我们聊得很开心。罗伯后来上了驱逐舰，度过世界大战。日本投降时他也在船上，看到了整个仪式。战后他加入海军航空队，1949年死于飞机失事。

自从那个“我醉得像猫头鹰一样”的纽约新年后，我每年都会收到狄恩先生的圣诞卡。狄恩先生说：“我后来都没有再喝酒了，也会定期上教堂。”狄恩太太晚上从教堂回来后，打电话到旅馆问我：“那一千块的支票后来怎么样了？”我说：“我给了罗伯，告诉他事情原委。罗伯说他会注意他父亲是否保持清醒，然后烧掉支票。所以，如果你没有从他的遗物中找到支票，他八成是烧了它。”

现在狄恩先生与狄恩太太都过世了，罗伯也过世了。罗伯花了二十八年想克服羞怯的膀胱。我花了约一个多礼拜。我是见机行事，但不是完全暗中摸索。我看得出一个霸道的父亲，我制伏了他，使他成为一个很好的人。（艾瑞克森看着席德，等他有所回应）

席德：很美的故事。

艾瑞克森：我希望罗伯还活着。杰瑞、艺术教授与那个"灰发老太婆"都还活着。

我觉得我们要接受病人的现状。他只能活在今天，明天，下周，下个月，明年。他的状况就是现在的状况。

洞悉过去也许有教育性，但是并无法改变过去。如果你曾经嫉妒你的母亲，这个事实是不会改变的。如果你曾经迷恋你的母亲，这个事实也不会改变。你可以洞悉，但无法改变事实。你的病人是活在今日的状况，所以你的治疗要定位在病人的今日与明日，并且希望能延伸到下周与明年。

你很希望我能多活几年，（跟席德说）对不对？

席德：当然，你说你父亲活到九十七岁。

艾瑞克森：嗯。我在公共电视上看到一个很悲哀又恶心的故事，一个老女人住在养老院。她述说住在养老院的痛苦。她靠着福利金过了四十年，现在已经九十岁了，仍然靠福利金住在养老院。她说："我过去六年没有一天好日子，因为都在害怕我第二天就会死。过去六年我一直担心死亡，结果没有一刻快乐的时光。"我心想："你为什么不去编织一条毯子，然后希望能在死前完成？"（艾瑞克森微笑）

因为我们从出生后就开始死亡。有些人比其他人更快。为什么不享受生命？你可能一睡不醒，自己都不会知道。直到死亡降临时，好好享受生命吧。你知道长寿的秘方吗？（跟席德说）

席德：不知道，告诉我们吧。

艾瑞克森：总是要能够一觉醒来，（笑声）所以要在睡前喝很多水。（笑声）

席德：早上会醒来得太早。

艾瑞克森：保证会让你醒来。现在几点了？

席德：差十分三点。

艾瑞克森：我要再说一个病例，所以必须先说一些背景资料。在医学院，我有位同学很害羞退却，他是个好学生，但非常羞怯。我喜欢他。

一天在上生理课时，我们被分为四组。每组都有一只兔子，我们必须采取一些步骤。教授米德博士说："如果你们的兔子死了，各位，你们就得零分。所以要小心。"

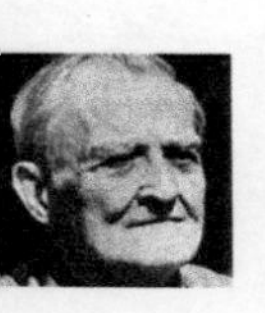

不幸的是，我们这一组的兔子死了。米德说："抱歉，孩子们，你们得零分。"我说："抱歉，米德博士，但是我们还没有验尸。"他说："好吧，你还算聪明，知道要进行验尸，我给你们五十分。"我们进行了验尸，要他过来看。他看到兔子是死于心包炎："这兔子送来实验室时就没有活命的机会了，你们可以得A。"

一个夏日，这位同学来到我办公室说："我一直记得你的兔子验尸。我很不喜欢得零分。永远记得你是如何从米德博士那里得到五十分，然后又得到了A。

"我当医生二十年了，现在被迫退休，因为太神经质了。你知道，我还小时，父亲很有钱，我母亲也是。我们有很大的房子、很大的草地。

"每年春天，我都去挖蒲公英，他们会为我挖的每一篮蒲公英给我两毛五。当我挖了一篮的蒲公英时，就叫我父亲出来，他会出来把蒲公英踩扁，篮子就只有半满。每次我采了一篮，我爸或我妈就会出来踩扁篮子。要花很久时间才能装满一篮，然后他们给我两毛五。

"在医学院时，我遇见一个女孩，有跟我同样的父母。我们相爱，偷偷结婚。她不敢告诉她父母，我也不敢告诉我父母。她父母后来过世了，我父亲过世了，留给我很多财产，也留给我母亲很多财产。我妻子也很有钱，但是都没有帮助。

“当完了实习医生，我母亲告诉我，要我到某个地方开业。她租了办公室，雇了一个很能干的护士来管办公室。我只需要做身体检查，写写病历，开开处方。护士会拿走处方，向病人说明，再约定看诊时间。我只是检查，她管理办公室，也管理我。

“我每天都会尿湿裤子好几次，必须在办公室准备好几条裤子。但是，我喜欢当医生。

“我妻子很爱社交，喜欢请客。我正好相反，如果回家看到一屋子的客人，我会直接走进房间或地下室。我的嗜好是种兰花。我会待在下面，直到最后一个客人离开。

“我在家里吃早餐，有时候在餐厅。我对这个很神经质，无法在餐厅待很久，无法忍受有女侍者的餐厅。必须要有男侍者。为了不在餐厅待很久，我会在一家餐厅点马铃薯泥，很快吃完，然后去另一家餐厅点猪排，尽快吃完，再去另一家餐厅点蔬菜、面包与牛奶，吃完离开。如果要吃点心，再去另一家有男侍者的餐厅。

“我们从来不过感恩节或圣诞节。为了避开圣诞节，我带家人到爱达荷州的太阳峡谷。我妻子与女儿喜欢去很多人的地方滑雪。我一早就出发，到没有人的地方滑雪。我天黑才回家。有些地方只有男侍者，可以用餐。

“我母亲在湖边有一间木屋，也为我与我家人买了一间木屋。她总是打电话到办公室告诉我，什么时候去度假。她也会在同时间去度假。

“度假期间的每天早上，我母亲会过来告诉我妻子做什么早餐、中餐与晚餐。她告诉我哪一天可以去游泳，哪一天可以去划船，哪一天可以去泛舟，哪一天可以去钓鱼。我没有勇气反抗我母亲，我妻子也没有，因为她父母也是如此对待她。但是他们死了。现在，她过着她比较喜欢的生活，除了我的神经质问题。

“我喜欢拉大提琴，也拉得很好。但是只能在卧室拉，而且要锁上门。我妻子与女儿在门外聆听。

“我母亲每天都打电话来，花一个小时与我谈当天的事情。我每周必须写一封十页的信给她。她管理我，我无法再忍受她了。

“我来到凤凰城，买了房子。我告诉妻子，我要从医疗业退休，我们要住在凤凰城。她觉得很不好受，因为我没有让她来选择屋子。我不敢事先告诉她。我一辈子都在担心害怕。”

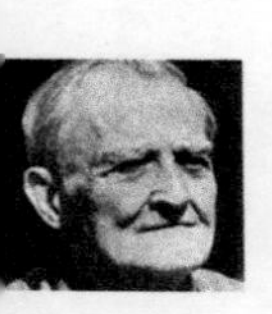

我说：“劳夫，在我接受你为病人之前，必须先与你妻子女儿谈谈。你女儿多大？”他说：“二十一岁。”我说：“好，请你妻子明天过来，女儿后天过来！”

我访问了她们，妻子证实了丈夫所说的一切。她补充说他总是带女儿去一家餐厅过感恩节，因为无法忍受感恩节的社交压力。她也证实他们从来没过圣诞节，没买过圣诞树或圣诞礼物。

女儿说：“我爱我爸，他非常温和体贴。但是他从来没有亲我或抱我，或说过爱我。他从来没给过我生日或圣诞礼物、情人节或复活节卡片。他只是一个温柔体贴的好人，似乎恐惧一切事物，除了他父母。他的父母喜欢他。他也是个好医生。我希望我能有一个爸爸。”

我见了劳夫：“你妻子与女儿都证实了你的故事，也说了一些细节。我要用我对待米德博士的方式来对待你。我说他不能给我们零分，因为还没有验尸。幸运的是，他在验尸后给了我们A。我也要如此对待你，劳夫。

“首先，我要停止你再尿湿裤子。现在是初夏。我看过你的屋子，草坪上有许多蒲公英。我要你妻子准备一个小铲子与篮子。你换上一条旧的黑裤子。你要在八点出来，到草坪上开始挖蒲公英，从早上八点工作到晚上六点。你妻子会为你准备八升的柠檬汁与盐丸。你知道该吃多少盐丸，还要喝掉全部的柠檬汁。当你想要小便时，就坐在草地上小便。

附近的居民很友善（至少在那个时代），他们会想跟你聊天，看你挖蒲公英。你要在那里喝柠檬汁与小便，坐在那里一整天。”

劳夫照我的话去做。他戴了一顶大草帽遮阳，挖了蒲公英，他妻子为他把篮子倒掉。晚上他洗了一个澡，上床睡觉。第二天早上穿上旧裤子，到邻居家去挖他们的蒲公英，挖了一整天，要上厕所时就回家。

所以，他经历了那一次惩罚性的活动后，就没有再尿湿裤子了。他已经尿湿够了裤子。他学会了如何生活、穿湿裤子，以及与陌生人交谈。他知道自己可以**活下去**了。

劳夫定期来看我，讨论事情。一天我告诉劳夫：“你买东西的方式很奇怪。你会买自己的衬衫、外套与鞋子，走到店里指着一件衬衫说你要它，眼睛却看其他地方（艾瑞克森指向一个地方，脸却转开不看那里），然后要店里用货到付款的方式寄给你。回家后再试合不合身。如果不合身，你把衬衫再寄回去。然后你再去店里重复同样步骤，（指向一个地方却不看那里）直到买到合身的衬衫。你买外套、买鞋子也是这样。”

我说：“你真是不知道如何买东西。我带你去。来我办公室。”

劳夫过来后说：“你真的要这么做？”我说：“是的。我们要花很多时间，有很多机会可以买东西。”

劳夫看到我带他去的商店，倒抽了一口气。我们走进店里，一位美丽的店员迎接我们：“早安，艾瑞克森医生，你一定是史蒂芬森医生。我猜你要为你妻子买一些内衣。”她自愿当内裤、胸罩、丝袜和内衣的模特儿，并开始推销起来。

劳夫不确定要为他妻子与女儿买什么裤袜。她说：“医生，黑蕾丝裤袜很美丽。女人都喜欢穿，我就是。”她拉起洋装。劳夫看别的地方，看到我正充满兴趣地看那件黑蕾丝裤袜，于是也转头看了。

她也拉开罩衫，展露她的胸罩、内衣、丝袜，让他看看她的丝袜有多合身。可怜的劳夫知道，他如果想要离开那里，只能好好地看她展示，好好选择。劳夫没有考虑到尺寸就买好了东西。在1950年，价值两百块的内衣是很大一堆内衣。他总是把所有东西都包装成礼物，要店里运送回家。他妻子与女儿打开了礼物，发现几乎没有一件合身，于是送给慈善机构，自己到城里买了合身的内衣。

我告诉劳夫："你还必须做一件事。我想你从来没有带你妻子看过日出。"劳夫承认没有。我说："星期天，我要带你与你妻子去看日出。"我在半夜三点开车过去，找到一个看日出的地方。他妻子很喜欢，我们都设法让劳夫对日出的美丽色彩做一些评论。第二天晚上，劳夫带他妻子去看日出了。他不让我再这样做了。

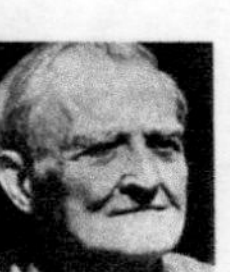

又有一天我告诉他："劳夫，你上餐馆的奇怪方式很让人受不了。你都不带家人上餐馆。不幸的是，下周二你与你妻子将带我和我妻子去享受牛排大餐。我向你保证，劳夫，贝蒂与我会很喜欢当你的客人。"

在前往餐厅的路上，我说："有两种方式进入餐厅，劳夫，走前门或走后门。你要选择哪一种？"我猜得不错，劳夫选择了后门。

我们从后门走进餐厅，一位很漂亮的女侍说："晚安，艾瑞克森医生。你一定是史蒂芬森医生。"她帮他脱下大衣与帽子，带他到桌子。她想知道劳夫是否觉得椅子舒服，是否要换一张。她是个极为周到的女侍，一切都很有礼貌、很有品味，非常非常殷勤。劳夫的眼睛根本不知道该往哪里看。

女侍离开后，劳夫发现墙上有个钟可以让他看。我们等了又等。半个小时后，女侍推了四盘沙拉出现。妻子与我毫无困难地选择了沙拉。女侍很关心，因为劳夫选择沙拉时眼睛望着别的地方。她说："你根本没有看。"她用夹子把沙拉的每一样作料都夹起来说明。劳夫说："我点这一个。"（艾瑞克森又示范一次：看着一点，手却指向不同的地方）她说："但你还没看到其他三种沙拉。"她要他好好地检视两次后才让他选择。

然后她说："有四种沙拉酱。"很仔细地向劳夫说明每一种，每一种都问了两次。然后她送上沙拉，非常美味。

又过了一小时，劳夫一直望着钟，最后她才送上菜单。我们三个都毫无困难地选择了餐点。那位女侍要确保劳夫了解菜单上的每一道菜，讨论每一道菜的优点，最后让他选择了烤牛小排。劳夫松了一口气，女侍又问："你要烤得怎么样？很熟、差不多熟、非常熟，半生、差不多生、很生？你要很多脂肪，还是一点点？"

可怜的劳夫，选择烤牛小排也是漫长的煎熬。然后她问到马铃薯。我不记得她说了多少种的马铃薯。最后他选烤马铃薯。劳夫也了解了奶油、酸奶酪与香葱。他改变了几次主意。其他菜色也是如此。晚餐送上来了。我们三个都享受了美好的一顿晚餐。女侍站在劳夫旁边，不停问他是否喜欢这个、喜欢那个："当你回答时请看着我。"她也会说笑话，是个老朋友了。可怜的劳夫。最后，她告诉他："你没吃完你的晚餐。"她要他吃得干干净净的。当他吃完了之后，她说："你很喜欢你的晚餐吗，史蒂芬森医生？""是的。"她说："好，说出来。"他说："我非常喜欢我的晚餐。""非常、非常喜欢吗？"劳夫看到我在看，他知道他没办法，只能说他非常、非常喜欢。然后她说："你是非常、非常、非常喜欢吗？"劳夫说他非常、非常、非常喜欢。

她松了一口气说："我很高兴你非常非常非常喜欢。本餐厅有一个规矩，如果有客人非常非常非常喜欢他的晚餐，他必须亲吻厨师。她很胖。要进厨房有两个方式：你可以走前门，也有一个小通道，我们称之为走后门。你要走前门还是后门？如果要走后门，就不需要到厨房。"

劳夫望着我，又望向其他地方："我要走后门。"她说："谢谢你，史蒂芬森医生。你愿意走后门已经是很看得起我们了。我帮你戴上帽子，穿上大衣，请再度光临。"

第二天晚上，劳夫带妻子与女儿去同一家餐馆。同一个女侍招待他们，这次是很专业的态度。我很成功地指导那位女侍。之后，劳夫就能带家人上餐馆，而且很自在。有天我说："劳夫，你知不知道你妻子与女儿觉得住在凤凰城很无聊？这么热，又无事可做。你妻子喜欢跳舞。"劳夫说："我不会跳舞。"我说："我就是担心这个，劳夫。我请来一些漂亮的姑娘来教你跳舞。当然你妻子自愿教你，但我觉得你会喜欢漂亮的年轻姑娘。"他说："我要让我妻子教我。"

劳夫后来来找我："你知道吗，我一直想要当方块舞的司仪。你觉得我可以吗？"我说："劳夫，这是很好的愿望。我想你会喜欢的。但是为了让你的家人也能享受乐趣，你要为你的妻子与女儿拉大提琴，这样她们就不需要被锁在卧室门外听你拉琴了。"劳夫同意为他妻子女儿举行一场公开演奏会，也当了许多场的方块舞司仪，甚至参加了方块舞俱乐部的表演。

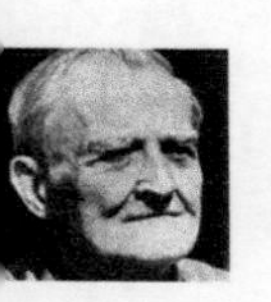

劳夫发现自己喜欢跳方块舞，与妻子每晚都去跳。他参加了凤凰城所有的方块舞俱乐部。他甚至寄给我一张旅游明信片。那是非常需要他鼓起勇气去做的一件事。

我告诉劳夫："你还需要克服一项障碍才能痊愈。你到目前为止都做得很好。现在，当你住在凤凰城时，你母亲每周打电话给你两次，你每次都要花一个小时对她说明你做的一切。除了电话之外，每周你还必须回她的信，至少要写十页。

"现在，我们要改变这种情况。我要为你切断脐带。你去买张野餐桌，放在前院。找一个空威士忌酒瓶，与一个半满的酒瓶，上面要有彩色的标签。去买一顶草帽，坐在前院，光着脚跷在桌上，一个酒瓶平放着，另一个半满的酒瓶站立着。你的帽子要戴歪的，你要躺在椅子中，眯着眼睛。你妻子要用腮红把你的鼻子与两颊涂红。我们会好好拍一张照片，然后寄给你母亲。"后来他再也没有接到他母亲的电话或信了。

一个夏天，劳夫写信给母亲："劳拉、卡萝与我要在某月某日到湖边小屋度假。”他们去了，他母亲没有出现。他们过了个很愉快的假期。

一天他女儿来找我说：“圣诞节快到了，我爸从来没送我圣诞礼物或生日礼物，或亲吻一下。我很希望能看到家里有圣诞树。”

我告诉他妻子：“我太忙了，无法为劳夫买圣诞树，你去买一棵圣诞树，也为你与你女儿与劳夫买礼物。如果劳夫看到圣诞树或礼物，他不会说什么，因为他知道是我的主意。”

在圣诞夜，我妻子、大儿子与我去他家。我说：“劳夫，有些人有在圣诞夜打开礼物的传统，我们家是在圣诞节才打开礼物。所以让我们先来过你们家的圣诞节。劳夫，在圣诞节送礼只有一个方式：从树下拿起礼物，（艾瑞克森用手势表示）交给接受的人。你要说出他的名字，祝他圣诞快乐，给他一个吻。”

劳夫不情愿地走过去。我把礼物安排好了。他拿起一个，走到女儿面前，望着地板说：“圣诞快乐，卡萝。”在她脸颊上吻了一下。

我说：“卡萝，这样对不对？”她说：“不对，他只是碰了我脸颊一下，而且几乎听不见他说圣诞快乐。”我说：“你要怎么办？”卡萝说：“我们来示范一下。”我说：“我就担心你会这样做，因此我把我儿子带来，他与你差不多大，也还算英俊，你可以在我与我儿子之中选择一个。”她说：“我选择你，艾瑞克森医生。”

我从树下拿起礼物，走过去说：“圣诞快乐，卡萝。”她伸手拥抱我，给了我十分钟的亲吻，然后说：“爸，你没有看，我必须再做一次了。”这次劳夫看了。

他拿起第二份礼物。我为他妻子安排的。他望着他妻子，他妻子望着我儿子与我。劳夫走过去对她说：“圣诞快乐，劳拉。”他亲吻她的嘴。其他的礼物都很适当地送出去。（艾瑞克森笑）

后来卡萝来找我：“我要结婚了。爸都会去病人的婚礼，每一场婚礼，他都会哭，哭得很大声，整个教堂都听得到。我要在教堂结婚，可是我不要他大声号哭，会打扰其他人。你能阻止他吗？”

“可以。让你母亲坐在靠走道的座位上，劳夫坐在她左边，我坐在你父亲左边。”

我跑去参加婚礼让劳夫吃了一惊。我用手夹住他的手指，那很痛的。（艾瑞克森紧紧地夹住食指前两个指腹的指关节来示范）婚礼进行时，每当劳夫好像快要哭了，我就紧紧夹住他的手指，他的哭脸立刻就变成怒颜。婚礼很平静地进行。

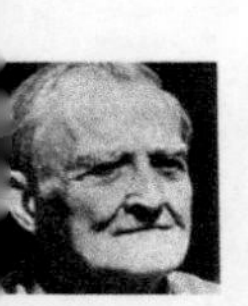

我说：“卡萝要在院子中举行仪式，劳夫，你可以跟我手牵着手，或者你觉得自己可以撑过去？”劳夫说：“我可以自己撑过去。”他做到了。

劳夫为他妻子盖了一栋新房子，由她选择地点。屋子的规格都照他妻子的意思。

在屋子完工之前，劳夫来见我：“过去两个月我的膀胱都会痛。”我说：“劳夫，以你的年龄，如果膀胱痛了两个月，你早就该来看我了。”他说：“是的，我知道应该来，你会叫我去看医生。我不想要看医生。”我说：“描述一下。”劳夫很完整地描述了。我说，“我希望那是良性的肿瘤。我想是前列腺出了问题，去看泌尿科医生。”劳夫说：“我不要看泌尿科医生。你不能强迫我。”我说：“我会告诉你妻子与女儿。”他说，“没关系。我不要看泌尿科医生。”

他妻子与女儿恳求了几周，他同意去看泌尿科医生：“但是不要在凤凰城。”我说：“你愿意去哪里看？”他说：“也许去梅约（Mayo，编者注：美国十分有名的医院）。”我问：“怎么去？”“我不喜欢坐飞机。”我说：“那就得坐火车或巴士。巴士停靠太多站，你可能会半途改变主意，所以我建议你搭火车，劳夫。我是不是应该派一些漂亮的护士陪你去，这样才能确定你会去，还是你愿意向我保证你会自己去？”劳夫叹口气说：“我保证会去。”

后来他从芝加哥搭飞机，到了梅约之后打电话告诉我。我打电话到梅约看看他是不是真的在那里。他在。

医生看了他，为他动手术：“如果你早来两个月，我们可以救你一命。现在只能估计你还能活两年——所以好好地活，快乐地活。”劳夫回来告诉我：“我应该早点告诉你，我知道你会逼我去看医生。我还剩下两年寿命。你有什么建议吗？”我说：“赶快去盖那栋屋子，至少你能看到它完工；尽可能享受生活，去用餐，去跳舞。”劳夫在生命最后几个月病得很重，只能待在床上。我在他临终前去看他。一位女看护在照顾他。我走进房间，她转身对我说：“喔，是你，艾瑞克森医生。我不要跟你一起待在这个房间。”转身走出去。

劳夫问：“她为什么这样对待你？”我说：“她有很好的理由。别担心，我会处理的。”我们谈了一会儿，互相道别。他谢谢我给了他很好的一段岁月，他真的很享受生命，不过他也诚实地说：“我不喜欢你做事的一些方式。”

至于那位女看护，大约两个月之后，她打电话给我：“艾瑞克森医生，我是照顾史蒂芬森医生的看护。那天我看见你走进房间，说我不愿意与你待在一个房间。你记得为什么吗？”我说：“是的。很久以前，我曾经说，你丈夫是个很好的机械师。你在学校当老师，夏天来当看护。你赚的钱都用来交所得税、生活开销，当时你有一个三岁的儿子。

“你说你丈夫买了一辆车，很不满意。他是个机械师，想要制造一辆未来的超级好车。他把所有闲暇的时间与所有收入，都用来建造那辆超级车，买了新的零件又换掉，买了更多还是不满意；他每年都为那辆车买牌照，引擎状况好的时候，他可以出去绕一绕。他买了新车身、新车架、新引擎盖、新引擎……什么都是新的。

“我在多年前告诉你，你的儿子在这种家庭中长大：母亲努力工作养家，容许丈夫花所有钱来建造超级车，花所有闲暇时间在那辆车上面……你那个三岁大的孩子将来长大后，在十五岁之前，就会因为汽车案件被逮捕。”

她说：“就是这样。当时我非常生气，拒绝付你费用。我这些年来满怀愤怒。我儿子下个月就满十五岁了，因为无照驾车被逮捕过，现在在保释期间。但是他又偷了一辆车，违反保释。下个月他才满十五岁。我要开一张支票寄给你，因为我欠你。”我说：“别担心。你已经付出很大的代价。我想给你更多建议。”

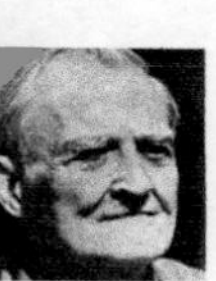

“你丈夫什么时候要更新驾照？”“这个月。”“我想也是。我在你的病历上有注明。这次你要让他开着他的超级车去更新驾照，不要把你的车子借给他用。”她丈夫去更新驾照，通过了笔试。考官带他到外面路考。看到他的车子，考官说：“你开那玩意来这里？”他绕着车子检查，打开引擎盖，彻底检查了那辆车子，找来另一位考官。他们好好检查了那辆超级未来车。

他们开了一个会，然后对他说：“如果我们看见你开那辆车来这里，你会收到罚单。但是我们没有看到，你也不能再开那辆车上街了。我们要通知警察，你现在只能打电话给拖车公司。我们建议你请他们拖到废物场，或当废铁卖掉。”她丈夫说服了拖车公司买下那辆车当废铁。

她接她丈夫回家时，他说：“对不起。从现在开始，我要把薪水都交给你，我会让你帮我买一辆车，让我可以上下班。我要放弃我的野心了。”

她很难过地说：“你除了放弃你的超级车，也放弃了我们的儿子。我会为你买一辆车，每周收下你的薪水支票。”

（艾瑞克森跟大家说）这是不是一个可怕的故事？

席德：那辆超级车为什么那么可怕？

艾瑞克森：底盘与车架根本不合，引擎太大，化油器也不对。考试官气坏了，说那是公共危险物品。他们问他开了多少里数。没有很多，才三公里。他们说那辆车大概可以维持到垃圾场的距离。

席德：你看过那辆车吗？还是你猜他们是那样想？

艾瑞克森：考官这样告诉他，他告诉他妻子，她再告诉我。

席德：但是你告诉他妻子让他开那辆车去考驾照。

艾瑞克森：是的。

席德：你知道会出事。

艾瑞克森：因为她说他买了很多个挡泥板，总是装不上引擎盖，只好又买了新引擎盖，也无法搭配；再买了底盘，与挡泥板或引擎盖都不合。一个新车门也装不上车身。

席德：我懂了。

艾瑞克森：我后来再也没有见到她，只有谈过一次，得知考官的说法及他们的建议，以及后续的情况。

有些人你无法帮助。你只能试试看。

我对她采用震撼疗法是错误的。我说出了她的行为的后果。她知道她丈夫赚的钱比她多，他应该缴自己的税。我觉得这个情况需要震撼疗法。她显然看不出来帮他缴税是不对的。

席德：你觉得更好的疗法是什么？

艾瑞克森：我知道无法找她丈夫，他沉迷于那辆超级未来车，很自豪于自己的机械能力。这是无法剥夺的，而她又无法接受赤裸的事实。他应该养她才对，不应该她又帮他缴税又帮他付汽车牌照税，这么多年来还借车子给他让他去考驾照。

一个女人怎么会如此盲目？女人可能会非常非常盲目。

席德：男人也会。换句话说，你不管怎么做都无法让她睁开眼睛。

艾瑞克森：我找不出方法。我试了——首先是很温和地告诉她事实。我想她会打电话给我，就是因为我刚开始对她很温和。后来我看到温和无效，就告诉她赤裸的事实，她也无法接受。

对了，两年后我又接到了她的电话："我这个夏天不工作，要去度假。"

现在我要说另一个故事。

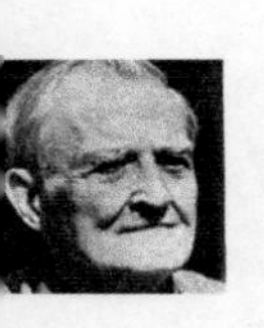

劳夫告诉我："我母亲的妹妹住在米尔瓦基，五十二岁，没有结过婚，经济上很宽裕。我阿姨只有一项乐趣：有机会就上教堂，可是她在那里没有朋友，因为她从来不跟任何人交谈，讲道快结束时她会很小心地溜走。她喜欢我，我也喜欢她。最近九个月来，她非常沮丧。管家与女仆每天早上进来，一整天都在做家事，她请工人照顾草坪、冬天铲雪。管家会管理一切。

"我阿姨读圣经上教堂、没有朋友。她与我母亲吵架，两人不肯交谈。我没办法常常去看她。你下次去米尔瓦基演讲时，能不能打电话给她，看看能为她做什么？"

我在一天晚上打了电话。管家与女仆那天不在。我很小心地表明身份。她很消极，我说希望参观她的屋子。她消极地答应我的请求，带领我参观了每一间房间。

我仔细地观察周围。在温室中，我看到三盆长大盛开的非洲紫罗兰，都有不同的颜色，还有一盆土壤，她正在准备栽种另一盆非洲紫罗兰。

非洲紫罗兰是很纤细的植物。只要稍微疏忽就会枯死。

当我看到这三盆色彩不一的非洲紫罗兰时，我说："我要给你一些医疗上的指示，我要你照着去做。你同意会照着去做吗？"她消极地同意了。我说："明天你叫管家去花店，买下所有不同颜色的非洲紫罗兰。"我想当时有十八种不同色调的非洲紫罗兰，"那些紫罗兰将是**你的**紫罗兰，你要好好照顾它们。这是医疗上的命令。"

"然后你叫管家去买两百个礼品花盆与五十个花盆、土壤。我要你从每一盆紫罗兰摘一片叶子，种在花盆中，培养出更多的非洲紫罗兰。"非洲紫罗兰是用叶子来繁殖的。

我说："当你有足够的非洲紫罗兰时，我要你送一盆给教堂中每一个有初生婴儿的家庭，给每一个受洗的宝宝，给教堂中每一个生病的人。有女孩宣布订婚时，我要你送她一盆，当他们结婚时，我也要你送非洲紫罗兰。有人过世时，你送一张慰问卡与一盆非洲紫罗兰。教堂义卖时，送出十几盆非洲紫罗兰来卖。"后来，她有段时间要照顾两百盆非洲紫罗兰。

任何需要照顾两百盆非洲紫罗兰的人，都不会有时间沮丧的。（大家都笑了）她在七十几岁过世时，被称为"米尔瓦基非洲紫罗兰之后"。我只见过她一次。（艾瑞克森笑）

席德：她一定也有很多朋友。

艾瑞克森：她当然有各种年龄的朋友。当一个小孩生病时，收到一盆美丽的花，她就成为那个小孩的朋友。父母也会很高兴，会要那个小孩来谢谢她。于是她活跃了二十年。我觉得这是很重要的，不是去洞悉她的过去，而是洞悉了她的孤独状态。

席德：要行动。

艾瑞克森：行动，而且是去做社交的行动，她只是不知道有哪些社交活动，被困住了。劳夫后来也为此非常感激。

一位牧场工人带他妻子来找我："她已经沮丧想自杀有九个月了。她有关节炎。我们结婚还不久，她便发作了，很严重，找了外科医生来治疗，带她去接受心理治疗。他们都建议使用电疗，或到五十岁时接受胰岛素治疗。

“她想要一个小孩，外科医生告诉她：‘怀孕会让你的关节炎更严重，我不建议你怀孕。’她去找妇产科医生，得到的回答也是：‘我不建议你怀孕。你已经行动不便，关节炎会更严重，生产时可能会很困难。’”

她丈夫抱着她来见我。我听她自己说，她说怀孕比她的生命还重要。丈夫说：“我必须防范她拿到任何刀子。”尽管有人照顾，有自杀倾向的病人还是很容易得手。

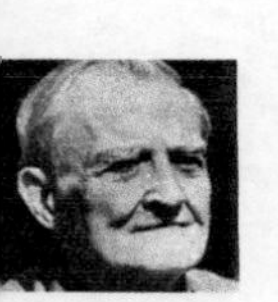

我说：“太太，你说怀孕要比你的生命还重要。妇产科医生反对，外科医生反对，你的心理医生也反对。我的建议是：快点去怀孕。如果你的关节炎恶化，就躺在床上享受你的怀孕。生产的时候，你可以剖宫生产。这是很合理的。”

她很快就怀孕了，关节炎开始好转，也不再沮丧。那是很快乐的九个月怀孕。她毫无困难地产下婴儿，她非常爱欣西亚——那是她为宝宝取的名字。她的丈夫也非常高兴。

不幸的是，欣西亚在六个月大时死于婴儿猝死症。

过了几个月，她丈夫带她过来：“她现在更糟糕了。”我问她，她说：“我只想死。我没有理由活下去了。”我很严厉但冷静地说：“女人，你怎么会这么笨？你度过这辈子最快乐的九个月时光。你想要自杀来摧毁这段回忆？这是错误的。你有六个月快乐时光与欣西亚在一起。你也要摧毁这段回忆吗？我觉得这是罪恶。

“你丈夫会带你回家，为你买一棵桉树苗。你来告诉他种在哪里，桉树在亚利桑那州长得很快。我要你为那棵桉树取名为‘欣西亚’，我要你照顾欣西亚。我要你期待着坐在欣西亚树荫下的一天。”

一年后我去看她。桉树长得非常快（我家后院就有一棵将近二十米高的桉树，只种了六年）。她热诚地欢迎我，没有躺在床上，可以四处走动，关节炎好了很多。她的花园比屋子都还要大。她带我参观花床，给我看各种花朵，也给我一包甜豆带回家。

病人通常不会为自己着想。你可以让他们用实际的方式为自己着想。她种的每一朵花都让她想起欣西亚，还有我要她种的那棵桉树。

我在许多病例上都使用这个方法。有一个人在铝工厂工作，得了很严重的背痛。我让他谈论他的痛苦、他的家庭生活、工作的辛苦，以及他是多么渴望能有自己的家及梦想的屋子。他照着梦想蓝图建造一栋房屋来取悦妻子，但是那栋屋子花了他的所有积蓄，贷款又非常沉重。他说最让他难过的是，他从小就梦想能有一栋屋子，四周有白色的篱笆。他说："我现在没有钱再买任何木材，背痛太剧烈，无法建造任何篱笆。我希望能漆成白色。我对那栋梦想房屋并不满意，下班回家后只能坐在摇椅上。如果坐在其他椅子上，我的背就会痛。"

我说："我改天再来看你，首先我要你去看我的一位朋友，一位风湿病专家。他欠我很多钱，我会叫他不要收你费用。我会从他的欠款中抵消。"

风湿病医生是个很能干的人，很仔细地检查之后，他说："没有真正的生理病痛。我觉得他是因为负担太重才背痛。"他叫那个人回来找我。

我说："你买不起木材来做篱笆围绕房子与大院子。你梦想了许多年。我想你可以去一家大家具店。他们有许多用木箱运来的家具，拆开木箱后就会把许多用过的木板丢在后院。城里有很多这种家具店。你可以在那里找到制作篱笆的木材。石灰水很便宜。你可以制作白篱笆围绕整个院子。我想你会喜欢那些篱笆，也会喜欢用石灰水粉刷。石灰水很便宜。当然你要常常粉刷，但你可以慢慢工作存钱。这样你就可以为梦想屋子装上白篱笆。"他找到很多用过的木材，得到了他的篱笆。有何不可？我儿子柏特住在亚利桑那州时，说想赚点钱来帮农场买些机具。他去工作的一家公司有许多装货的大木棍。他跟老板说，他可以利用那些木材。他老板说："送去垃圾场还比较省钱。"伯特说："我会设法利用那些木材。”他用那些木棍盖了一间屋子，也盖了一个露营屋，装在卡车上，带家人前往落基山脉旅游。我相信人生来就应该工作。还有一个例子：有人打广告说有一万两千棵枯死的橘树，已经枯死好几年了。有房地产商人要买下他的土地。他愿意让任何人来砍下那些橘树。电视新闻报道这则消息，但是没有人去。

如果那些枯死的橘树没有裂掉，就是保存过的木材。橘木对于家具业是很有价值的。对于任何想赚钱的人，一万两千棵橘木是一大笔财富。很辛苦，但是只要拿一把链锯，一天可以砍倒一千棵，或许五百棵。砍掉枝干，齐根砍倒，然后堆在一起，就有一批很好的木材可以卖给家具业。尽管广告了六个月，他最后竟然必须放火烧了那些枯死的橘木。

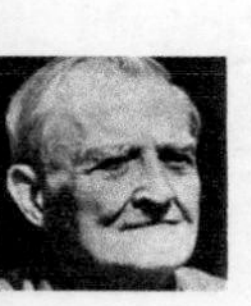

如果我儿子当时有空，我就会要他租一辆卡车，带把链锯过去。

当经济不景气确定之后，很多人就会到大街小巷回收瓶瓶罐罐与丢弃的木棍。有些人一周能赚到数百元，先前他们都是领救济金的。

席德：你有没有办法让人不依赖保险金？我有一位背痛的病人，就像你提到的那一位。我使用催眠来找出他背痛的原因。他最后终于说出来：“油漆的气味。”然后他开始对先前的上司火冒三丈，因为被剥削了好几年，受伤住院后又被解雇：“保险公司对我非常好。那是一家非常好的保险公司。”看起来他准备余生都要依赖保险金了。

艾瑞克森：我知道，我有很多这种病人。

席德：有没有办法让他们不依赖？

艾瑞克森：你很小心地询问他童年时的梦想，童年时的期望，他们真正想做什么。对于那个背痛的男人，那是过去负担的背痛。他想要一间梦想房屋与白篱笆。

席德：好的。

艾瑞克森：我有个朋友叫唐恩。一次旅行演讲时，我在他家住了几天。他是整

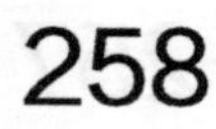

形医生，有使用催眠的天赋。一天晚上他很紧急地打电话给我，有个开快车的家伙从车上摔出来，脸部在路面摩擦滑行了六米远。一团糟，被送到医院时非常痛苦。

唐恩说："给你麻醉药之前，我必须先洗你的脸，你有没有听过小提琴的故事？"病人说："我痛死了，不要听小提琴的故事。"

唐恩说："制作小提琴的过程是这样：你开车去找一棵死掉的老树、一段树根或一些被丢弃的木头。你仔细地检查，拿出砂纸与刨子，坐下来磨光木头，然后染色，就可以去制作小提琴。"唐恩很详细地继续说下去。

病人一直说："我不要听小提琴的故事，你为什么不开始治疗我的脸？"唐恩愉快地继续说，说他是如何赢得乡村小提琴演奏的全国冠军，又如何参加全美国的小提琴演奏比赛，赢得各种冠军。他谈起桃木、其他的木材、木的质地及如何承受压力。

病人说："你什么时候才要开始治疗我的脸？"唐恩说："首先我必须洗你的脸，拿掉一些砂石。你知道这段音乐吗？"他继续缠着病人，使他的疼痛感觉无聊。最后唐恩对护士说："你觉得我做得怎么样？"病人说："你把我的脸都缝好了。"

席德：使疼痛感觉无聊。真是精彩。

艾瑞克森：他说："那个病人非常惊讶。"病人说："我要如何回报你？"唐恩说："你可以记住我。"

席德：什么？

艾瑞克森："你可以记住我。"不久之后，我朋友找到一块木头，他用这块木头制作了一些大提琴与小提琴。当医生似乎在做蠢事时，就会让病人忘记他的疼痛。唐恩做得很好。（对着大家）现在几点了？

席德：四点二十二分。

艾瑞克森：你真坏，又让我说过头了。我的演说越来越难懂了。但是，录音机不会注意到我的演说缺点。录音机回放时总是很好，不会录下缺点。我在录音机上的声音听起来很不错。

席德：好极了。

女性听众：谢谢你。

席佛德：明天没有演说，明天是星期六。

艾瑞克森：那是我休息的日子。我要花两天时间才能恢复过来。（大家都笑了）对了，席德。

席德：什么？

艾瑞克森：当我看听众时，我希望你很注意，因为当你对一群学生演说时，可以看到无意识的对话。

席德：对，我看到了很多对话，在我自己身上也感觉到一些。你是说实际的无意识对话，而不只是活动？

艾瑞克森：无意识对话与活动。

席德：是的，我比较能觉察到活动。

艾瑞克森：我很惊讶很多女生都是胆小鬼。

席德：胆小鬼？怎么说？

艾瑞克森：只要你常观察学生，就会看到特定的脸部表情。我的经验让我知道那些表情是什么含义。女生大多太胆怯，不敢说出她们的意思，或付诸行动。

席德：嗯。艾瑞克森（对一位女性）：我可以读懂你的表情。

女性听众：真的？（大笑）

听众向艾瑞克森医生道谢，请他为书本签名，然后离开。

附录一

针对莎莉和罗莎的催眠诱导的评论

这个附录包含我自己与艾瑞克森之间对催眠诱导的讨论，艾瑞克森在星期二与莎莉、罗莎也做过这样的讨论。我们一起看录像带中的催眠诱导，当讨论艾瑞克森工作各个方面时，就将录像带停掉。

这则讨论是在1980年1月30日与2月3日，真正的诱导是在六个月前发生。

对于对催眠有兴趣的人而言，研究在文本中出现的催眠诱导这一部分，并以此推论艾瑞克森实际上在催眠诱导时所做的，是非常有价值的练习。读者也可以将下述出现的讨论与自己的推论互为比较。就如同在诱导中提到的，从艾瑞克森用来影响莎莉与罗莎的微妙沟通中，一位机灵的观察者的收获绝对超过50％。

萨德（以下称萨）：今天是星期二，工作坊的第二天，莎莉第一天没出现。大约在那堂课的十五分钟后，她进入办公室里，你正在讲关于一个尿床者给你一只用毛线做成的紫色章鱼当礼物的故事。莎莉比较慢进来，你马上以她为主题。那是一个很好的诱导，非常非常好。

莎莉（以下称莎）：我在找个恰当时机打断。我看能不能找到位子。

艾：我能随时重拾话题，进来找个位子吧。

莎：那后面有位子吗?

艾：（跟坐在绿椅子中的罗莎说）那张椅子能移开些吗？你能放张椅子在

这儿，（指着一个就在他左边的空位）给她一张椅子。（一个人在艾瑞克森左边摆了张折叠椅。莎莉靠近艾瑞克森坐下，跷起的腿向着他）

艾：你不需要跷腿。

莎：（笑）我猜你会这么说。好吧。（她把腿放下）

艾：我们的外国访客可能不知道“一个圆，一块钱，一个十点钟的学员”（a dillar, a dollar, a ten o'clock scholar），但是你知道这个押韵词，不是吗？

莎：我不知道。

艾：你知道“一个圆，一块钱，一个十点钟的学员”的重要性吗？

萨：我知道，那很棒，“一个圆，一块钱，一个十点钟的学员。什么让你这么早来？以往早点到，现在正午来”。

艾：嗯，它引发童年回忆。

萨：是的，很可爱。你马上就决定要以她为主题。

艾：嗯。

萨：那是针对迟到的处罚吗？

艾：不是，我已经让她有点难堪了。

萨：看得出来。

艾：当她在我身边坐下时，我给她一个快乐回忆。

萨：是的，你把她安排在那。

艾：嗯，就像小孩子上学时从来就不想坐在老师旁边。（艾瑞克森笑了起来）

萨：她有四项很明显的人格特质，你每样都用得很好。第一，她表达很多矛盾，例如，希望被注意，却迟到。第二，她的人格特质是比较“相对强势”（one-up）的那一边的。第三，她总是要求非常精确、毫无闪失，可是又表现得不愿进入，她不进入的方式非常特别，你马上就会知道。第四，特质是她很固执。

她走进来后便躲在后面，你让她坐到前面来。她跷起腿时，你说：“你不需要跷腿。”她笑笑地放下脚并说：“我猜你会这么说。”这是另一种表达矛盾的方式，因为就算只是口头上，她也不容许自己扮演“相对弱势”的角色，但她的肢体语言及行为却很配合。

艾：她说“我猜你会这么说”，那是她内心真正的想法。

萨：我没听懂。

艾：“你放下跷着的脚”那是外在的解释。当你放下跷着的脚，而且评论这行为，就是你的内在，评论你内在的行为。

萨：所以她开始导向内在，并且评论她自己内在的行为，我懂了。

艾：她正在表达个人的愿望。

萨：（笑）所以你会针对她的跷腿发挥。

艾：嗯。

艾：（表示不相信）你从没听过“一个圆，一块钱，一个十点钟的学员”？

莎：我不知道其他部分。

艾：老实说我也不知道。（莎莉笑）

萨：那不是真的。你真的知道其他的意思？

艾：嗯。

萨：所以你对她的迟到所代表的无意识仍有间接的评论吗？

艾：我很快就同意她了。

萨：因此建立一个团体。

艾：嗯。

艾：你觉得比较舒服了吗？

莎：不，老实说我在进行到一半时进来，而且我……喔

艾：我不曾见过你。

莎：嗯……我去年夏天见过你一次。那时我和一群人一起来。

艾：你进入催眠状态了吗？

莎：我想是的，是啊。（点头）

艾：你不知道？

莎：我相信是的。（点头）

艾：只是一个信念？

莎：嗯。

艾：一个信念而不是一个现实？

莎：它们差不多是一样的。

艾：（表示不相信）一个信念是一个现实？

莎：有时候。

艾：有时候。你进入催眠状态的信念是一个现实还是信念？（莎莉笑，清清喉咙。她看来好像有点尴尬、不自然）

艾：那是她内在的挣扎。

萨：你问她以前是否进入催眠状态。在言语层次上，她说她“相信是的”，而在非言语层次上，她点头来表示同意。

艾：那是内在的反应，给你一个比较明显的例子。我在精神科病房工作时，

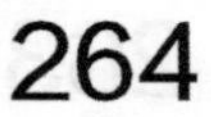

听闻有两个严重病人要进来，但还没看到他们。当我的学生来时，我说："有两个新的病人在病房C和D，我们一起去看他们。"我把手杖放在看不见的地方，穿着白袍。我将门打开一点点，病人抬头看我说："我看到你有白袍。白宫在华盛顿。墨西哥市是墨西哥的首都。"你知我知，每个阿猫阿狗都知道，那是外在的事情。

另一个病人说："你已经穿上白袍。跛溪镇位在科罗拉多。"（她没办法看到我的手杖）"我昨天看到一条蛇在路上。"那些是内在的。我必须找到一本书，去到她兄弟说的那条蛇曾出现的地方。光这工作就花了我十六个小时。

前些日子，那个病人已经可以阅读《科罗拉多的跛溪镇》（Cripple Creek in Colorado）这本书。书里提到矿工，强调他们无法发财，老是把钱赌光；中国洗衣工卖命地工作，百般被奴役，最后发大财。

第二天我穿上白袍，这是个有关洗衣的问题，一个内在的评价。

现在，蛇在路上走的路线有什么意思？我找到这本书来读，到跛溪镇的路就像蛇的路径，全是内在的。

我始终在这主题上使用外在与内在。

萨： 你是指，先把焦点放在外在再转移到内在，外在然后再内在？

艾： 不是依序交换的，我视需要改变。

萨： 那会打断他们的意识模式。

艾： 是的，也会开启新的模式。

萨： 让我们从开始的那一刻开始。你问她以前有没进入过催眠状态。当你问她这个问题时，她必须产生一个内在的联结，想想处在这状况的过去。她说："是的，我相信。"同时点头。然后你感受到她不进入的方式，在言语的层次，她说"是的，我相信"，再次点头。接着，你跟她玩起

"信念"与"现实"的文字游戏。

她不愿在任何言语层次让自己进入。在言语层次，她不允许自己处于学生的位置，不允许自己在口头上处于"相对弱势"的地位，但她在非言语上的表达倒很清楚。

艾： 是的，这就是她。你看。（艾瑞克森从桌子上头拿一个托架，把它放在胸前一会儿，然后放在桌缘）我以为你会说我把它放在那。

萨： 我是这么想的。（笑）

艾： 你知道的，我不是在进入，我是已经进入。

萨： 我懂。

艾： 这就是她所做的。

萨： 是的。她必须对"信念"与"现实"这两个字的意义产生一些内在的联结。

艾： 她以退缩来让你认为她已经视两者为相同。

萨： 是啊。你会看到她非常坚持着不进入。

艾： 嗯。

莎：重要吗？（团体笑声）

艾：那是另外一个问题。我的问题是：你的信念是一个信念还是现实？

莎：我想，或许两者都是。

艾：好，一个信念或许是一个非现实，也可能是一个现实，而你的信念既是一个现实也是非现实？

莎：不对，它是一个信念也是一个现实（她摇头又抱住头）。

艾：你是说它是一个信念也可能是个现实，或一个非现实？然而它也是一

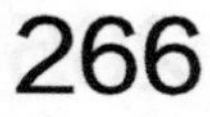

个现实？到底是哪一个？（莎莉笑）

莎：我现在真的不知道。

艾：好吧，那你为什么要花这么久才告诉我这个？（莎莉笑）

萨：那是她做的第一个明确宣示。当她做了那个明确宣示，你缓解了一些压力。

艾：她把头垂下。

萨：是，她把头垂下，所以你用疑惑造成她的不舒服。

艾：所以她才会逃避它。

萨：她唯一可以逃避的方式是变得明确。你创造一个情境让她在言语层次上全然进入。

艾：是的，以一种缓和的方式。

萨：所以她会反抗。

艾：嗯。

莎：我也不知道。

艾：你觉得舒坦多了吗？

莎：喔，我觉得好些了，对。（她说得好小声）我希望我的加入没干扰其他的人。

艾：你现在不觉得不自然？

莎：嗯……我坐在后面会好些，但是……

艾：看不见？

莎：看不见？这个嘛，或许是。

萨：她在这时候说“我希望我的加入没干扰其他的人”，那是她第二次表达出——希望自己的迟到不会造成他人的困扰。然而，第二天，也就是星期三，她还是迟到了。她非常固执。

艾：她视它为理所当然。

萨：我懂。她借着第二天迟到表达第一天迟到的理所当然。

艾：嗯。

萨：在这来回交替之间，她再次谈到希望人们不会被她的迟到所干扰，可是她又把人们会被她的迟到打断视为理所当然。那是另一个矛盾。

此外，还有其他矛盾。这时候，莎莉轻声地说，她希望注意力不要放在她身上，另一方面她却用迟到来引起注意。那样的矛盾也可从她的穿着看出来，宽松的外衫里面是件非常性感又大胆的紧身衣。

还有一个矛盾，我想要澄清并听听你的意见。有没有在想当女人与想当小女孩间互相矛盾的可能性？

艾：“一个圆，一块钱”让她变成小女孩。

萨：你要她跟当女人建立起内在的联结，对吧。

艾：小孩子会觉得坐哪里比较好？在房间的后面。

萨：强调小女孩的特质吗？

艾：她是在强调它。

艾：不然是什么？

莎：不显眼。

艾：所以你不喜欢引人注意。

莎：喔，天。（笑，再一次显得不自然。当她清喉咙时用左手盖住嘴）不……不要……不……喔……嗯。

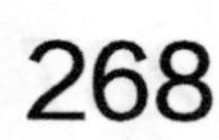

艾：不显眼是什么意思？

萨：不被察觉到。

艾：还有别的吗？

萨：我不知道。

艾：有一些显眼的东西在我桌上。

萨：是的，很明显。

艾：说出来。

萨：喔，我正在找木雕的小鸟及木雕的苹果。（艾瑞克森的桌上有个他刻意涂成紫色，用来搭配桌子的雕饰苹果）

艾：那支铅笔也非常不明显。就在前面。（他指出桌上数支铅笔中的一枝）

艾：很小。

萨：很小就是不明显。

艾：大就是明显。你提到“一个圆，一块钱”后，她还是个小女孩，所以迟到造成困扰。这是第二次提到干扰。

萨：正确。

艾：所以“一个圆，一块钱”让她回到学校扮演起小女孩的角色。第二天回来时，她再次回到“小时候”的角色。

艾：你不喜欢现在我对你做的？

莎：嗯……不。这个嘛，我的感觉混杂在一起了。备受瞩目让我觉得受宠若惊，同时又对你说的东西觉得好奇。

艾：（两人重叠说话）你真他妈的希望我能停止。（哄堂大笑）

莎：嗯，混淆的感觉。（点头称是）如果我跟你说话，之前也没有打断你那是一回事，但是……

艾：当你对小孩说话的同时加入类似“他妈的”这样的语汇，是在强调你长大了，她仍然很小。

萨：我懂了。这方法真好！你迅速地做了个正式的诱导，引发联结，继续发展岁月退行的意图。你借着目前是小女孩和想做大女孩这个念头来发展诱导，一切因而十分流畅。

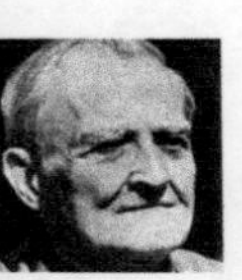

艾：所以你在乎这一群人？

莎：这个，是的，我……

艾：嗯，嗯。

莎：……他们在这里的时间……我在他们的时间走进来。

萨：这是她第三次提到干扰人们。你用“嗯”回答她，表明你并不真的相信她在意这些人。

艾：嗯。

艾：（看着前面的地板）现在让我们来看另外一个坚定的信念。在做心理治疗时，你应该让病患觉得自在、舒服。

萨：此时，你借由看着地上第一次打断对她的注意力。你提到“休息”和“舒服”，为的是让她对休息和舒服这两个意念有所联结。

艾：嗯。用这种方式来说是为了避免任何质疑。

萨：完全没有讨价还价的空间。

艾：我尽可能让她不适地处在不安、显眼和尴尬的状态，而（转向团体）

这很难开始一个好的治疗关系，不是吗？（艾瑞克森看着莎莉，从手腕处握住她的右手，慢慢将之抬高。）闭上你的眼睛。（她看着他，笑，然后看着自己的右手，闭上眼睛）

萨：你将焦点从她身上移开，她失去了注意力，在你不再直接对她说话后睡着，所以她往内在进行。

艾：休息和舒服。

萨：是的，你提到休息和舒服。

艾：因为休息和舒服（情境）是内在的，当她跟着它们走，干扰就出现了。我可以让自己与她分开，想想她会如何处理“休息和舒服”？当然是继续休息和舒服下去。

艾：眼睛继续闭着，（艾瑞克森的手离开她的手腕，任她的右手僵硬地悬着）进到很深的催眠状态。（艾瑞克森用手指圈住她的手腕，她的手臂慢慢垂落，艾瑞克森再慢慢地把她的手放下。艾瑞克森说得很慢、很有条理）

萨：现在她将手维持高举。这看起来好像是你让她的手要掉下来了。所以你开始掌控，你将她的手放下，再次强调你的掌控。

艾：是的。当我将她的手放下时，是用同样的方式将她的手举起。（艾瑞克森举起萨德的手臂示范）我的碰触是有些不确定性。

萨：所以她必须再一次往内在走，并把注意力放在猜测……

艾：内在的部分。

艾：觉得非常舒服，非常自在。你真正享受，觉得好舒服……这么舒服……除了这么美好的舒服感觉，你忘了所有一切。

艾：除了这么美好的舒服感觉，你忘了所有一切。

萨：她走进来，你让她感觉很不舒服，并施予压力，然后你开始播撒舒服的观念，为了可以更直接地用舒服的观念来舒解压力。然后，你开始做另一件事，在身体层面，你逐渐离开她，可是，不过一眨眼的时间，又开始靠近她，甚至近到让人不舒服。你明白自己有多接近她，此时的她则持续被催眠得感觉很舒服。你真的靠很近，而她必须去感觉自己真的很舒服。

艾：不用说，那还是内在的反应。

萨：是的。当你靠近的时候应产生一股张力，但当她进入催眠状态，身体反而感觉舒适。你这么做，是不要让她感受到不舒适所应有的内在反应吗？

艾：不。我在那时改变声音的音调，倾身靠近她，借此吸引她注意我的声音。

萨：因为她的内在反应？

艾：是的。所以不管我当时在哪，她都可以进入得更深，离我更远更远，即使她的身体仍然和我靠得很近。

萨：你的意思是说，当你靠近的时候，她可以离得很远很远地，摆脱那种不舒服的感觉吗？

艾：不是。她可以很深沉地进入催眠状态，然后远离我这个外在现实（external reality）。所以我可以让自己和她的身体靠得很近，而她可以离开现实，只是看起来和我靠得很近。

萨：我了解了。我想你之前做的，就是在处理一些当她和人靠近时所产生的不舒服感。你用一种令人不舒服的方式靠近，再暗示有一种舒服的感觉在她身体里，让她实际上是处在和人很接近的位置，可是身体却是很放松自在的。

艾：我要她离其他人更远。

萨：我了解，可是又要靠近你。

艾：过一会儿，你会感觉好像你的心灵离开你的身体飘浮在空中——回到时间中。（停顿）

艾：我移去了现实，让她及时回来。

萨：是的。

艾：现在不再是1979年或1978年，1975年属于未来，（艾瑞克森倾向莎莉）然后是1970年，时间倒流。

艾："然后是1970年"。

萨：你用声音强调，然后如你所说的向她靠近。

艾：是。

萨：再一次强调她和你的关系，不管她在哪一个时空。

艾：然后她对我的声音产生联想。

萨：首先，你用童谣种下她是一个小女孩的想法。然后回过头来，借着各种催眠沟通形式，让她重新体验自己是个小女孩。现在根基于之前所建立的，开始进行催眠诱导。所以你是循序渐进地慢慢让她重新当一个小女孩。

艾：很快地，到了1960年，再到1955年……你知道那是1953年……你知道你只是个小女孩。

艾：你正回到那些时光里，1960年、1955年、1953年。（当艾瑞克森说到这些年份时，他作势慢慢低下头来）

萨：提及那些年份时，你慢慢低下头。

艾：现在，发声的位置改变了。

萨：她有一些其他的联想，并且针对你改变声音的小小线索做出回应。

艾：你会很直觉地将未来定位在哪里？往前，再往前。

萨：是，而过去是回到更后面和更后面。

艾：这是很一般的学习，没有觉察的学习。往前上达未来，往后下抵过去。

艾：做个小女孩真好。

萨：还有一件事，你跟她说“你会知道你是个小女孩，成为一个小女孩很好”，其实是在表明她可以在两个层次上解释分析。一个层次是她可以从内在思考：“嗯，我曾经像世上其他人一样，是个一般小女孩的模样吗？”另一个层次是她会有的联想，如你所说的，随着催眠进行的过程而成为一个小女孩。

艾：当我说有关时间的事，她并没有时间思考诸如“我在这个世界上是什么模样”的问题，而我是继续如此引导她。

艾：或许你正期待着生日舞会或正要去某个地方——拜访外婆……或上学去。

艾：“要去”（going）是一个很有力量的字眼。目的地并不重要，重要的是感觉——前往的感觉，它让目的地变得真实。

萨：还有，在这里，你开始使用“或许”这个字。“或许你正期待着生日”，莎莉向来是相对强势，所以你只是让她看到她的各种可能性。

艾：然后由她来主导。

萨：在你催眠的架构里。

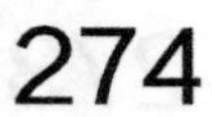

艾：是的，她被给了一个架构，可是她自己是不能分析那个架构的。

萨：实在好快呀。

艾：**或许就在此刻，你正坐在学校，看着你的老师。**

艾：“或许就在此刻——刻——刻——刻（now-w-w-w）……你正坐在学校”，“此刻”是现在，我把它拉了出来，一个长长的现在，“而此刻——刻——刻——刻……”，这个“此刻”容许许多时间去做很多的思考，但光是“此刻”就很有限。

萨：所以，她回到过去，过去就变成了“此刻”。

艾：是的，一个延长的此刻，一个连续性的此刻。你说今天是“此刻”，那是指一整天，不会认为今天的任何一部分是过去。所以我以说“此刻——刻——刻——刻……”来让此刻变得连续。

萨：从时间里把它拉出来。这非常好玩，当我在介绍你、介绍你的催眠诱导时，我跟人们说明，如果他们真的是好的观众和听众，大概只会错过所有的50%，所以现在的我，只是错过了另外的50%。

艾：**或许你正在操场上玩，或许那是个假期。（艾瑞克森坐回去）你有个美好时光。**

萨：那是一定的，“你有个美好时光”。

艾：“有个美好时光”代表什么？

萨：她那时候觉得很快乐，对她而言那代表着“此刻”。

艾：“你有个美好时光”不见得就定义了时间。不管是玩扑克牌，或是跳绳、玩跷跷板，那是“此刻——刻——刻——刻……”的快乐。

萨：那是她必须定义的。

艾：她必须定义它，而且必须以“此刻”这个字眼来定义它。

萨：那就是催眠。

艾：是的，还有在学校里的时光。

艾：我要你享受当个盼望将来终要长大的小女孩。（艾瑞克森倾向莎莉）或许你想知道长大后会是什么样子，或许你想知道长成大女孩后要做什么。我想知道你是否喜欢高中，你可能也想知道同样的事。

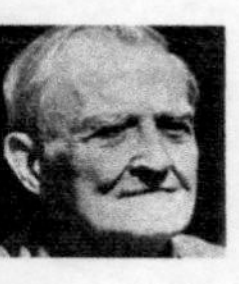

艾：“长成大女孩”。（艾瑞克森以活泼轻快的声音说）

萨：所以你用你的声音，在她“往下”及想要“往上”到达未来时，制造更多的压力。你用带有旋律的声音来和小女孩说话，再用语调提供了更多的暗示。

艾：是的。

萨：此外还创造一些关联（relatedness），“我想知道你是否喜欢高中，你可能也想知道同样的事”。

艾：我的声音将随你到各处，化成你的父母、你的老师、你的玩伴的声音，也化成风和雨的声音。

萨：好美，“你的父母、你的老师、你的玩伴，以及风和雨的”，让人非常自在，而且涵括了每件事，许多的可能性：成人、大人、超我、玩伴、自我、人们、对一个小女孩很重要的人们，然后还有风和雨，就像是本我、原始的情绪。

艾：巨细靡遗。有件关于我的事你还不知道，杰夫。我父亲以前很穷，我很快地就学会阅读，而且读完一本完整版的字典。我花了好多小时不断地阅读，小学接受智力测验时，老师们很惊讶我的词汇能力。

有天晚上在蒙大拿，我走到一个医生家，拿起一个东西，很好奇地看着。他问：“你知道那是什么吗？”我回答：“知道，角鲸（narwhal）的长牙。”他说：“你怎么知道的？从我的祖父拥有它以来，我还没碰过有人知道它的。”

那时候的我正看着字典里角鲸的照片，注视着它的长牙。念完三年级前，我就把这本字典从头到尾念完了，因此我对于字的意义，有了非常可观的知识。

萨：现在在对她最后一个说明中，你用心理分析的字眼说到“超我”的功能——父母亲和老师们，然后说到自我——玩伴们，然后是本我——风和雨。你按照次序、从上到下，意图创造一种无所不包的（all-inclusiveness），但它其实更甚于无所不包的。我在某个场合听过你说你的声音可以改变，但从没听过你今天这样的说法，以及风和雨的想法。

艾：我常这样做。当你小时候，对你来说，风听起来像什么？

萨：喔，我不知道。哨子吧。

艾：（艾瑞克森慢慢地敲了桌子，然后重复很多次）

你认为这是在制造声音。风制造了声音，可是你无法在每个地方都看到声音的来源。风的声音是很奇妙的事。

萨：它在某处，但又不在某处。

艾：它就在那里，却不知来自何处，但它就在那里。

萨：所以她会对你的声音产生相同的联想。

艾：是的，然后是雨滴。你听到雨滴在树叶上，那棵你就站在下面的树。你听到树叶的声音，听到它在屋顶上，它们在每个地方。而你习惯要辨认出声音的来源，因为那在童年时期是非常重要的。

萨： 不知来自何处，也不是到处都是。

艾： 所有童年时期的惊奇。你看一个两岁大的小孩听风时——绝对的惊奇写在他的脸上。他在意识上学习到有一个物体制造了声音。现在，有声音却见不到那物体。

萨： 可以说说有关从父母、老师、玩伴们到风和雨这样的次序吗？

艾： 你使它无所不包，你利用对于父母、老师们情感上的联想，那都是关于一直往下的探索。

萨： 对于更多原始或根本的情绪。

艾： 是的，你的个案会利用这些基本的情绪。

萨： 你打破了约束，当你暗示着诸如"或许那是个假期"等各种可能性时，她可以选择身为一个小女孩的内在联想，然后你瞬间转换，并暗示你的声音可以伴随她到各处，接着，你回到小女孩的那些联想里，那是她可以做决定的地方。因此这句"我的声音将随你到各处"相当的凸显。

艾： 嗯……

艾： 或许你正在花园摘花。有天，当你是个大女孩时，你会遇见很多人，告诉他们当你还是个小女孩时的快乐事情。你越觉得舒服，越觉得像个小女孩，因为你是个小女孩。

艾： 当我强调"你是个小女孩"时，依旧低着头。

萨： 再一次，你通过改变发音的位置，来强调这个暗示。

艾： （活泼轻快的声音）"有天，你会遇见很多人"。

萨： 当你是个大女孩时，你正在暗示……

艾： 她会长大，等到那时她就可以做到。

萨：你改变语尾音调去暗示。还有，当你说“有天”时，突然坐直起来，那是与意识醒觉状态有关，再一次的，你用改变发音的位置来强调这个暗示。

艾：嗯……

艾：我不知道你住哪里，不过你可能喜欢打赤脚，或是坐在游泳池边，两条腿在水中晃荡，多希望你会游泳。（莎莉轻笑）你现在想吃最喜欢的糖果吗？（莎莉笑，慢慢点头）这儿！你觉得就在嘴巴中，你享受这糖果的滋味。（艾瑞克森碰她的手。很长的停顿。艾瑞克森坐回去）

萨：很奇妙。你给了她一些选择，那是她可以拒绝的，“你可能喜欢打赤脚，或是坐在游泳池边，两条腿在水中晃荡，多希望你会游泳”，然后你回到“你现在想吃最喜欢的糖果吗”这个想法。关于糖果，什么是每个小女孩学到的？每个小女孩都学到不可以拿陌生人给的糖果。在这里，你却问她要不要糖果，她说“是的”，于是你不再是陌生人了。

艾：嗯……

萨：在你的心里，给她糖果的时候是有那样的象征意义吗？

艾：是的，还有一件事。小女孩喜欢糖果，我想要确定对我的移情（transference）。在池子里晃荡双脚或打赤脚，那是被允许的。我得到两个被允许的事件，诱导她到某件也许不被允许、却是美好的事物。所以我加重了这个响应。

萨：所以，再一次地，你串联了这些想法，就像一个“是的”套组（“yes” set）。一个被允许的想法，接着另一个被允许的想法，然后她准备好接受第三个稍微可被允许一些的想法。太棒了。然后，是关于信任。你如何在催眠状态中建立信任？你给了她一颗糖果，她拿了。当她决定拿糖果时，就涉及了是否信任的议题。

艾：嗯，弗洛伊德说要花三个月去建立移情。

萨： 很好，你以语尾音调的变化，去强调她感觉到糖果在她嘴里。

艾： 还有另一件事，在池子里晃荡双脚是可以发生在任何年纪的，打赤脚则是一定年纪才会做的事，这两者都会发生在童年时期。成年人也会在池中晃荡双脚，所以晃荡双脚就会被她诠释为她是一个成人，然而打赤脚也是她一部分的诠释，所以她在内在上，晃荡双脚是童年时代，因为她也提及了打赤脚。然后是糖果……

萨： 让它更内在，更是个小孩。

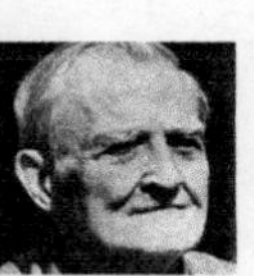

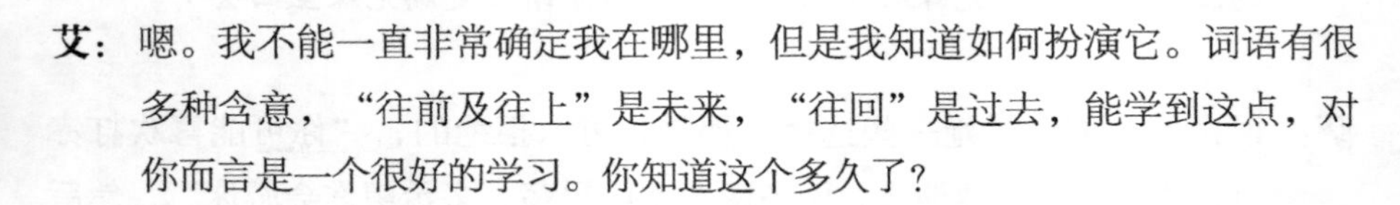

艾： 嗯。我不能一直非常确定我在哪里，但是我知道如何扮演它。词语有很多种含意，“往前及往上”是未来，“往回”是过去，能学到这点，对你而言是一个很好的学习。你知道这个多久了？

艾：当你是个大女孩，你会告诉很多陌生人当你还小时最喜欢吃的糖果。

艾： 你拿那张照片，有萝西（艾瑞克森的女儿）和我抱着萝莉（萝西的小女婴，她强而有力的哭泣，为她换来“尖叫”的绰号）及叫声粗的猫头鹰的照片。（艾瑞克森正抓着一只硬木制的小猫头鹰，是他给萝莉的礼物）现在，如果我已死去，她看着那张照片时，那会有多真实？叫声粗的猫头鹰为这张照片增加了很多意义，给你一种非常惊人的幽默感、仁慈及体贴。

这是一件很简单的事，相对而言，它是一只小猫头鹰，但她是一个大女孩。猫头鹰在下方，而她在上面。（艾瑞克森作势表示他用左手臂撑着萝莉，左手抓着硬木猫头鹰，所以猫头鹰看来就在萝莉的下方）

艾： 等她十六岁时，看着那照片，她会看见这只猫头鹰的小，以及这个小婴孩的大，那会再次联结到她在高中时所有大的感觉，以及身为小婴孩及小猫头鹰的温暖回忆。就这样，你看到所有回忆是如何不经意地被放在一起。

萨： 那是非常好的象征意义。所以，当她回想到糖果……

艾： 她会想起那个东西，想到那个糖果，而当我在她视线所及范围内，她会想到那个糖果和我。

萨： 那是关于信任和自在的议题，而不是一个陌生人。

艾： 一个长久的延续。那张照片是一个长久的延续……猫头鹰和萝莉。

萨： 你对莎莉也非常仁慈，特别地体贴。

艾： 你知道蓝斯（艾瑞克森的儿子）的太太如何反应，当他们要订婚时，她告诉他想要一张他的照片，结果蓝斯给了她一张他裸体躺在地上的照片，我拍的。

萨： 当他还是个婴儿时？

艾： 当他还是个婴儿时。而她对蓝斯的爱就从小婴儿开始。

萨： 在这里，你对莎莉所做的下一个象征，也非常好。

艾：有好多事要学，一大堆事要学，我现在就要告诉你一些。我要握着你的手，（艾瑞克森抬起她的左手）我要把它抬起来，我要把它放在你的肩膀上。（艾瑞克森慢慢从手腕处抬起她的手，然后放在她的右臂上）就在这儿。我要你的手臂麻痹，所以你无法移动手臂。直到我告诉你可以移动之前，你无法移动手臂。

艾： 我做了什么？

萨： 我对那个的联想是这样，你没有把她的手放在她肩膀的顶端，那个会用重量把她压下的地方，而是在她手臂的旁边。令人感到舒服自在，因为那是个比较舒服的位置。她还是抓紧自己毫不涣散。此刻，你要从头部以上开始叫醒她，而她将停留在这个位置。

艾：我在瘫痪她的身体。在她的词汇里，瘫痪是不好的。可是她必须一直瘫痪到我说了其他的指示。无论什么是不好的，我都可以移除，我是个医生。

萨：所以这个象征进入更深的层次，一个舒服的象征，同时也有一个不舒服的联想出现——对于瘫痪的负面感觉，只有当你移除它时它才会消失。我了解。

艾：我正在移除的一些坏事。

萨：如果你移除一件坏事……

艾：如果我按了打字机上的一个键，我会按第二个。

萨：还有，“瘫痪”是一个比较成人的字眼，不是小孩子用的字。

艾：不。

今天，我在电视上听某个人说话，我说：“那是密歇根口音。”你看，就算不曾上过口音的课程，还是自然会有那些口音。你不知道你学会那些口音，但你的确是在学习，而且学着如何辨认。我们都在学习，像是瘫痪，它在散播，从密歇根到威斯康星，到纽约。关于口音的知识可以怎么使用？

萨：口音的知识在散播，她的瘫痪也是。

艾：（重复）你有没注意过，到了国外，你对于口音的辨识进步了多少？

萨：哦，是的，听到德国口音是很有趣的。

艾：是的，去听它，意识地知道你正在听它。

萨：是的。

艾：而且你不知道自己是何时开始学的……

萨：听口音。是的，所以当你把莎莉的手臂举起，她那只手臂就瘫痪了，还扩散到她的身体。

艾：是的，我们都希望身体被使用时是好的，是很有自信的。自信（confidence）牵涉的主题太广义，可以涉及整个身体。瘫痪是不好的，是会被否认的。

萨：但舒服是教人想停留的。

艾：首先我要你从脖子以上醒过来，但你的身体进入很熟的睡眠……你会从脖子以上醒来。

艾：从脖子以上。（艾瑞克森抬起头）

萨：你在说“以上”时改变了音调，用声调来加强语言的暗示力。

艾：这很难，但是你做得到。（停顿）让你的身体深深入睡，这是很美好的感觉，你的手臂是麻痹的。（莎莉笑，眼皮颤动）从脖子以上醒来。你几岁呀？（停顿，莎莉笑）你几岁呀？……你几岁了？（艾瑞克森倾身靠近莎莉）

莎：嗯，三十四岁。

艾：（点头）好，（坐回椅子）你三十五岁，为什么闭着眼睛？

艾：她不想说她三十五岁，那是她微笑的原因。她慢慢地又回复一贯的不愿进入的模式。

萨：她回答时顿了一下，回复一贯不愿进入的模式。头部以上清醒后，她又回复成人的自我。

艾：嗯哼。

萨：同时她迟疑了一会儿，说“三十四岁”。你说她三十五岁，然后呢？

艾：她又慢慢地回复到不愿直接进入。

萨：因为你迫使她明确地陈述她的年龄。为什么在她回答三十四岁后，你要说她三十五岁？

艾：我想我当时误解了。我不知道当时误解有什么用意。

萨：稍后你又回到她的年龄，似乎想让她有机会来更正你的错误。她回答得很小声，很可能你当时没听对。但是稍后又提到年龄时，她有机会用明确的陈述来更正你，即使你误听了。这是很好的事。

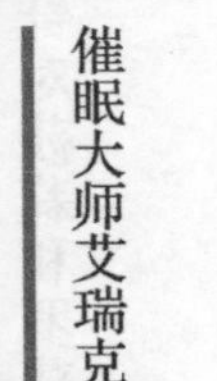

艾：犯错时，你仍要好好利用它。还有，注意另一件事：我当时说得很慢。

萨：你当时说话速度很慢，可是说些无关紧要的事时，速度明显不同。试图诱导催眠时，你说话的方式会更精确。

艾：因为在催眠状态中的反应是自发性的，而且速度很快，快得无法以言语表达。

萨：你是指人们头脑里的联想，还是指他们将联想说出来的时候？

艾：人们想的速度比说的速度要快得多，无意识的速度如同闪电那么快。作为一个治疗者，你小心地用缓慢来改变时间的速度。小时候你被教导："对我说话时，眼睛要看着我。当我对你说话时，你的眼睛也要看着我。当我问你，你要马上回答。"但是治疗者不只是要对方回答最后的部分，而是完整地回答。因此，首先你要引导，让时间变得有弹性，对方才能自在地、完整地说出来。当我问到她的年龄时，她要想的可多着呢。

萨：是的。

艾：她的思考回复到不愿进入的习性。

萨：她是在无意识的层次，阻抗明确的回答吗？

艾：不是的。她醒来时回答得很快，一样不愿进入。当我问到她的年龄时，她却回答得很慢。

萨：对。

艾：她慢慢地回答，明确又直接。因为头脑已经醒过来了，要从一个模式跳脱到另一个模式要花上点时间。

萨：所以，克服阻抗进来的方法是：慢慢来。

艾：得慢慢来。

莎：**这样很好。**

艾：**我想你的眼睛要睁开了。（莎莉笑，仍然闭着眼睛。停顿）**

艾：当时我让她有时间去怀疑。

艾：眼睛要张开了，不是吗？（莎莉清了清喉咙）

艾：现在她要开始了解，当我说她即将张开眼睛时，眼睛就会张开。她慢慢地知道眼睛将要张开，所以开始眨眼。那就是她接受事实的过程。

萨：她要经历这个过程，并且怀疑。

艾：不是的。她要经历一个新的行为模式，不同于以往意识的行为。这就是反应式行为（responsive behavior）。在平常清醒、不愿进入的状态下，她会说："是呀，我要张开眼睛了……哦，不，眼睛张不开。"不同的是，现在我让她从容地回答"是的"，而且内心没有任何冲突。

艾：**你会张开眼睛，并且一直张开着。（莎莉微笑，用舌头润了润下唇，张开眼睛，眨了眨眼）**

艾：你可以看到她有所挣扎。

萨：是的。

艾：她微笑地张开眼睛。之前她已经练习微笑好多次了。

萨：在真正张开眼睛之前。

艾：是的。她在张开眼睛前微笑了好几次。当她张开眼睛时，还是微笑着。她之前就微笑了，这表示她一定会张开眼睛的。

萨：我有点迷糊了。她的微笑是表示她会张开眼睛吗？

艾：是的，加上微笑。

萨：一种愉快的感觉。

艾：张开眼睛前一种愉快的感觉。所以，用医学术语来说，看到医生带着药丸而来时，病人觉得高兴。当医生、护士或医疗技术人员带着针筒而来时，病人觉得高兴。

萨：因为他们知道即将得到治疗。

艾：嗯哼。我要她表现出即将张开眼睛。我主导了她的眼睛，而她为此加上一种愉快的感觉。

萨：就是她的微笑。

艾：嗯哼。

萨：然后她真的张开了眼睛。

艾：顺应着我，她张开眼睛，这是愉快的过程，而非一种责任。

萨：也让她有更多直接进入，因为并非迫于责任。

艾：没错。迫于责任不得不然时，你不会感觉愉快的。

萨：尤其是莎莉，她不愿进入的习性。

艾：嗯哼。

艾：我说对了，（莎莉看着前面）你在哪儿？

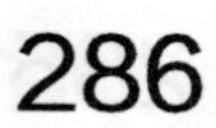

莎：我想我在这儿。

艾：你在这儿吗？

莎：嗯。

艾：当你是个小女孩时有什么记忆？一些你能告诉陌生人的记忆。（靠向莎莉）

莎：嗯，这个嘛……

艾：大声点。

莎：（清喉咙）我，嗯……我记得，嗯……一棵树和一个后院和，嗯……

艾：你会爬那些树吗？

莎：（说得很小声）不，它们只是小小的植物。嗯，和一条小径。

艾：在哪儿？

莎：在房子间的小过道。所有小孩都在后院和后面小径上玩。玩，嗯……

艾：那些小孩是什么人？

莎：他们的名字吗？你是说他们的名字吗？

艾：嗯。

莎：喔，这个，嗯……（莎莉只是一直看着她的右边、看着艾瑞克森。艾瑞克森靠向她。她的手还在肩膀上，没和房间中的人保持接触）这个嘛，我记得玛丽亚、艾琳、戴维和基思比。

艾：贝齐？

莎：（说得大声点）基思比。

艾：当你是个小女孩时，你想长成大女孩后会做什么？

莎：我想，嗯，天文学家或作家。（她扮了个鬼脸）

艾：你认为会成真吗？

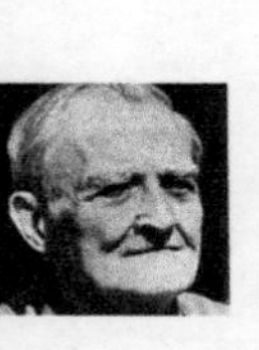

莎：我想其中之一会。（停顿）

艾：你觉得那个人在做什么？（指其中一位参加者）

萨：往前靠，注视着？

艾：往前靠，并注视着。

萨：哦，他用左耳在听。（他的头斜向一侧，用左耳对着艾瑞克森）

艾：我曾告诉他："你的听力一侧较好，一侧较差。"他很讶异我知道。回到莎莉，她正面对儿时在巷子里的无意识记忆，这也呈现出从意识层面进入到无意识层面所花费的时间。她回答速度很慢，因为从"当下"回到遥远的过去需要一些时间；从遥远的过去回到现在也要时间。

萨：当你问她觉得长大会做什么，她说想成为天文学家或作家。当她说"作家"的时候皱了皱眉头。

艾：你是如何学会写的？

萨：我想，是通过练习吧。

艾：你是这样学会写的。（艾瑞克森示范：皱眉而身体扭曲）

萨：是的，皱着眉头。

艾：而且通过身体。

萨：是的，扭着身子和脚，用整个身体来学。

艾：嗯哼。当她咬着唇说"写"这个字时，正想起写的痛苦经验。我记得，学会写"t"是多么困难的事，要提起笔尖再画下横杠。学会写"i"也很难，要提起笔尖再点上那一点。

萨：她仍未知觉到这些。

艾：嗯哼。"写"这个字眼让她退到儿时。"天文学家"则是成人的语汇，她的头脑是处于清醒状态。

萨：我懂了。这个字眼与身体的记忆无关。

艾：嗯哼。

莎：我……我的左手不能动。（笑）我真的很惊讶。（笑）

艾：你对你的左手有一些惊讶吗？

艾：你有注意到我先动了动我的左手吗？

萨：我没注意到。

艾：倒带看一下。

萨：所以她用眼角余光看到了吗？那就是将她的注意力引到左手的缘故吗？

艾：你自己看。（带子倒转。事实上，在莎莉说她的左手不能动之前，艾瑞克森的确动了动左手）我左手的动作引导了她的思考，通常没有人会了解这一点。

萨：这个嘛，如果不是你指出来，的确没有人会注意到。在言语的层次，也有些有趣的事。她说："我的左手不能动。我真的很惊讶。"这有点夸大。这夸大的陈述有违她一贯的风格。你接着说："你有点惊讶。"你稍微修正了她的夸大，试探另一层面的陈述。

艾：嗯哼。

萨：让她有机会更明确一点。

艾：你不希望你的病人说："哦，不，我的手不能动。"你说："你可以这么想：你的手不能动。"这样你就说明了"不能"的意思。

萨：让她有机会更肯定、明确些。

艾：是的。

萨：因此，在她夸大的陈述之后，你反转了它，修正她的夸大。

艾：我不希望她停在夸大的一端，我希望她回到真正的自我。

莎：我记得你说过它不能移动，而且……

艾：你相信我吗？

莎：我猜我是。（笑）

艾：你只是猜。（莎莉笑）

萨：你捉弄她先前不愿进入的态度，用“信念”和“现实”这两个字眼。这里你又说“用猜的”，她笑了。她明白你的意思。她没有明说，但身体表明了她了解你的意思。

艾：嗯哼。

莎：我，嗯……看来它不能挪向我。

艾：这么说比猜还多一些吗？（莎莉笑）

莎：嗯……是的，（很小声）我……你能从脖子以上醒来，脖子以下却不能，这可真叫人惊奇。

艾：你对什么惊奇？

莎：你能，嗯……从脖子以下，你的身体能睡觉，而你照样能说话——你知道……而且是清醒的——你的身体能感受麻木。（笑）

艾：换句话说，你不能走路。

莎：这个嘛，在此刻不全然如此。（摇头）

艾：不是现在。

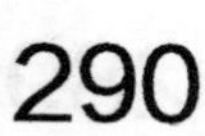

莎：（叹气）嗯，嗯，不是现在。

艾：她摇头，立即承认她不能走，她立即就承认了。

萨：对她而言，负面的承认要比正面的承认容易得多。然而，负面承认也是往正面承认走了一步。

艾：嗯哼。

萨：同时，在那当下，她只注意到你，没瞧周遭。

艾：我们两人独处。

艾：现在，团体中每位产科医生都知道如何制造麻醉……身体上的。（艾瑞克森期待地看着莎莉）（莎莉点头称是又摇头表示不对。她依旧茫然地看着她的右边，清了清喉咙）三十五岁而不能走路，是什么感觉？

莎：（纠正艾瑞克森）三十四。

艾：三十四。（艾瑞克森微笑）

萨：她更正了你，而你亲切地回应。你没有失去平衡。

艾：这个吗，为何我要这么做？

萨：同时，她采取相对强势，勉强反驳你，试着回复之前的相对强势。

艾：而我让她表现相对强势。

萨：是的，她更正你说错了她的年龄。要这么做，她得表现得非常明确。

艾：要能明确承认，同时又保持相对强势的姿态。

莎：嗯……觉得……嗯……现在觉得开心。

艾：非常开心。

莎：嗯。

萨：接着你用正向情绪来夸大陈述。她说“开心”，你说“非常开心”。

艾：当你刚走进来时，你喜欢我开你玩笑的态度吗？

莎：可能是吧。

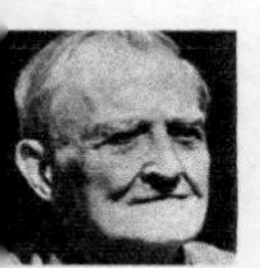

萨：你先强调了愉快的感觉，然后回到之前开玩笑的感觉。然而，那并非开玩笑而已，事实上你让她觉得非常不舒服。所以，将这两个想法在时间上联结起来后，她对当时不快的感觉变得比较正面。

艾：是的。

艾：可能是吧？（莎莉笑）还是你可能不喜欢？

莎：嗯，可能吧。

萨：她再度用阻抗进入的方式回答，而你用声调来强调“可能是吧”。

艾：提高声调说“是”这个字：“可能是吧。”

萨：用声调来强调肯定。

艾：嗯哼。

艾：（笑）是说实话的时候了。

莎：喔？（笑）

艾：说实话的时候。

莎：好吧，我的感觉混淆了。（笑）

萨：她还是不愿进入，她在言语上没有接受“说实话的时候”，所以接下来你会夸大它。

艾：你说有混淆的感觉——非常混淆的感觉？

莎：这个，是呀，我喜欢也不喜欢。

艾：非常非常混淆的感觉？

莎：喔，我不知道能不能区别。

萨：所以你从另一端来捉弄她，夸大她不愿进入的态度，以致她无法不愿再进入——要区分这两者变得很荒谬：“非常混淆的感觉”和“非常、非常混淆的感觉”。

艾：用这样来试探。

萨：以子之矛，攻子之盾。

艾：以子之矛，攻子之盾，是的。因此她得面对自己的矛盾，而非针对你。

萨：你让她有机会看到自己不愿进入的结果——“非常混淆的感觉”和“非常、非常混淆的感觉”。你捉弄她，而她得自己来去除这种行为。

艾：你在心里暗骂希望自己根本没来吗？

莎：喔，不，我很高兴我来了。（咬下唇）

艾：来到此，你学到怎样不会走路。

莎：（笑）是的，脖子以下不能动。（点头）

艾：那糖果尝起来滋味如何？

莎：（小声）喔，真好吃，但是……喔……我有……有七种不同的口味。

艾：（笑）你一直在吃糖果。

莎：嗯。（笑）

艾：谁给你的？

莎：你呀！

艾：（点头称是）慷慨的我，不是吗？

艾：她的态度很不愿进入，强调说糖果味道很好，至少字面上如此。

萨：是的。

艾：而那倒是直接又明确地承认。我让她有机会既不愿进入，又不得不进入。

萨：又是朝向正面的一步。

莎：是的，真好吃。（笑）

艾：你喜欢那糖果的滋味吗？

莎：嗯，是的。

萨：她明确直接地进入了。

艾：她学会了一种新模式。

艾：所有的哲学家都说，现实是头脑中的一切。（笑）那些人是谁？（莎莉环顾四周。艾瑞克森倾身靠向她）

莎：我不知道。

艾：她说不知道“那些人是谁”，其实她是知道的。我说：“那些人是谁？”让她做出负面回应。

萨：此时，你强迫她与其他人接触。

艾：是的。

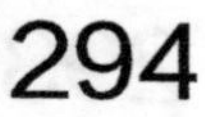

萨：到什么程度？

艾：她的手臂仍然是麻痹的。

萨：是的，但她身体感到舒服。

艾：有些人喜欢生病，不想好起来，所以你得逼他们坦白。接着她坦白了，她能自我控制了。

萨：虽然你知道她立即的态度会是不愿进入，但她还是得以更明确的方式进入。

艾：是的。给她一个安全的情境，让她能直接明白地进入。你看，在不愿进入的情形下，如果你能强迫她直接明确地进入，就算是很笼统也好。然后你再强迫她更明确地进入。从笼统到明确，明确就会消除手臂的麻痹。

萨：你记得后来她是如何使手臂不再麻痹吗？

艾：不记得了。

萨：那是很棒的结果，我想你会很高兴它是如何发生的。

艾：现在告诉我你对他们的想法，坦白的。

莎：这个嘛，他们看来都不一样。

艾：他们看来都不一样。

莎：是啊，他们看来都不一样。（她清清喉咙）他们看起来都很善良。他们彼此……看来都不一样。

艾：所有的人都是不同于彼此的。（莎莉害羞地笑，清清喉咙，叹气）

萨：方才你强迫她与人接触，那可能带来负面感受。你要她与人接触，又要她直接给意见，那是非常困难的。她不愿进入，又得接受你的指示，所以你只会得到部分进入。

接着，她的联想可能是对人们的一些负面感受。她必须对人有负面感受，因为自己来迟了，并且中断了别人正在进行的事。因此。你可以推论她对人的一些负面感受。但是现在她，坐在那儿被催眠，手臂在前方交错着，你却说“告诉我你对他们的想法，坦白的”。假如她想到任何负面的事也不能说，她被催眠、舒服的姿势与那些负面的感受隔离开来了。

艾：嗯。

萨：你借着强迫她与人接触，把她的焦点从自己身上转移。为什么？

艾：因为那一定会发生。当医生会把病人留在等待室或休息室，在那里，焦点便会转回病人自己。所以你得把它变成真实状况（reality situation）。

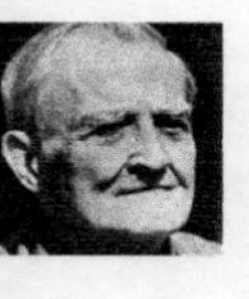

萨：这也是让她融入团体的有趣方式。她会左顾右盼，因为不得不接触别人。

艾：而且必须直接思考。所以我允许她加入。

萨：负面思考？

艾：当然，如果我给了你什么，就代表我也可以从你身上取回，不是吗？

萨：是的。

艾：所以我给她许可。

艾：艾琳现在在哪儿？

莎：喔，我不知道，嗯……

艾：你想到艾琳有多久了？

莎：喔，这个，嗯……一段很长的时间了。嗯，她，喔，玛丽亚是她姐姐。她和我的年龄比较近，而且，嗯，她比我小，喔，我想起她们——你知道的，她们是在我年轻时记得的人，不过我很少想到她们。

艾：你家在哪儿？

莎：喔，嗯，在费城。

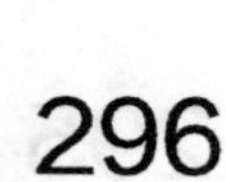

艾：你在后院吗？

莎：嗯。

艾：在费城。

莎：嗯。

艾：你怎么到这里的？

莎：喔，可能我只是，嗯，想到在这儿。

艾：注意，他正在移动他的腿，他正在移动他的脚和脚趾头，她正在移动她的。（指着团体中的人）你干嘛坐得这么直？

萨：这在尝试让她更放心地交出自己吗？

艾：而且逼迫她辨识周遭事物的细节。

萨：进一步接受催眠。

艾：我们独自在费城的房子后院。“你怎么到这里的”，“这里”是非常明确的，不像费城的后院那么无法具体说明。想想费城共有多少个后院？

萨：是啊，而且有多少时间和日子。

艾：“这里”是非常明确的。你看，我将笼统的想法与明确的想法全混在一起了。

萨：这个想法让她有机会提供更明确的信息。

艾：是的。

莎：这个，我回想你说的一些事……嗯……

艾：你总是依照我说的去做吗？

莎：（摇头表示不会）要我听从指示是很不寻常的。

艾：（打断）你说你是个不寻常的女孩？

莎：不是，要我听从指示是很不寻常的。

萨：你重新赋予“不寻常”一个意义。当她说不寻常时是带着负面感受的——“要我听从指示是很不寻常的”，然后你说“你是个不寻常的女孩”，带着正面感受。她口头上拒绝了：“要我听从指示是很不寻常的。”

艾：但“你是个不寻常的女孩”这句话会被记得。

萨：我知道，会在无意识里被记得。

艾：没错，而且得到情绪上的满足。

艾：你从不这么做吗？

莎：我不能说从来都不——很少。（笑）

艾：你确定你从不听从指示？

莎：是的，我想我刚刚就是了。（笑，清喉咙）

艾：你会遵循滑稽的暗示吗？

莎：（笑）嗯……这个嘛，我或许可以动了。

艾：“听从指示”——注意她的响应。

萨：她开始想到手臂，对她而言，那是非常明确的内在想法。你只是尽量地笼统（general），她就可能对你之前的任何暗示做出回应。

艾：她中计了，被迫面对内在的想法，特别是与肢体瘫痪相关的部分。

萨：你的笼统促成了她的明确。

莎：我好像可以动了。

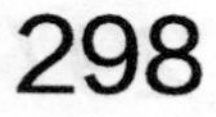

艾；嗯？

莎：如果我决定要动的话，或许就可以动了。

艾：她说“我好像可以动了”。

艾：看看每一个人，你想谁会是下一个进入催眠状态的人。看看每一位。

萨：有趣。为什么你要让她与房间里的每一个人接触，要她决定下一位进入催眠状态的人？

艾：她必须去想到“X、Y与W”，她自己只是字母中的一个。

萨：这么做让她置身于团体中，并且成为其中一分子。

莎：（环视房间）嗯，或许就在这里，戴着戒指的这位女士。（指着安娜）

艾：哪一位？

莎：（小声）嗯……左手戴着戒指、面对我们的那位女士。她把眼镜戴在头上。（艾瑞克森倾向她）

艾：还有谁？

莎：什么？我想她就是下一个进入催眠状态的人。

艾：你确定没忽略一些人？

莎：我感觉有一些人可能会是——坐她旁边的那位先生。

艾：“我感觉”是比较愿意进入的反应。

艾：还有谁？

莎：喔……对，其他人。

艾：嗯？

莎：其他人。（笑）

艾：坐在你左边的那位女孩呢？（指着罗莎）

莎：是啊！

萨：这个部分很棒。注意罗莎。她正倾身远离、手臂交错、跷着腿。你暗示莎莉选择罗莎，即使她的肢体语言表现出阻抗。

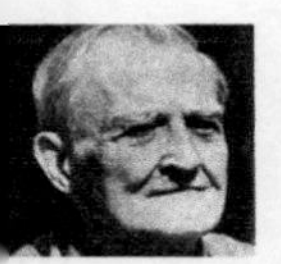

艾：你想她多久才会放下跷着的腿进入催眠状态？（罗莎双手环抱，跷着腿，坐在艾瑞克森那一边的绿色椅子中）

莎：嗯，不用很久。

艾：好，看着她。（罗莎没有放下跷着的腿。她往后看艾瑞克森，再往下看，接下来又往上看，微笑，然后看看四周）

罗莎：我不觉得要放下跷着的腿。（罗莎耸耸肩）

艾：她相信“不要很久”，但罗莎谨慎且从头到尾都在阻抗。莎莉深信“不要很久”。

萨：她正在经历失误？

艾：是的。有些人不能忍受自己发生错误。虽然她造成了错误，但她鼓起勇气并保持信心。

萨：是的，她犯了错，因为她说“不要很久”，因此她得经历这个失误。

艾：没错，那是非常有教育性的。

艾：我没说你看来不舒服。没人说你不舒服。（罗莎点头）我只是问这女

孩，要让你放下跷着的腿、闭上眼睛进入催眠状态要多久。（罗莎点头称是。停顿。艾瑞克森期待地看着罗莎）

萨： 所以你把注意力从莎莉转到罗莎。于是莎莉脱离焦点。你已经给了莎莉很多注意力，现在正逐渐收回。当你开始与罗莎工作，她便无法再获得你的注意。

艾： 对啦。她交出自己，犯了一个错误，必须经历这个错误。

艾：（对着就在他左边的莎莉说）看着她。（停顿）（罗莎闭上又睁开眼睛）她闭上眼睛，然后又睁开。你要多久才会闭上眼睛然后就一直闭着？（停顿。艾瑞克森看着罗莎）

萨： 这不合语法的部分真的很棒。“你要多久才会闭上眼睛然后就一直闭着？”（How long will it be before you closes [sic] them and keep them closed）（编者注：[sic]是拉丁文缩写，指有错依然照抄）应该说是“她闭上眼”或“你闭上眼”（you close them），而你说“你闭上眼”（you closes them），造成了一些混淆，有助于她把注意力放在“闭上”这个字上。

艾： 是啊，但是她已经有点出来了。我尝试拉她回来。

萨： 罗莎？

艾： 不，莎莉，她已经有点出来了。

萨： 没错，所以莎莉必须看着罗莎，才能让她回到当下的场景。

艾： 莎莉原来相信的是“罗莎不要太久就会闭上眼睛”，所以我拉她回来。

萨： 这边处理得很好，如此一来她就会了解时间因素，了解自己的失误，进而学习去经历它。她原来无法交出自己是为了避免犯错。要与像莎莉这样性格的人一起工作，基本上要增加她的弹性，允许她交出自己，允许她失误而且觉得没关系。

艾： 在医学院时，我曾做过一件冒犯人的事。我们被要求轮流为一位临终病人做身体检查，接着这位病人要被解剖以确定诊断。所有的同学都祈祷能做出正确诊断，他们很不高兴我总是希望自己做出错误的诊断。

萨： 我不懂。

艾： 我希望可以做出错误的诊断，因为如果错了，那表示我还有许多要学的。如果我已做出正确诊断，就不需要再学习了，我的同学们并不了解这一点。因此我让她交出自己并学习更多，然后把她带回到情境中。

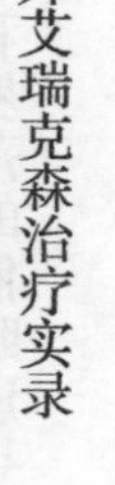

萨： 喔，还有一些问题。你对罗莎施压，最后她闭上眼睛。这花了许多时间，因为罗莎打从一开始就表明了她会阻抗。你一开始就知道她会阻抗，所以你从容不迫。

艾： 我慢慢引导，好让她们两方对立。

萨： 是啊。

艾： 莎莉明显会有所学习，而罗莎也会学到“不要尝试阻抗”。

第二天的讨论（2／3／1980）

萨： 先前你做到让莎莉脱离催眠，并对罗莎诱导催眠。你解释说你让莎莉度过一次失误，她可以犯错，而后仍然活着。莎莉曾说罗莎会是下一位进入催眠的人，预言她会很轻易地被催眠，事实上罗莎非常阻抗。让我们再简单回顾最后一次疗程。

罗莎： 我不觉得要放下跷着的腿（罗莎耸耸肩）。

艾： 我没说你看来不舒服。没人说你不舒服。（罗莎点头）我只是问这女孩，要让你放下跷着的腿、闭上眼睛进入催眠状态要多久。（罗莎点头称是。停顿。艾瑞克森期待地看着罗莎。对着就在他左边的莎莉说）看

着她。（停顿。罗莎闭上又睁开眼睛）

萨：你对罗莎间接施以很多压力以促其改变。当你这么做时，莎莉夹在你们中间，失去了自我觉察。然后你迫使莎莉回来并观察罗莎。有两个理由：其一，莎莉必须看见自己的失误，真正注意到它：其二，这给予罗莎额外的压力，她必须响应。

艾：没错。

萨：但是罗莎的姿态依然防卫。很有趣的是意志的挣扎，因为你也不打算被否定。罗莎要闭眼，但她非常阻抗。这几乎变成一场战役，而她将会顺从你所期待及暗示的。

艾：就当它是一场战役吧，重要的是，莎莉是否能了解到这是一场战争。

萨：她了解多少？我认为她了解这是一场战役。

艾：好吧，但是我煽动了多少战争呢？

萨：你没有煽动任何战役，那都是间接进行的。你对莎莉说话，但是看着罗莎，而且你看她的态度充满期待。

艾：我是在对罗莎说话。

艾：她闭上眼睛，然后又睁开。你要多久才会闭上眼睛然后就一直闭着？（停顿。艾瑞克森看着罗莎）

萨：那一天我们谈到你用不合语法的句子将她的注意力拉到“闭上”。

艾：没错。如果我说“你闭上眼睛”，那是可以争辩的，但如果是“闭上”——你如何反驳呢？她必须费心去定义何谓语法错误。

萨：是的，反驳变得更加困难，因为许多能量消耗在试图找出语法错误上。

艾：完全正确。当你对听众演讲一些具争议性的主题时，可得非常小心。假若你看着其中一位带着敌意的听众，有个字发音错误，他会认为“我做得比你好多了”。他会因此感到优越。但他不知道只是因为一个字发音错误。

萨： 他反驳的是形式，而非实质内容。

艾： 嗯哼。

萨： 另外一种看法是，给予一个象征物去吸收情感。举例来说，有个个案是她在丧子的同时种了一棵树。象征物吸收了情感。这里你所说的那些不合语法的句子便吸收并折射出一些情感。

艾： 你让敌意就针对那一个字，你让他们觉得得意。

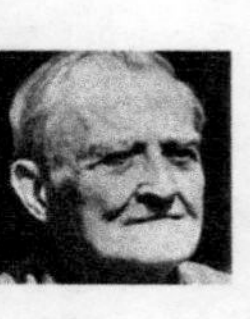

萨： 一种优越感。

艾： 嗯。高兴就是高兴，没有定义是哪一种的高兴。

萨： 不是一种优越感吗?

艾： 与主题无关。那只是高兴跟你一起。

萨： 因为造成了一些失误。

艾： 一位在芝加哥教学的阿德勒学派拥护者曾与我争辩，我并不想这么做。我提出异议，他认为我害怕。我用了各种声东击西的方法，包括发音错误，他很高兴地纠正我的错误，然后发现他的高兴正反映了我所说的。他主导芝加哥学派好一段时间，了解阿德勒比我更胜。我继续跟他玩同一套把戏，他最后终于崩溃哭了。

萨： 他哭是因为?

艾： 他因为我所说的话而高兴，但是无法联结到事实上他正在纠正我的用字与发音。他发现他同意我的论点，但他并不想同意我。他仍继续与我争辩。

艾： （罗莎眨眼）她现在有点不容易睁开眼睛。（罗莎闭上眼睛，咬唇，然后睁开眼睛。停顿。莎莉闭上眼睛）

艾： 她正无望地挣扎着。

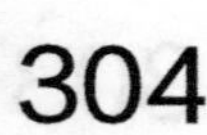

萨：当我秀这一段给人们看时，他们很担心你对她施加如此多的压力。她在很早期的非言语表达就表明她的合作，闭上眼而后睁开。

艾：的确，听众有些丧气，因为他们想放弃，而且不认同她。但她并不想远离我。

萨：她的确不想。

艾：她希望有赢家，不论是我或她赢。她希望有一方赢，但是她不被允许说“我想赢”，因为她闭上眼又移动手。她定睛看着我。她希望能成功，那是未定义的成功。但是我知道是我的成功。她想要停在那里直到分出胜负。

艾：她想和我玩游戏，但是输了。（停顿）她不知道她有多接近催眠状态。所以，现在，闭上你的眼睛。

艾：还有一点要记着。人们来找你寻求协助，他们可能阻抗被帮忙，但是会非常希望你能赢。她希望获得资讯，但她知道唯一的方式就是除非我赢。所以她落入自己的圈套，想要赢，更强烈地想学。

萨：是啊，你愿意继续坚持是很好的。很美的善意。你提供了某些限制，为的是最后可以因为输而胜利。

艾：完全正确。

萨：现在你做了间接的评论：“她努力要和我玩这场游戏。她更难张开眼睛。”但是你看着她，你间接地对她说“接着闭上眼睛，现在，持续地闭着”，虽然你知道她并不打算立刻闭上眼睛，你还是给她机会。

艾：选择时间。因此那不再是选择闭眼与否，而是一个时间上的选择。我有的是时间。

萨：是的。此外，在这个点上她也害怕你不赢。这个因素导致她待会儿会有更强的动力靠向你这方。

艾：嗯。

艾： 现在，继续闭着。（罗莎再一次眨眼，眨得更久）很好，慢慢来。（罗莎再一次眨眼）但是你会闭上眼睛。（罗莎再一次眨眼）一直闭着，更久。（罗莎再度眨眼又睁开）闭眼更久。（停顿。罗莎眨眼）

艾： 下一次闭上眼睛时，就一直闭着。（停顿。罗莎闭眼又睁开，然后闭眼再睁开。她刻意闭上眼）你知道眼睛会闭上。你努力想让它们睁开，却不知道为什么我要一直挑剔你（罗莎闭上眼又睁开，闭上眼又睁开）。这就对了。（闭上眼睛，一直闭着）。就是这样。

萨： 然后它们持续闭着。

艾： “就是这样”，（温和地）“就是这样”。

萨： 我知道，你用安慰声调说：“就是这样。”

艾： 安慰的声调。

萨： 同时，这一次她的眼睛完全专注于你，无法再顾及周边发生了什么。她完全专注于你。

艾： 我的安慰的声调并非那种胜利式的。

萨： 我明白，对她是一种安慰。

艾： 如果我用胜利的口吻说闭上，她会睁开眼睛。

萨： 没错。

艾： 我用安慰的声调说。

萨： 这样一来，她永远都是胜利的一方。

艾： 她赢得了舒服的感觉，有了崭新的目标——让自己舒服。

萨： 事实上我们可以这么说，这又是一个艾瑞克森制造的双赢的例子。她闭着双眼，即使你说“你却不知道为什么我要一直挑剔你”，这反而似乎

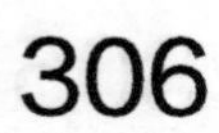

解除了一些紧张，为什么？

艾：“你却不知道为什么我要一直挑剔你”因此她将自己的阻抗分散在很广的范围。

萨：她必须对你如此注意她的原因产生联想，她能产生非常多的联想。

艾：而且没有一个是正确的。

萨：为何你要一直注意或是挑剔她？

艾：为了减少她阻抗的深度，我采取分散阻抗的策略。

萨：多么聪明的消减阻抗的方式啊！你就是把阻抗分散，而它们变得如此轻薄……

艾：阻抗因此变成无效的。

萨：现在，她已经注视着你，她的注意力非常集中，她移动了很多。她并不是固着在自身的行为，实际上，如果我们定义催眠为一个注意力集中的状态，那她就是进入催眠的状态。

艾：因此，移动是为了让她相信自己并非在催眠的状态。知道你必须借由每个自己做的动作来取信自己，“那之前的动作并未取信我，这个动作并未取信我；这个也不行”。

萨：所以她持续挣扎着，想要做出有意义的动作来取信自己。

艾：结果每次都失败。杰夫，你是我遇到第一个愿意尝试同时去了解发生在个案和我身上过程的人。你愿意去看到“舒服”这个字，愿意在她的动作中去发现缺乏舒服（lack of comfort）的意涵。她的动作是如何无法取信她自己，它们只是让她更无法相信自己罢了。

萨：当我参与艾瑞克森治疗工作坊时，在第一部分我会教导艾瑞克森式诊断法。这是一种不同的诊断。例如，你如何诊断一个人注意的方式？你如何诊断他反应的模式？你如何诊断他沟通及语言表达的风格？这不是精神科的诊断，而是牵涉许多内在及人际因子，例如一个人控制自身关系方法的诊断。

然后，由这个诊断出发，我进入另一个阶段，也就是考虑如何给予适合上述诊断的人暗示的阶段。举个例子说明，我运用把垃圾带走的这个想法。如果这个人是内在取向的人，给予他的暗示就会和外在取向的人非常不同。对于一个相对强势或是相对弱势的人，你会运用不同的暗示方式。我认为这对想学习的人会很有用，因为有些人只着重在学习你的技巧，而不是你根植于这个个人的诊断而做的事或所达成的事实。

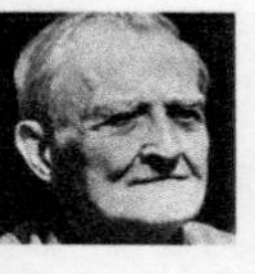

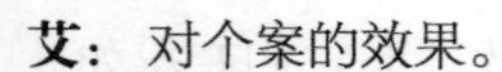

艾：对个案的效果。

萨：你给予暗示的方式，即为你根据你对发生在个案内在的事的诊断。你使用的是截然不同的诊断。

艾：这是另一件需要被考虑的事：我们所有人是如何学习说话，那过程包括漫长的犯错的经验，“我看见到他。我看到过他”（I seed [sic] him. I sawed [sic] him），我们都曾在文法或是发音上犯错。然而，从错误中学习是一项宝贵的财富，你可以有意地犯错，然后借此得知他们实际的犯错经验，以及他们是如何想被矫正，而你正可提供这个矫正。

萨：借由如此做的过程，你再现了过去岁月中……

艾：可接受的情感。

萨：当他们仍然年轻时。

艾：是的。“妈妈，我看见到了某个人。”（Mama，I seed [sic] somebody）母亲会说：“你看见某人了。”（You saw somebody）孩子会觉得很感激。所以当我发音错误而被他们纠正的时候，这个老时代的情节重回现场，让他们感到安稳及感激，只是他们很难去定义这个感觉。

然后，你继续进行到别的阶段。

现在，我想举一个例子来说明。我和贝蒂去度蜜月时，她还不会开车。车子走到一条荒凉无人的乡村道路上，一只蜜蜂飞进车子，叮咬她的膝盖。她打死蜜蜂，把它捡起来丢出窗外。我把车子开进路肩停下，用一种充满情绪的音调说：“我真庆幸它叮的是你不是我。”

萨：我不了解。

艾：我是认真的。她的脸上出现极度恐惧的神情，之前我曾经被蜜蜂叮过一次，让我昏迷不醒了三天之久。她知道后，原本认为自己的新郎幸灾乐祸的生气，转变成一种光荣的满足——被叮的是自己。

萨：她感到自己保护了别人。

艾：嗯。而且是她的新郎希望她受伤，她却觉得感激。当那只蜜蜂飞近她时，她被我的行为吓坏了。当然，当她听到我说幸好被叮的是她不是我的时候，更是恐惧，这是极度的打击。而在这个极具威胁的打击之后，又紧接着另一个压倒性的情绪，这两个压倒性的情绪几乎是同时出现。

萨：这是一个很好的诱发负面情绪，然后又马上将之转换成正向情绪的例子。

艾：我能够睡得很甜。但是如果被一只蚊子咬，我会醒来，拉肚子，还有严重的全身性过敏反应，必须泡热水澡一个小时。所以如果贝蒂在卧室中看到一只蚊子，她会起身拿起拍子跟杀虫剂，因为她知道蚊子接下来会对我造成的影响。

萨：所以你能够从个案或病人身上了解这个关于保护感觉的关联性，接着引导他们实际上有所作为来保护你。

艾：没错。她原先并不希望被蜜蜂叮咬，但最后决定那不过像一只普通的蚊子咬了普通人一般。

萨：然后，任何被叮咬而产生的感觉，因为紧接着产生了不一样的情绪而消失。

艾：先是一种可怕的感觉，也就是我很高兴被叮咬的是她；紧接着是另一种更强大的感觉：如果我昏迷不省人事，她不会开车，在一条荒凉的道路上要怎么办？这是难以想象的困难处境。

萨：所以当你这么说的时候，你心里知道贝蒂会有想保护你的想法，而且她不需要担忧被蜜蜂叮咬。

艾：并不是这样。事实上我觉得得救了，然后我了解到她会怎么看待，所以我想我能解除她的不舒服。首先，有一个非常负面的情绪，然后是一个压倒性的正向情绪。

萨：现在，回到诱导阶段。

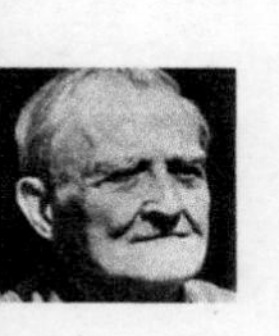

艾：罗莎正感到失败，而我给了她安慰。

萨：所以一开始会有一个负面情绪，然后是一个安慰，还会有一个阻抗。

艾：因为她感到自己正在失败，还有关于失败的全部负面感受，然后，是我非常深刻的安慰。

萨：如同你借着说“就是这样”所完成的。你可不可以多说一些关于如何诊断她独特人格及独特的阻抗方式？

艾：在一般教导催眠的课程中，总是教你要回避阻抗。

萨：是的。

艾：利用它。

萨：我喜欢这个主意，用好似把阻抗摊开铺平的方式，把它变得如此轻薄，就好像什么都没有。对我而言，这是个新点子，我很喜欢。

罗莎有她的固执，不同于莎莉的固执。你能告诉我这两人阻抗方式的不同所在吗？

艾：她的阻抗和人有关，莎莉的阻抗则是关于“我的意见还是你的意见”。

萨：所以罗莎比较是直接的冲突，莎莉则是关于事情的冲突。

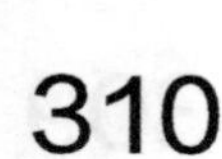

艾：是的，对事。现在，罗莎对我有所防卫是因为我这个人。

萨：真好，我喜欢如此去区别。

艾：**现在我要你们看她的合作态度。病患能阻抗，也会阻抗。我想她会阻抗。**

艾：我说“病患能阻抗”，因此她再度阻抗起来。

萨：当她移动她的身体。

艾：嗯，是的。那是为了增进她的舒适安慰。

萨：也使得她离你更近，她移得更靠近你，当她把手臂倚在椅子上时，是要让自己更舒服一些，而且她在你说“阻抗”这个字眼的时候做了上述这些事情。

艾：没错。

萨：你能将阻抗用于正面的方向？

艾：“阻抗”这个字有了新的意义，她有了安慰的这个意思，而我证实了这一点——也就是她能去阻抗。

萨：在你直接跟她谈话或是间接说到她之前，当她闭上眼睛，你改变了声音的位置，而且走回到团体。为什么？

艾：为了让她能享受她的舒服，这是她的舒服，让她享受。我离开是因为我尊重她的舒服。

艾：**利用她的阻抗，能把阻抗形态表现得很清楚。**

艾：当她远离我，她正在试炼她的舒服，她仍然在享受她的舒服。换句话说，她的舒服完全是她的。

萨：然后你再度使用了这个字眼“阻抗”，你说她能把阻抗形态呈现得很好。所以在这里，阻抗被赋予另一个正向的感觉。

艾：但是她并不知道这些，她会放下跷着的腿，但又要表现出不必然要这么做。很好。当你与病患共事，他们总想依靠一些什么，身为治疗师的你应该让他们去做。（停顿。罗莎在椅子上动了一圈又倾向前，仍然跷着腿）

艾：“他们总想抓住一些什么”，她会在我的允许下，依靠着跷着的腿。因为你总是依靠着某件事物。举例来说，这里有玻璃珠、洋娃娃还有卡车，那些是你的，这个是我的。

萨：这种态度在童年也可以发现。

艾：小时候，你被教导要与人分享玩具，但是这还是我的。金是个东方人，（艾瑞克森收养的孙女）有东方思维几千代累积下来的遗传。金花了一年时间教导贝蒂·爱莉丝一些贝蒂认为非常特别的事情。（金在九个月大的时候被贝蒂·爱莉丝收养）两岁大的金教贝蒂：“这些是戴维的玩具，只有戴维可以跟它们玩。这些是麦克的玩具，只有麦克可以和它们玩。这些是我的玩具，只有我可以跟它们玩。这些是我们的玩具，我们全部都可以跟他们玩。”对千代以来的越南人来说：“这块土地是我的。”他们一代接着一代，用同样的方式，耕作着同一块田地。

萨：你是指种族形态的意识？

艾：我们有上亿个脑细胞，它们能够对上亿个不同的刺激产生反应，这些脑细胞是经过专门化的。当你来自一个世世代代只使用特定脑细胞的族群，每个你接收的信息都让你始终环绕着它。举犹太人为例子，他们被迫害了数千年。他们互相残杀，战斗非常激烈。除非被其他的民族侵略，这个对抗侵略的力量才能统一犹太人。一向争执不休的犹太人为了对抗外侮而团结起来。

萨：没错。

艾：难道不是这样吗？

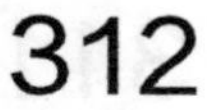

萨：是这样的。

艾：挪威人世世代代都是水手，他们是探险家、传播信息。至于希腊人，他们世世代代都是希腊人，到达美洲时，他们形成一个大聚落，即使经过了四代，仍然用希腊文交谈，他们不分裂，黏在一起。一个黎巴嫩聚居地始终就是一个黎巴嫩聚居地。一个叙利亚聚居地始终是一个叙利亚聚居地。但是挪威人散布到世界每个角落，美洲人散布到世界各地。你看，即使我们出生时具有相似的脑细胞构造，仍然有某种形式的反应模式在我们的行为里代代相传。

我昨天与一个波兰裔犹太人谈话，一个非常聪明的男人。他处在非常怨愤的情绪中，与我谈了大约两个小时。他说："到底我做错了什么？为什么我在美国出生的孩子们一点都不尊重我们波兰的传统？"波兰的传统习俗是他唯一能够了解的事实，他是个肉贩，他儿子是个核物理学家，这个老人的心碎了，仿佛他儿子只该与他从事相同的卖肉职业。他太太是个很好的家庭主妇，女儿也想要自己的职业。他说："究竟我做错了什么，使我的孩子们走错路？"

在一些文化中，土地是属于家庭的——打从千年以来，现在他们仍在同一块土地上种植谷物，仍在面临饥饿。

萨：文化的不同是非常坚实而难以改变的。

艾：内建而难以改变，以致你间接地警告孩子远离他们自然的反应。

萨：你能够重新链接回我们的文本主题吗?

艾：现在，罗莎已经得到她自己关于男女关系的观念了。

萨：你是指成为一个意大利人?

艾：没错。

我一个亲近的朋友在米尔瓦基执业，有一个病人，一个意大利男人，他告诉我的朋友："我与我的妻子来自一个古老的国家。我回家，她一整天都在谈论一些八卦，我必须自己做晚餐、洗衣服，做所有的家事。”我的朋友问：“你从意大利的哪一区来？”他说了一个明确的地区。“你的妻子是哪里人？”他回答了一个明确的地方。我朋友对他说：“在你生长的地方，你被教导要对自己的妻子仁慈，而你的妻子来自的地方，丈夫对妻子的爱往往是以打她来表现。当你回到家，如果没有晚餐，生气地告诉她：‘我希望我到家的时候已经有晚餐了。’这对你的妻子来说是最好的反应，因为她从婴儿时期就学到了，一个男人打妻子正是表达爱的方式。”

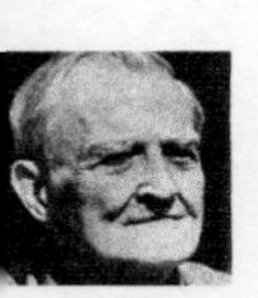

至于罗莎，她得到自己的个别性，所以能够与男人保持距离。这是一个学习，必须通过表达自己不愿服从，让男人证实自己比较强壮。所以你必须证实这点。

萨： 我想这就是华特克（Carl Whitaker，著有《热锅上的家庭》[*The Family, Crucible*]）所说的，任何形式的治疗都开始于战争，治疗者必须迎向这个战斗，要不然，没有任何心理治疗能够真正发生。所以病人走进来，并且测试你的力量。

艾： 他想知道你是否拥有恰当的力量，这指的是一个战斗。你是很温和怯懦，如同你应该的样子吗？还是你是非常强壮好战，就如同你应该是的样子？

一个年轻的希腊医生曾经，我想，结婚三次吧。每次对象都是美国人。他来自希腊一个母系社会，他母亲在他每次结婚时都告诉他：“你结婚几个月后，我会要你离婚，你会再和另一个女孩订婚。”他告诉我这件事情。我听了他和母亲双方的说法，他母亲告诉我她觉得一个好的新郎该如何做：他必须和母亲一起去蜜月，把新娘留在家中，他的新娘必须是母亲的奴隶。我告诉她，她的儿子是美国人，有权利与他想要的女孩结婚，而且她现在身在美国，不能把儿子的妻子当作奴隶。

儿子站在那里看着，母亲突然说出希腊语，他非常害怕，从不知道母亲会说这种语言。我认识另一个女孩，来自西班牙一个父系地区。在那里，新郎留在家里，女孩与父亲去度蜜月。她比较容易接近。她结婚后我去拜访她。被介绍给她父亲时，他说："你就是那个教我女儿跟丈夫一起去度蜜月，说我一点权力也没有的那个人。"我说："没错。"那个希腊婆婆每天到她儿子家告诉新娘该怎么做饭、如何整理她的家。我跟这个婆婆说："我告诉你的媳妇，当她厌倦了有你在屋子里时，她应该说：'你希望我打电话给艾瑞克森医生吗？'"

萨： 寻求更高的权威。

艾： 这个婆婆总是立刻就离开，碧儿翠丝的妈妈（碧儿翠丝是由艾瑞克森转介给萨德的病人）是绝对的独裁者，她告诉我碧儿翠丝该做什么。我说："你已经和碧儿翠丝在一起太久了，所以你今天到我这里来。"碧儿翠丝来说："我妈妈真是疯狂，她走路回家。"一段快十公里远的路程。"她想走到机场，不愿我载她去。"

萨： 你愿意去控制这些情况，真令人印象深刻。你的处置非常明智。

艾： 在治疗中，你处理所有可能出现的状况，决定何种处置对他们而言是最好的。

萨： 让我们回到诱导吧。关于罗莎的最后一件事情，该是你谈及的阻抗。你说到阻抗，说到她会放下跷着的腿，也说到她能够依靠某件事情。如此说来，她能够依靠的该是继续让自己的腿跷着，她会如此将两者联结。

艾：因为病患不是你的奴隶。你想帮他。你不要求他做什么。我们都带着"我不是别人的奴隶，我不必依令行事"的感觉长大。即使他想阻抗他的意志，你用催眠帮他发现他能做些什么。（罗莎睁开眼。莎莉咳嗽。跟罗莎说）现在你对于我的挑剔感觉如何？

罗莎（以下称罗）：我只是要看看自己是否能抵挡你所说的。

艾：是的。（莎莉咳嗽）

萨：现在，莎莉开始咳嗽，这很有趣，因为你将由她的咳嗽了解到此时发生了什么。你已经不注意莎莉很久了，你问罗莎：“现在你对于我的挑剔感觉如何？”如此问让她可能的负面感受退了一步，因为你着重的是正向的部分，也因此，她可能在心里认为，你对她的挑剔是可接受的。

艾：倒带再看一次，你看罗莎将自己的手掌伸向我，她对我开放。（重新放一遍录像带）

萨：她先向后移动，接着又向前移动。

艾：以双手张开的姿势。

萨：是的，就像是预期要接受的姿势。

艾：嗯。

罗：我是说我能放下我的腿。（她放下又跷起腿。莎莉在笑和咳嗽。艾瑞克森停顿）

艾：我曾告诉你你会放下腿。

罗：嗯？

艾：我曾告诉你你会放下腿。

罗：是的，我能。（莎莉咳嗽。这个咳嗽使她必须移动手臂遮住嘴巴。一位男士给了她润喉糖或薄荷之类的，她放进嘴巴，然后张开手臂向艾瑞克森耸耸肩）

莎：（对着艾瑞克森说）你曾告诉我我会咳嗽吗？（笑，碰一下艾瑞克森，又咳一次）

艾：她使用属于自己的咳嗽。

萨：是的。接着，她向你展示这就是她的方式，她接受润喉糖，张开双臂向

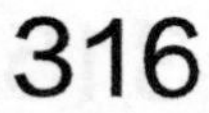

你耸肩。她用咳嗽来解除原本麻痹的手臂，了解到她正在发展出一个症状。她是一个聪明的女人，她也知道这点，知道自己正在制造出一个可以解放自己手臂的症状。

艾：十分漂亮地展现出来了。

萨：是的，十分漂亮。

艾：好，那是个精细的、迂回的方式……（莎莉咳嗽并遮住嘴巴）一个精细、聪明、迂回的方式来得到控制……她的左手。

萨：这真的太棒了。你使用这个词汇："那是个精细的、迂回的方式……一个精细、聪明、迂回的方式来得到控制……"然后你稍稍停顿了一下。

艾：我赞同。

萨：你赞同。

艾：我给她一种赞同的感觉。

莎：（笑、咳嗽、点头）发展一个症状。

艾：你摆脱了麻痹的手，你借着咳嗽做到了（莎莉点头、咳嗽）。有效，不是吗？（莎莉笑、咳嗽）你真的不是奴隶。

莎：我猜不是。

艾：因为你厌倦一直把左手抬在那儿，要怎样才能把手放下——只要咳个够——（莎莉笑），然后你把手放下了。（莎莉叹一口气、笑了）

克里斯廷（以下称克）：我能针对她厌倦把左手抬着问个问题吗？我想，在催眠状态中，不管是在什么奇怪的姿势，通常不会觉得厌倦。这是个误解吗？你的左手一直举在那儿真的会累吗？还是你是清醒的，所以觉得坐成那个姿势很怪异？

莎：嗯，我觉得，嗯……我觉得那是一种……或许……只是一个奇怪的感觉和绷紧的觉察，但是，嗯……我或许……我能坐在那儿更久一些。

克：你能吗？

莎：我觉得我好像能。是啊……坐在那里久一点……嗯。是有点奇怪，你知道的，我……

艾：她能够坐在那儿久一点。

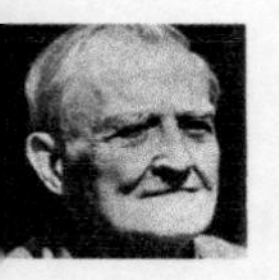

萨：是的，她能够。你收回对莎莉的关注。莎莉有点矛盾，她既想要你的关注又想要坐到后面。你收回了关注，去处理罗莎，那时莎莉和她瘫痪的手还在那边。她发展出症状来让手自由，所以她也可以发展出另一个杰出的方法来获得到关注。

艾：她也证实了她是右撇子。

萨：我没注意到，她是怎么做的？

艾：左手自由了，她继续把右手上举来遮住嘴巴。

萨：嗯。

艾：她的左手一定自由了，因为她用右手做（遮住她的嘴巴）的动作更自然了。（艾瑞克森用手示范）

萨：虽然她的左手自由了，可以拿来遮住嘴巴。但当她真的是右撇子的时候，而且全部需要做的事就是去遮住她的嘴巴，无论如何她都会用右手的。

艾：这是对莎莉表现的细部分析。

萨：而且她知道。莎莉知道她正发展出症状，但还不熟练。她意识的察觉并不熟练。

艾：是的。

萨：然后下一件事情是发生在克里斯廷问一个问题时，莎莉开始跟克里斯廷谈她感觉到什么，她们聊了起来。但你不让这些进展下去，你打断莎莉对克里斯廷的回答，并且让注意力回到你身上。

艾：（艾瑞克森打断，跟罗莎说）你叫卡罗，是吗？

罗：什么？

艾：你叫卡罗。

罗：我的名字吗，不对。

艾：那是什么？

罗：你想知道我的名字吗？（艾瑞克森点头）罗莎。

艾：（疑惑地）罗莎？

罗：像玫瑰般。

萨：现在你关注在罗莎身上，不让莎莉放弃借由症状来获得关注。你回到先前的方向，并继续处理罗莎。

艾：我正在掌控情境。莎莉和克里斯廷想要掌控。我这样做，克里斯廷并不知道我已经在掌控了。

艾：对，现在我让玫瑰表现出阻抗了。

萨：然后她靠近了。

艾：是的。

萨：她对你接下来会怎么说感兴趣。

艾：“阻抗”对她而言有着不同的意义。

萨：在你谈“阻抗”之前，她原本保持一个觉得舒服的姿势。一个证据。

艾：好，现在玫瑰完美地表现了阻抗，但在表现出阻抗的同时也表现了默认，因为她的眼睛还是闭着的。你叫什么名字？（对莎莉说）

莎：莎莉。

艾：莎莉，玫瑰表现阻抗但屈服了。（莎莉笑）莎莉在这儿借咳嗽得到自由，同样也表现了阻抗。

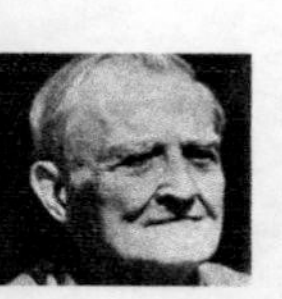

艾：她往前移。

萨：当你再说一次“阻抗”这个词时。（这个诱导回放了一次，当“阻抗”这个词被说出来的时候，罗莎的确移动了）

萨：当你说“阻抗”时，她往前移动并让自己舒服。这真是太不可思议了！

艾：她有时间去消化这个词。

萨：对，去做这些完全是无意识的反应。她被制约了。你说“阻抗”，然后她移动，变得更加舒服。

艾：（向着罗莎）而你为莎莉做了榜样，让她的手得到自由。

罗：我闭上眼睛，因为我想在那个时刻闭着比较容易。此外你一直要我闭上眼睛，所以我说好吧，我就闭上，然后你就会停止要我闭上眼睛。

萨：那时候你恭喜罗莎：“你为莎莉做了榜样，让她的手得到自由。”为什么用恭喜罗莎来铺路呢？

艾：无论如何，要尽可能给予信任。我对罗莎说“阻抗”时，莎莉利用了它，所以我恭喜罗莎和莎莉去分享这些。

萨：莎莉分享了。很好，这在她们之间建立了一个联结。

艾：嗯。但是你闭上眼，而莎莉跟随你的阻抗表现，她用咳嗽间接表现（莎莉笑）。聪明的女孩。（莎莉咳，清喉咙）（向着莎莉）现在你要怎么让你的腿自由？（莎莉笑）

莎：嗯，我就做些什么。（艾瑞克森等着）好，看着。（莎莉在移动腿之前看看四周。艾瑞克森看着她的腿，等待着）

艾：这是一个有趣的情境，而不是幼稚的情境。

萨：是的，变成了游戏。

艾：和我一起玩的游戏。

萨：她跟你玩在一起了。

艾：是的，她正与我分享一件有趣的事情。我们一起分享着。

萨：然后呢？你在她的阻抗上放进一些正向的感受吗？

艾：我把正向的感觉放在与我分享这件事上。

萨：是的，但在移动之前，她有一些负面的感觉，只是你不让她对症状有任何负面的感觉，反而恭喜她的聪明和智慧。现在你要求她去移动她的脚。所以你在确认催眠状态，确认你的控制，但像玩游戏般的。

艾：我们都很享受。享受是对的。

萨：在做这些的时候，还有做其他的教导吗？

艾：我正保持正向的治疗关系。

艾：她做了什么？她先运用视觉线索，寻找一个不同的地方好放下脚。

萨： 移动她的脚之前她必须看。她经过了另一个感觉历程。

艾： 是的，她的感觉历程。我的字眼是“视觉的”，她的行动也是“视觉的”。

萨： 她在移动脚之前先看，所以你再一次指出解离。

艾： 嗯。将解离保持在我的控制之下，在我们的控制之下，并且在我们的合作下。协助她保持在我的控制之下。

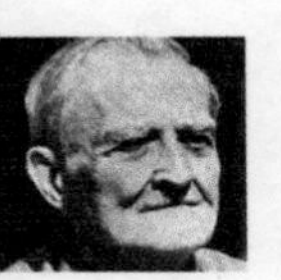

艾：她运用另一个感官过程得到肌肉反应。（向着莎莉）现在你要怎么站起来？

莎：这个，我就是站起来。（她先往下看，笑，然后倾向前站了起来）

艾：通常需要这么用力吗？（莎莉咳，清喉咙）

艾： 她再次熟悉她的肌肉。

萨： 是的，这是一个缓慢的过程。再一次地，她确认在催眠的状态中。下一件事你做的是回到糖果上。在之前的催眠状态下，她还是小女孩时，你用催眠给了她一些糖果。这是建立治疗关系和信任的象征。

艾：你确定你吃了一些糖果吗？

莎：刚刚？是……还是以前？

艾：以前。

莎：是啊。但我记得那是个暗示。

艾：（向前移动并更靠近莎莉）你想你现在非常清醒吗？

萨： “你想你现在非常清醒吗”这是下一个催眠的引导。你谈论着糖果，使她再次熟悉先前的催眠状态，设计了下一段的催眠。这是很好的，因为，她有一点怀疑。

莎：（笑）是呀。我想我现在很清醒。

艾：非常清醒。你是醒着吗?

艾：她更靠近我了。

萨：然后莎莉更靠近你。之后她说“很清醒”，你质疑她、直接要她确定。“你醒了吗”，她说“是”，你就说“你这么确定”，她习惯性地回应你的怀疑，但你设计过了，所以她在一个正确的方向上质疑。

莎：是的，我是清醒的。

艾：你这么确定?

莎：（笑）是啊。

艾：（慢慢地抬起她的右手。她的手紧握，他慢慢松开它，从手腕处抬起她的左手）

莎：它看起来不像是我的。

艾：什么?

莎：它不是属于我的……当你这么做时。（艾瑞克森抬起她的手臂，让它僵硬地悬空。莎莉笑）

艾：你比较不确定自己是不是清醒的了。

艾：“它看起来不是属于我的”，我保持接触，她有时间去思考“它看起来不是属于我的”，（艾瑞克森指着录像带播放器并暗示萨德）这属于你。

萨：我希望是的，但并非如此。

艾：看看发生什么事了，一个相反的想法来了。

萨：是的，（笑）如果那属于我又怎样呢？

艾：你在接下来的时间要做些什么？

萨：（笑）重复来回吧？我帮不上忙，但可以思考一下。好，首先看你让她去确认她是否清醒，你的声音有点严厉，这让她真的去确认。然后你举起她的手臂，如同你在指出第一个催眠时所做的，然后说“你比较不确定自己是不是清醒的了”。习惯性地，她已经接受这些模糊的陈述，所以当你说“比较不确定”时，她必须同意她比较不确定关于清醒的状态。

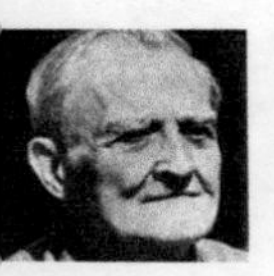

莎：（笑）是的，比较不确定了。我没经验到什么，喔，重量是在我的右手臂，我的右手臂没有感受到重量。

艾：经验到无重量。（转向克里斯廷）这回答了你的问题，不是吗？

艾：罗莎把左手举到脸上。

萨：模仿。

艾：罗莎把手举到她的脸上。

萨：罗莎在模仿莎莉？

艾：嗯，并且确定她可以把手放下。

萨：所以她在模仿同时也是在阻抗。她想要有这些经验，想要去探索并知道这些经验像什么，在无意识里。

艾：但是，首先，她真的举起手，而不去感觉正在举起的感觉。她感觉到正在放下它。倒带再看一遍。（录像带再播放一次）

艾：（向着莎莉）你能一直保持在那个位置吗？还是它会被抬高到你的脸？（艾瑞克森做了个抬高左手的手势）

萨：我想你在第一个子句的时候转了个弯。“你能一直**保持在那个位置**吗”你用左手模仿了这个动作，但我想是这个转弯让她有所反应。她有一个选择，比起视觉取向，她更语言取向，所以对语调有所反应。

艾：这就是为什么观察个案需要一遍又一遍的原因了。

萨：继续提醒我吧。

艾：因为你没看出罗莎举起右手是一个方式，放下又是另一个方式。

莎：嗯，我或许能保持这样。

艾：看着。我想它会抬高。

莎：嗯，不会。（莎莉摇头表示不会）

萨：你暗示它会往上移。你再一次确认控制和指导。

艾：它会稍微地猛然一动就抬高了。（停顿）（莎莉茫然地向前看，然后看着艾瑞克森。她摇头表示不）

艾：或许你感受到晃动。它正在升高（莎莉看着她的手），看到那晃动了吗?

萨：现在是一个双重目的的词，这个词“晃动”。你记得莎莉迟到了，她说了很多次，表示很在意干扰到所有的人。然后在她能看到人的视觉范围之外，你说“晃动”，并看着这晃动。你造成了双重目的的关联是为了稀释感觉或是质疑她?

艾：我不是。

莎：当你这么说时我感觉到了。

艾：嗯?

莎：当你提到晃动时我能感觉到。

艾：你没有感觉到所有的晃动。

莎：嗯。（艾瑞克森借着把她的手指放在手腕，慢慢地逐步压下她的手，然后收回他的手）

艾：我将她的手推下，非常温柔而持续地。

萨：是的，她阻抗着。

艾：我推下她的手，然后停止去推。她想维持着直立的姿势，所以只有放下手配合我向下的动作。

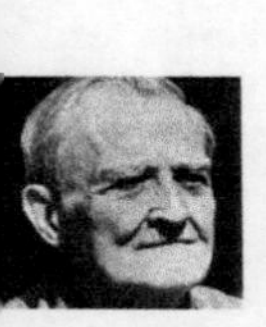

萨：再一次强调了她是在你的控制之下，特别是在非言语的层次。

艾：你阻抗放下来，不是吗？

萨：她阻抗着放低，同时也产生了另一种感觉“阻抗”。她阻抗让手放低。

艾：但她正在维持和我的关系。

萨：如同你的定义，在你的定义之下。

莎：嗯。

艾：为什么呢？

莎：我觉得保持那样挺好的。（笑）

艾：（微笑）是很好……那个样子。

萨：你结束了对她的催眠，还有第二次的催眠，然后你开始告诉她金鼓槌的故事。这故事的主题是你可以活在非常困苦的环境，并且成为赢家。你在今天一开始的时候，就让莎莉处在这样的状况，让她经历了相当不同的经历，显而易见地，让她觉得很难受。然后你根据莎莉发生了什么事，告诉她一个有着相同主题的小故事，这是一个正向的结束。换句话说，是用一个更有弹性、更开阔、也更有效的方法来生活在这世界上。好，但为什么第二次催眠要让莎莉的手晃动？

艾： 在这里，我有多重目的。我拥有一整个团体，我利用莎莉去阐明，当然我也可以用一个小故事来阐明，来符合莎莉个人的状况也满足这个团体。

萨： 是的，你可以同时教导这个团体。你做得优雅极了。你描述一个原则并且用一个小故事来说明，同时，在房间内又示范了一次。但为什么第二次的催眠要让她的手晃动呢？

艾： 告诉你一个故事。一位年轻男性想进入老男人们在英格兰的俱乐部。他跟其中一位老绅士对话。年轻人问说："你曾经爬过任何一座山吗？"老先生说："是的，一次。"他们转到另一个话题，年轻人又问说："你曾经出国旅行吗？"老先生说："是的，一次。"然后老先生的儿子进入房间，老先生介绍儿子给年轻人认识："这位是我的儿子。"年轻人问说："这是你唯一的儿子？"我不想让它变成这段时间唯一的一件事。因为这样就结束了。当你有第二次的催眠时，就可以有第三次、第四次、第五次，可以将这样的想法"从现在开始，我可以在催眠状态十年"延续下去。

萨： 直到未来。没错。

我还有另一个事情想问你，关于澄清：你处理莎莉的同时，也精确而完美地处理罗莎，没有遗漏任何发生的事。你为她们做了许多也都很完美，然后你说了一些你的事和还有你教导的小故事，人们通常无法好好了解，就像欧·亨利（O. Henry）短篇故事一样，所有的细节要到结局的时候才变得明朗。但他们在决定性的处置之前，并不了解所有的细节，而你也不强调你的小故事。如果他们要接受，就接受。如果他们不要接受，就不能接受。

艾：人是懒惰的。如果我一开始就教得很详细，会让他们觉得很厌烦。现在，多少人看到这次的教学分析，了解到他们过去忽略了多少。他们觉得自己看见了每一件事。

我知道R医生一个月之后回来时带了一份副本。我在某页，就说第八页吧，诠释了一个特定的词，然后在第十六页诠释了另一个词，那是第八页那个词的延伸，他说："你在编造吗？"我说："不，我们往回去看旧的手稿吧！"我用这样细微的方式告诉他这个词的特别诠释，这样在第八页以后，才能有主要的诠释。

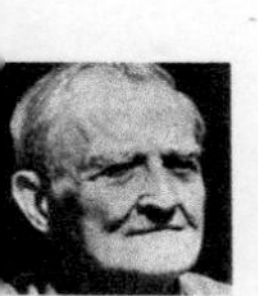

大约两个月以后，他带来原稿，让我再次诠释。他有一个秘密手稿，用来比对我第一次的诠释。他发现我两次都给他相同的诠释。现在R医生已经被训练好了详细地探究病历，但他不知道我比他更能注意到细节。

人们总是有许多假设。第一次R医生与他太太来看我，太太穿着凉鞋，没穿袜子。他介绍我给她认识，我送她走出房间后问他："你们结婚多久了？"他说："十五年。"我说："你来我这儿学习观察吗？""是的。"我说："你已经结婚十五年了，那你太太有蹼状趾吗？"他说："没有。"我说："她有，现在我叫她回来，你先不要看她的脚，我问她同样的问题。"当她回来时，我问她同样的问题。她说："没有。"我说："你确定吗？"她说："是的。"我说"你的丈夫也如此确定。现在让我们来看看。"她两只脚的第二趾和第三趾之间都有蹼。人们总是有许多假设。

萨：忽略一些明显的事。（下一次，艾瑞克森告诉一些其他指导萨德的小故事，这些小故事必须加强视觉的知觉，并且相信一个人的无意识）

附录二

催眠诱导

[美]杰弗瑞·萨德 著
蔡东杰／译

介绍

开始催眠诱导（hypnotic induction）有点像培养感情。想要引发出一种情绪状态，例如爱情，我们不能只说“进入深深的恋爱”。相同地，我们不会只是命令一个被动的病人“进入深深的恍惚中”而引发催眠。

注意前面句子中的一个关键词引发（elicit）。催眠是引发出来的，不是诱导出来的（虽然本文的标题是“诱导”[induction]）。恩尼斯特·罗西（Ernest Rossi，1976）在他和米尔顿·艾瑞克森共同著作的许多书中，包括《催眠的实际状态》（*Hypnotic Realities*）一书，中肯地说明引发模式。“诱导”一词让人在脑海中出现的画面是对一个被动的病人植入一个暗示。引发则说出催眠的精髓。催眠治疗师建立了让病人可以将过去蛰伏的恍惚（trance）要素萌芽的条件。

传统催眠

在描述艾瑞克森学派催眠治疗模式的优点之前，我将先探讨传统催眠模式。传统催眠模式是由五个阶段呈直线排列的方式完成：**前诱导期**（pre-induction）、**诱导期**（induction）、**深度期**（deepening）、**治疗期**（therapy）和**结束期**（termination）。直接暗示是常用的技巧。以下是关于传统催眠模式简单的描述。

前诱导期，治疗者建立关系，对问题做诊断，解释说明什么是催眠，使用传统的受暗示性测试来确定病人被催眠的能力。

诱导期，治疗者通常使用个人喜欢的催眠脚本，大多是根据放松和迷惑的暗示。

深度期，催眠师会使用一些技巧加强这样的经验，如直接暗示（“进入更深更深”）、数数字（“当我从一数到十，你将会随着我每数一个数字进入更深的催眠状态”），以及想象（如“海滩的景色”或是“走楼梯的方法”）。有时候也会使用挑战性的暗示，如“你闭上眼睛被黏住了，试着打开你的眼睛；你将会发现你办不到”。

治疗期，催眠师提供直接暗示，通常是正向的（“你在飞机上将会觉得放松”）或是负向的（“香烟的味道将会变得很难闻”）。

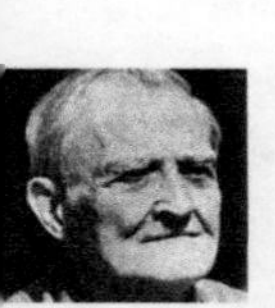

结束期，催眠师让病人重新获得定向感，提供自我价值的暗示（“你是一个很好的人，有能力可以自己完成许多的事情”），以及重新建立关系。在诱导期、深度期以及治疗期，关系的建立是在潜意识的层次。

传统的催眠诱导模式是直线排列的。那是建立恍惚状态的一种方法。

艾瑞克森学派模式是以病人为基础而且很有弹性的。相对于传统的直线排列方式，艾瑞克森学派模式是比较复合式而且是多层次。要了解艾瑞克森学派的优点，我们应该先了解恍惚的现象。

恍惚的特质

延续前面的模拟，当一个爱人希望和一个伙伴引发出爱的感觉时，他和她也会摆设一个舞台，而且用许多的“道具”来装饰这个舞台。例如，一个男人可能会送他的爱人鲜花、诗或是其他的一些浪漫的表示。相对的，他的对象可能会从他身上得到一些温柔的感觉。

还可以被视为一些特殊现象的集合体，包括尊重、赞美、渴望、光明以及依附等配方。为了引发出爱的现象，爱人双方建立特殊的环境，做一些特殊的事情，让彼此都能经验到爱的现象。

相似的，我们可以想象催眠师的工作就像是一个“舞台导演”，在病人的心理社会剧场中摆设出许多道具，希望能引发出特定的现象。

催眠的现象

什么是催眠现象的特质呢？将病人催眠后，询问并分析他们的经验，他们会报告出一些现象的成分，包括：

- 注意力改变（alterations in attention）
- 强度调整（modifications in intensity）
- 解离的感觉（sensations of dissociation）
- 反应性改变（changes in responsiveness）（摘自Zeig，1988）

这四个种类并不能包括所有的催眠现象。被催眠的病人常会报告其他的经验，例如轻微地感觉到迷惑和不真实感。恍惚的另外一种特质是，催眠被社会所禁止的，这种被社会所禁止的特质，包括将这一个特殊的状况定义为“催眠的（hypnotic）”（Barber, 1969）。用这种方法定义这种状态，会将被催眠者经验催眠的方式改变。

前面提到最常出现的四种催眠现象，可以被认为是催眠特质的主要现象，其他因素则可被认为是次要的现象因素。而经验上哪些现象是构成催眠经验的主要和次要特质，则决定于病人和治疗师态度之间的互动。

了解病人的催眠现象来架构最有效的催眠诱导是治疗师的责任。因此这四个主要特质将会做详细的描述。

注意力改变

注意力通常在两个方面有改变：它被引导到内心深处，而且聚焦了。有一些临床状况，将注意力扩散和向外，催眠会得到最好的效果，但它们并不在本章的讨论范围。虽然改变注意力的讲法是比较准确的，因此注意力扩散和向外是可能的，然而大多数的病人，是在被要求描述他们在睡眠时注意力的过程，他们会特别提到他们的注意力向内，而且他们的注意力是集中而不是涣散的。

强度调整

强度的调整可以有两个方向：可以是增加或是减少的。被催眠的病人通常都会报告生动鲜明的感觉增加。例如，鲜明地放松了。他们也可能报告其他生动鲜明的感觉经验，包括触觉、视觉、听觉、本体感觉以及化学感觉（味觉和嗅觉）的改变。身体感觉可能变得更鲜明，声音可能变得更鲜明，时间流逝的经验可能变得更鲜明等等。

被催眠的病人也可能报告任何一种感觉确实消失了。病人可能描述无法知觉到画面、声音、气味、味道、触摸或是四肢的位置。此外，也可能会出现感觉扭曲。四肢可能感觉变大或变小了，声音可能变近或变远了。

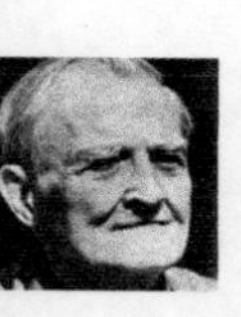

解离

解离有两种状况：对一个经验感觉到“变成一部分或分开了”，还有感觉到自动现象，因此经验到“就这样发生了”。被催眠的病人常常报告：“我在治疗室这里，但是我却被自己的幻想吸引到那里。”被催眠的病人也可能经验到精神上或身体上的自动现象。例如，影像和记忆可能“就这样发生了”，也可能是身体的移动，如手臂会抬起来。

反应改变

被催眠的病人常会对一些比较细微的暗示有反应，也就是说，他们对讽刺和弦外之音有反应。这一类的行为被描述为对微小提示的反应。例如，如果催眠治疗师说：“你可以进一步地进入恍惚状态。”被催眠的人可能会将他们的脚向前移动，来对这个暗示做反应。

同时，被催眠的病人通常会投入对意义的仔细搜寻，对催眠师所说的话发动一种内在搜寻，以寻找个人和经验上的意义。例如，催眠师说了一个含混的故事，被催眠的病人相较于清醒的状态，倾向于将这个故事做个人化的解释。

对任何一个特别的病人，很难去了解哪一个特别的现象，会让那个病人报告说：“我被催眠了。”我们通常会假设在一个催眠的状态，如果病人报告了所有的四种主要催眠现象，那个病人会同意他被催眠了。然而，有一些病人可能只达成催眠现象中的一种，就报告他已经被催眠了。他们可能仅仅将注意力聚焦在内心，然后说他们进入一种催眠的恍惚状态。催眠师的艺术之一，是决定哪一个催眠现象对一个特别的病人足以显示恍惚状态的存在。

就如前面已经指出的，催眠治疗师的工作是在一个病人的心理社会舞台上摆放道具，如此病人可以借由“表演”那些“道具”，而能引发他独特的催眠现象。引导一个新的病人进入恍惚状态，治疗师可以借由涵盖四种领域的暗示，将四种催眠道具都摆放在病人的舞台上，同时观察病人对哪一个道具特别有反应。间接的方法可以用来提供催眠现象，因为这些方法对于触发某些现象的经验是最好用的。

间接方法

我们可以注意到间接方法对催眠的重要性，特别是它们对目标现象的关系。前两个现象，注意力改变和强度调整，可以经由直接暗示诱发出来。然而，解离和细微提示的反应性，则以间接暗示是最有效。我们不能告诉一个病人：“抬起你的手。”而且这个动作是不自主的。最好是使用某种程度的间接方法来促发自动性。

在建立反应性时，治疗师可以使用直接暗示“闭上你的眼睛。”但是，因为催眠师在引发的过程中培养对细微提示的反应性，间接暗示的使用逐渐增加。间接暗示的方法可能是嵌入命令，如“你可以……抬起你的手”说一系列意涵抬手的轶事，例如，描述在教室里一个学生想要问问题，或是一个小孩想要架子上的饼干。直到抬手的反应出现为止。

间接暗示借由培养目标现象来加强恍惚状态。艾瑞克森主张间接暗示，还有他的同伴如罗西，将艾瑞克森使用的间接暗示加以分类。下面是四种间接暗示的例子，每一个可以用来引发一个特别的现象反应。

间接暗示的例子

- “是的套组”（the "yes set"）
- 嵌入命令（embedded commands）
- 解离陈述（dissociation statements）
- 隐含原因（The implied causative）

思考一下每一种暗示是如何架构的，还有为什么它们在诱导催眠现象时是有价值的。

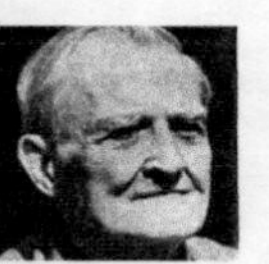

是的套组

“是的套组”是经由安排一系列明白可见的事物而形成的，例如：

“你可以听到外面的声音。”
“你可以听到我说话的声音。”
“你可以听到你自己的呼吸。”
“同时，你会发现当你注意到你的内心，声音已经发了改变。”

“是的套组”在诱导注意力的现象反应时特别有用。在上述的例子中，“是的套组”将注意力导向听觉领域，渐进地，由外在到内在的世界。

嵌入命令

在一个助动词后面停顿（还有语调变化），可以形成嵌入命令，因为在英文里面，接下来的动词是一种命令的形式。下面的句子“你可以进入恍惚状态。”可以被改变成嵌入命令：“你可以……进入恍惚状态。”进入这个动词可以不被强调或是过度强调以加强这个命令。

嵌入命令会造成轻微的困惑，因为他们同时注意到两个层面：治疗师究竟是要提供信息或是命令病人做一个反应，并不是马上就可以很清楚的。

嵌入命令可以用来达成其他的目的：达成增加强度的现象。例如，“你可以……真正的经验，舒服的鲜明感觉。”

解离陈述

解离陈述有许多形式，例如：“你心理的意识可以听着我的声音，而你的潜意识心灵可以漂浮，因为它对于了解不同的经验是如此的有兴趣。”

解离陈述可以被用来达成解离的现象，用这方法一些事情“就这么发生了”，和（或）这个人觉得“成为这个经验的一部分，并且和这个经验分开了”。

隐含原因

隐含原因的形式是这样的：“当X，然后Y。”在这里X可以是一个行为，而Y可以是使用的状态，或者是反过来也可以；如“当你做一个深呼吸，然后你可以进入恍惚状态”，或是“当你进入恍惚状态，你可以做一个深呼吸”。隐含原因被用来促进反应性，这是四种主要现象之一。

这四种间接暗示的例子代表某些催眠语言。他们常被用在“诱导”结构中，当作是刺激引发目标现象的道具。间接暗示也会造成多层次的诱导，促进病人的活化，让病人必须去寻找他的个人意义。

所以我们可能最好要了解如何使用催眠语言，让我们检讨艾瑞克森基金会所使用的催眠结构吧。

ARE模式

在艾瑞克森基金会举办的密集训练计划，布兰特·吉瑞（Brent Geary）和我发展成一套受到艾瑞克森影响的通用模式。我们教导一种三阶段的步骤，将催眠道具放置在病人的舞台上。“诱导”步骤被称为ARE模式：A代表吸引（absorb），R代表确认（ratify），E代表引发（elicit）。

治疗师可以用连续的方式来使用ARE模式。吸引可以借由使用一些特别的技巧而引发出来，这些技巧有许多都是间接的。确认则是用一种比较直接的方式达成。引发则又是间接的。

吸引（absorption）

吸引同时有吸引设计和吸引技巧。吸引设计可能牵涉到让病人专注于一个感觉、知觉、催眠现象、幻想或是记忆。有经验的治疗师不会随意地使用吸引设计；相反的，设计的选择会依据病人的特质和想要达成的诱导和治疗目标而定。诱导设计的选择并不在本章讨论的范围之内。

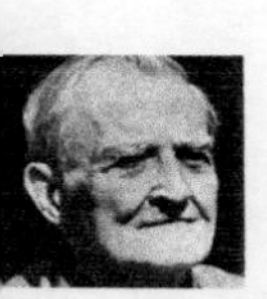

有许多初级和次级技巧可以用来达成吸引。初级技巧包括以现在式说话，使用可能性的字句，提供巨细靡遗的细节。而次级技巧则是改变声音的语调、停顿，和声音位置的改变。初级和次级性技巧的分类是人为的，而且和使用的频率有关。

让我们以下面的例子来思考，催眠是选择了一个感觉当作吸引设计，例如说是温暖。接着，催眠治疗师可以描述温暖，以现在式的方式说出所有的细节和可能性。

> 当你闭上眼睛，进入你的内心深处，你也许可以注意到温暖。而我不知道你将会注意到温暖会出现在你身体的前面或后面。或许，温暖的感觉似乎是大的或是小的……或许，当你了解到那些温暖的感觉，它对你似乎就好像有一个温暖的坐垫，感觉就好像你可以开始在那个非常愉快的温暖坐垫里轻松地休息。你可以注意到双脚温暖的感觉，你可以注意到双腿温暖的感觉，你可以注意到身体温暖的感觉，你可以注意到温暖的感觉正在发展。而且那些温暖的感觉可以是如此有趣。而且你可能注意到温暖的感觉如何开始改变。它们可能开始移动。它们可能开始在里面发展。而且你的意识可以注意到温暖的感觉，当你的潜意识专注在那些发展。它们可能开始改变形状……而你不需要去注意所有的感觉……

在吸引的阶段，当以现在式描述细节和可能性，催眠治疗师强调现象的经验。再次地，这就好像催眠治疗师把道具放置在病人的心理社会舞台上。借由吸引暗语，病人被鼓励集中注意力，将注意力导向内心深处，以及经验到感觉更加鲜明和更不鲜明。可以看到的是，也可以插入一些解离的暗示。要注意的是并不是催眠治疗师的命令会发挥作用，而是催眠治疗师暗示一些可能性，病人可以从中做一些选择。当病人活化了，可以经验到暗示的现象，催眠就完成了。

进一步的吸引策略

吸引阶段提供完成进一步治疗的机会。例如，治疗师可以在吸引阶段借由对即将采取的介入方式做间接暗示，来为想要达成的治疗做播种的工作。如此的暗示可以增加对想要达成的治疗目标的反应。

在吸引阶段，治疗师可以依据病人的特殊形态，为病人量身定做吸引的技巧和设计，借此增加治疗关系。同时，催眠治疗师可以使用联结的技巧，使用连接词如："和"或是"或"来连接词句，创造一种思想的交织流通，可以反映真实的内在经验。

此外，吸引让治疗师有机会在不预期的状况下提供治疗指令。吸引阶段不仅仅是建立恍惚状态的方法，同时也可以当作一种治疗的方法。借由技巧上的"加倍"以及使用"浓缩的沟通"，治疗师提供了丰富的多层次架构，可以同时完成诱导和治疗的目标。这有别于传统诱导方式，传统诱导方式是直线式的方法来达成恍惚状态。

催眠的语言

间接技巧组成的催眠语言可以被插入诱导中，进一步完成想要达到的现象目标。例如，"温暖诱导"可以被修饰如下。

当你闭上眼睛，进入你的内心深处，你也许可以注意到温暖的感觉。而我不知道你将会注意到温暖的感觉出现在你身体的前面或后面。或许，温暖的感觉似乎是大的或是小的……或许，当你了解到那些温暖的感觉，它对你似乎就好像有一个温暖的坐垫。而且它感觉就好像你可以开始在那个非常愉快的温暖坐垫里轻松地休息。你可以注意到双脚温暖的感觉，你可以注意到双腿温暖的感觉，你可以注意到身体温暖的感觉，你可以……注意到温暖的感觉正在发展。（是的套组和嵌入命令）而且那些温暖的感觉可以如此有趣。而且你可能注意到温暖的感觉可能如何开始改变。它们可能开始移动。它们可能开始在里面发展。而且你的意识可以注意到温暖的感觉，当你的潜意识专注在那些发展。（解离陈述）它们可能开始改变形状……而你不需要去注意所有的感觉。但是当你开始了解到这温暖的感觉，你可以做一个深呼吸，然后真正感受正在发展中舒服的感觉。（隐含原因）

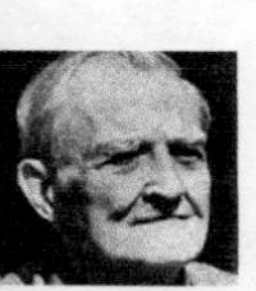

请注意到催眠语言如何使得“诱导”变成多层次，以及如何增加达成目标现象的可能性。点缀地使用催眠语言可以在病人的舞台上置放新的现象道具。治疗性的指导语也可以使用直接或间接语言形式点缀在诱导中。

确认（ratification）

在确认阶段，催眠治疗师使用一系列简单的陈述句来确认恍惚状态，而这些陈述句可以反映出病人在引发过程开始时所出现的变化。请注意到在确认时，催眠治疗师在描述各种可能性，反而是描述事实。例如，在确认阶段，治疗师可能会说：当我跟你谈了一段时间之后，一些变化已经发生——你呼吸的速度改变了；你脉搏的速度改变了；你吞咽的反射动作改变；你身体的感觉可能变得不一样了。

确认陈述的含义是病人正在反应，而这些反应是“催眠的”改变，而这些改变表示病人正在正确地经历催眠的改变。

引发（elicitation）

引发包含三个方面：

- 引发解离
- 引发反应性
- 引发资源

解离（dissociation）

解离可以借由暗示的技巧引发出来，如解离陈述；它也可以借由催眠现象引发出来，如抬起手臂、僵直，及正性和负性幻觉，这些现象都或多或少有一些主观的解离成分。例如，催眠治疗师可能会暗示“它对你而言可能好像你是一个没有躯体的灵魂，飘浮在空间中，飘浮在时间中”。引发的催眠现象促进解离的经验，因为解离是每一个催眠现象完整的一部分。

解离指示的加入，可以经由某种事情“就这样发生了”，和（或）让病人同时成为某个经验的“一部分或是分开了”，而让病人进一步地经验解离状态。

反应性（responsiveness）

在引发解离之后，催眠师进一步发展反应性。例如，以艾瑞克森的风格而言，治疗师可能会暗示“当下一次我说到‘现在’，你可以做个深呼吸。现在。”为了引发病人对不预期暗示的反应，治疗师或许可以用一种逐步的方式，建立病人对治疗师明确和隐含式指导语的反应。催眠的主要目的之一是建立一个纯净的合作气氛。

资源（resources）

一旦治疗师引发反应，特别是对细微提示的反应，“诱导”的过程就已经结束。引发资源是催眠治疗的范围。因为本章集中在讨论“诱导”，对于引发资源的讨论并不在本章的范围之内。一般而言，治疗师可以使用间接暗示，例如轶事和隐喻，来刺激病人过去隐藏的资源。例如，有特别恐惧症的病人，如害怕飞行，有许多资源可以让他们在其他能感觉到有困难的场合下觉得舒服。例如，他们可能是很优秀的大众演说家。那些饮食过量的人可能有许多资源可以控制他们双手的动作。一般而言，治疗师的工作是帮助病人经验性地找到隐藏的资源，如此病人可以利用这些资源来解决和应对那些让他们需要寻求治疗的问题。

※　※　※

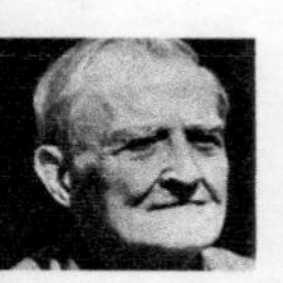

诱导的主要目的是建立接下来治疗的舞台。如果治疗是倾向于使用间接技巧，例如隐喻、轶事或象征，来帮助病人引发改变的现象，那么诱导就可以经由间接方式引发催眠现象来为治疗铺路。

有三种现象牵涉在催眠治疗中：问题现象、催眠的现象和解决的现象。在治疗的评估阶段，治疗师决定病人特殊的症状现象成分。在考虑到一个抑郁的病人时，抑郁的现象经验可以有以下的组成：注意力的内在聚焦、消极、趋向过去、缺乏生气、绝望以及缺乏目标。

治疗师建立一个新的现象——催眠的现象，包括了前面提到的主要和次要的特质。我们可以了解的是，如果病人可以改变现象一次，他可以再改变一次，朝着更积极正面的方向。

在催眠的治疗（引发资源）阶段，治疗师努力帮助病人建立解决的现象。例如。快乐的现象，和“抑郁”相反的现象，包含了较为外在聚焦、积极正面、有活力、有希望、有建设性，以及未来导向的目标。依据这样的概念，催眠诱导是问题和解决之间的桥梁。病人在治疗刚开始的时候处于“倒挡”的状态，经验到问题的现象。接着，催眠治疗师在病人的舞台上摆设道具，让病人经验性地移动到“空挡”的状态，即催眠的状态。最后治疗师帮助病人经验性地引发“一挡”，也就是改变或是正确地应对的现象。而剩下的那些“挡”加速病人对生活更加满意，同时加强他们运用过去隐藏的资源来过生活的能力。